全国中医药行业高等教育经典老课本

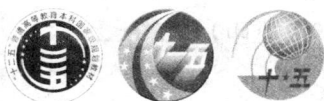

U0711596

普通高等教育"十二五""十一五""十五"国家级规划教材

新世纪（第二版）全国高等中医药院校规划教材

新世纪全国高等中医药优秀教材

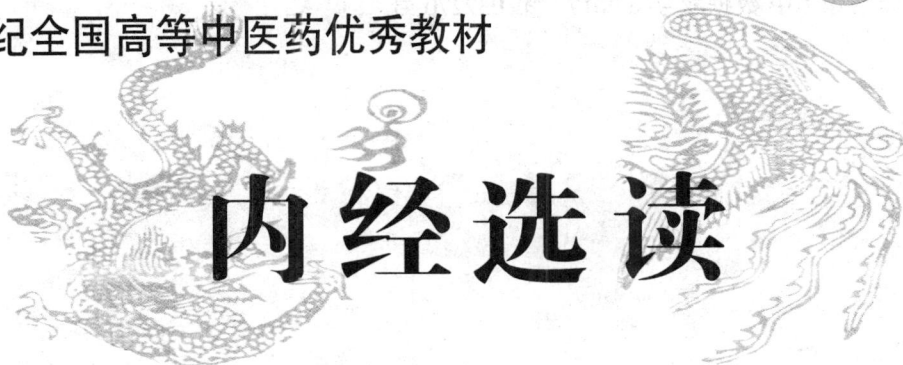

内经选读

（供中医药类专业用）

主　编　王庆其（上海中医药大学）

副主编　王　键（安徽中医学院）

迟华基（山东中医药大学）

周安方（湖北中医学院）

烟建华（北京中医药大学）

主　审　凌耀星（上海中医药大学）

中国中医药出版社

·北　京·

图书在版编目（CIP）数据

内经选读／王庆其主编．—北京：中国中医药出版社，2017.3（2019.9 重印）

全国中医药行业高等教育经典老课本

ISBN 978－7－5132－4028－4

Ⅰ.①内…　Ⅱ.①王…　Ⅲ.①《内经》—中医学院—教材　Ⅳ.①R221

中国版本图书馆 CIP 数据核字（2017）第 032270 号

中国中医药出版社出版

北京经济技术开发区科创十三街31号院二区 8 号楼
邮政编码　100176
传真　010 64405750
山东百润本色印刷有限公司印刷
各地新华书店经销

开本 850 × 1168　1/16　印张 18.5　字数 423 千字
2017 年 3 月第 1 版　2019 年 9 月第 3 次印刷
书　号　ISBN 978－7－5132－4028－4

定价　50.00 元
网址　www.cptcm.com

如有印装质量问题请与本社出版部调换（010 64405510）
版权专有　侵权必究

社长热线　010 64405720
购书热线　010 64065415　010 64065413
微信服务号　zgzyycbs

书店网址　csln.net/qksd/
官方微博　http://e.weibo.com/cptcm
淘宝天猫网址　http://zgzyycbs.tmall.com

全国高等中医药教材建设
专家指导委员会

普通高等教育"十一五"国家级规划教材
新世纪全国高等中医药院校规划教材

《内经选读》（新世纪第二版）编委会

出版说明

"新世纪全国高等中医药院校规划教材"是全国中医药行业规划教材，由"政府指导，学会主办，院校联办，出版社协办"，即教育部、国家中医药管理局宏观指导，全国中医药高等教育学会和全国高等中医药教材建设研究会主办，全国26所高等中医药院校各学科专家联合编写，中国中医药出版社协助管理和出版。本套教材包含中医学、针灸推拿学和中药学三个专业共46门教材。2002年相继出版后，在全国各高等中医药院校广泛使用，得到广大师生的好评。

"新世纪全国高等中医药院校规划教材"出版后，国家中医药管理局、全国中医药高等教育学会、全国高等中医药教材建设研究会高度重视，多次组织有关专家对教材进行评议。2005年，在广泛征求、收集全国各高等中医药院校有关领导、专家，尤其是一线任课教师的意见和建议基础上，对"新世纪全国高等中医药院校规划教材"进行了全面的修订。"新世纪（第二版）全国高等中医药院校规划教材"（以下简称"新二版"教材）语言更加精炼、规范，内容准确，结构合理，教学适应性更强，成为本学科的精品教材，多数教材至今已重印数十次，有16门教材被评为"'十二五'普通高等教育本科国家级规划教材"。

当今教材市场"百花齐放""百家争鸣"，新版教材每年层出不穷，但仍有许多师生选用"新二版"教材。其中有出于对老主编、老专家的敬仰和信任，当时的编者，尤其是主编，如今已经是中医学术界的泰斗；也有些读者认为"新二版"教材的理论更为经典；还有部分读者对"绿皮书"有怀旧情结，等等。为更好地服务广大读者，经国家中医药管理局教材建设工作委员会、中国中医药出版社研究决定，选取"新二版"中重印率较高的25门教材，组成"全国中医药行业高等教育经典老课本"丛书，在不改动教材内容及版式的情况下，采用更优质的纸张和印刷工艺，以飨读者，并向曾经为本套教材建设贡献力量的专家、编者们致敬，向忠诚的读者们致敬。

热忱希望广大师生对这套丛书提出宝贵意见，以使之更臻完善。

国家中医药管理局教材建设工作委员会

中国中医药出版社

2017 年 2 月

再版前言

　　"新世纪全国高等中医药院校规划教材"是全国唯一的行业规划教材。由"政府指导，学会主办，院校联办，出版社协办"。即：教育部、国家中医药管理局宏观指导；全国中医药高等教育学会及全国高等中医药教材建设研究会主办，具体制定编写原则、编写要求、主编遴选和组织编写等工作；全国26所高等中医药院校学科专家联合编写；中国中医药出版社协助编写管理工作和出版。目前新世纪第一版中医学、针灸推拿学和中药学三个专业46门教材，已相继出版3～4年，并在全国各高等中医药院校广泛使用，得到广大师生的好评。其中34门教材遴选为教育部"普通高等教育'十五'国家级规划教材"，41门教材遴选为教育部"普通高等教育'十一五'国家级规划教材"（有32门教材连续遴选为"十五"、"十一五"国家级规划教材）。2004年本套教材还被国家中医药管理局中医师资格认证中心指定为执业中医师、执业中医助理医师和中医药行业专业技术资格考试的指导用书；2006年国家中医、中西医结合执业医师、执业助理医师资格考试和中医药行业专业技术资格考试大纲，均依据"新世纪全国高等中医药院校规划教材"予以修改。

　　新世纪规划教材第一版出版后，国家中医药管理局高度重视，先后两次组织国内有关专家对本套教材进行了全面、认真的评议。专家们的总体评价是："本次规划教材，体现了继承与发扬、传统与现代、理论与实践的结合，学科定位准确，理论阐述系统，概念表述观范，结构设计合理，印刷装帧格调健康，风格鲜明，教材的科学性、继承性、先进性、启发性及教学适应性较之以往教材都有不同程度的提高。"同时也指出了存在的问题和不足。全国中医药高等教育学会、全国高等中医药教材建设研究会也投入了大量的时间和精力，深入教学第一线，分别召开以学校为单位的座谈会17次，以学科为单位的研讨会15次，并采用函评等形式，广泛征求、收集全国各高等中医药院校有关领导、专家，尤其是一线任课教师的意见和建议，为本套教材的进一步修订提高做了大量工作，这在中医药教育和教材建设史上是前所未有的。这些工作为本套教材的修订打下了坚实的基础。

　　2005年10月，新世纪规划教材第二版的修订工作全面启动。修订原则是：①有错必纠。凡第一版中遗留的错误，包括错别字、使用不当的标点符号、不规范的计量单位和不规范的名词术语、未被公认的学术观点等，要求必须纠正。②精益求精。凡表述欠准确的观点、表达欠畅的文字和与本科教育培养目的不相适应的内容，予以修改、精练、删除。③精编瘦身。针对课时有限，教材却越编越厚的反应，要求精简内容、精练文字、缩编瘦身。尤其是超课时较多的教材必须"忍痛割爱"。④根据学科发展需要，增加相应内容。⑤吸收更多院校的学科专家参加修订，使新二版教材更具代表性，学术覆盖面更广，能够全面反应全国高等中医药教学的水平。总之，希冀通过修订，使教材语言更加精炼、规范，内容准确，结构合理，教学适应性更强，成为本学科的精品教材。

　　根据以上原则，各门学科的主编和编委们以极大的热情和认真负责的态度投入到紧张的修订工作中。他们挤出宝贵的时间，不辞辛劳，精益求精，确保了 46 门教材的修订按时按质完成，使整套教材内容得到进一步完善，质量有了新的提高。

教材建设是一项长期而艰巨的系统工程，此次修订只是这项宏伟工程的一部分，它同样要接受教学实践的检验，接受专家、师生的评判。为此，恳请各院校学科专家、一线教师和学生一如既往关心、关注新世纪第二版教材，及时提出宝贵意见，从中再发现问题与不足，以便进一步修改完善或第三版修订提高。

全国中医药高等教育学会

全国高等中医药教材建设研究会

2006 年 10 月

修订说明

　　本教材第一版是"普通高等教育'十五'国家级规划教材"，本次修订版已列入"普通高等教育'十一五'国家级规划教材"，同时第一、第二版均是"新世纪全国高等中医院校规划教材"。由全国中医药高等教育学会、全国高等中医药教材建设研究会统一组织编写，供高等中医药院校本科中医学类专业使用。

　　《内经》是现存中医文献中最早的医学典籍，历代中医教育均将其作为学习中医的必修课程，古今凡成大医者无不娴熟于《内经》，并通过临床实践灵活运用，不断有新的建树和发明；或续先贤之绪余，创立新说；或发遑古义，融会新知，推动临床学术的发展，造福于黎庶。即使在今天，在现代高等中医教育体系中，《内经》仍然是中医学的经典，学好中医必先学好《内经》。《内经》是中医学专业最重要的基础课程，也是继《中医基础理论》之后的提高课程。

　　自"普通高等教育十五国家级规划教材"《内经选读》问世之后，经过各地中医院校3年余的教学实践，取得了良好的教学效果。由全国高等中医药教材建设研究会组织的专家评审，认为"《内经选读》能正确阐述本学科的科学理论和基本概念，反映了本学科内容的内在联系、本专业特有思维方式、本学科目前学术发展水平和科研教学改革成果，体现了中医理论的系统性，符合中医人才培养目标及本课程教学大纲要求，既继承历版《内经》教材的优点，又在历版教材基础上有了较大创新，尤其是编写内容精当，编写体例新颖，更加有利于激发学生的学习兴趣。综合评价是，该教材内容具有科学性、先进性、继承性和启发性，而且编印质量上乘、装帧质量精美，达到国家优秀教材要求"。

　　本版教材在"十五"规划教材的基础上作了如下改进：

　　1. 完善体例框架，缩编瘦身。"绪论"部分的"节"，改为单元，旨在与"原著选读"部分体例协调。在不影响总伍编写框架的前提下，删去"原著选读"部分的"经文辑录"和"思考题"，以压缩篇幅文字。

　　2. 进一步充实完善内容。在吸收各地中医院校近年教学实践经验及全国高等中医药教材建设研究会评审专家意见的基础上，对"十五"规划教材《内经选读》的内容作了进一步的充实、提高，力求臻于完善。

　　3. 纠正错误，提高质量。本版修订了上一版教材中遗留的编校及排版错误，如上一版错别字、标点使用欠妥当之处、语意表达欠畅之处，以及部分表格体例欠规范等，使本教材质量得到进一步提高。

　　本书编委会主要由"十五"规划教材的原班编写成员组成，大家本着认真负责、严肃踏实的工作态度，精益求精的工作精神对教材进行了全面修订，使教材质量有了进一步的提高。尽管如此，疏漏和讹误恐亦难免，敬希读者指正。

《内经选读》编委会

2006 年 7 月

目 录

绪 论

原著选读

附　篇

绪　论

《黄帝内经》（简称《内经》），是我国现存医学文献中最早的一部经典著作。它集中反映了我国古代的医学成就，创立了中医学的理论体系，奠定了中医学的发展基础。

《内经》总结了秦汉以前的医疗经验，汲取和融会了古代哲学及自然科学的成就，从宏观角度论述了天、地、人之间的相互联系，讨论和分析了医学科学最基本的课题——生命规律，并创建了相应的理论体系和防治疾病的原则和技术。两千余年来，历代医家正是在《内经》所提供的理论原理、应用技术及其所采用的方法论的基础上，通过不断的探索、实践和创新，使中医学术得到持续的发展，为中华民族的生存、繁衍以及人民的身体健康作出了不可泯灭的贡献。这也是《内经》之所以被历代奉为"医家之宗"的重要缘由，及至今日，《内经》对中医学术的研究发展及临床实践仍然具有重要的指导价值，因此，越来越受到中外学术界的重视。

第一单元 《内经》的成书和沿革

一、成书年代

关于《内经》的成书年代，历代医家、学者的观点有很大的分歧。归纳起来主要有四种意见：①黄帝时代；②战国时期；③秦汉之际；④汉代，主要是西汉，其中有些篇章形成于东汉。

宋·林亿囿于《内经》文字中有"黄帝曰"三字而认为黄帝所作。他在《重广补注黄帝内经素问·序》中说：黄帝"乃与岐伯上穷天纪，下极地理，远取诸物，近取诸身，更相问难，垂法以福万世。于是雷公之伦，授业传之，而《内经》作矣。"根据黄帝时代的医学及其他自然科学水平，不可能达到《内经》这样的造诣，因此，林亿之说纯属臆测。

战国时期，政治、经济、文化都有显著发展，学术思想也日趋活跃。故宋代以来有学者认为《内经》成书于战国。如程颢在《二程全书》中说："观《素问》文字气象，只是战国时人作，谓之三坟书则非也。"清·魏荔彤在《伤寒论本义·自序》中也说："轩岐之书，类春秋战国人所为，而托于上古。"轩岐之书，这里即指《内经》。

认为《内经》成书于秦汉之际的学者，如宋·司马光《传家集·与范累仁第四书》中述："谓《素问》为真黄帝之书，则恐未可，……此周汉之间，医者依托以取重耳。"又如明·方孝孺《逊志斋集·读三坟书》也说："世之伪书众矣，如《内经》称黄帝，《汲冢书》称周，皆出于战国秦汉之人。"

　　认为《内经》出于汉人之作的，如明·顾从德在《重雕素问序》中说：《内经》"广衍于秦越人、阳庆、淳于意诸长老，其人遂似汉人语。"又如明·郎瑛在《七修类稿》中也说："《素问》文非上古，……以为淮南王之作。"日本医家丹波元简经考证亦认为"是书设为黄帝岐伯之间问答者，亦汉人所撰著无疑。"

　　明·吕复的观点比较客观，他在《九灵山房集·沧州翁传》中指出："《内经素问》，世称黄帝岐伯问答之书，乃观其旨意，殆非一时之言，其所撰述，亦非一人之手。"例如，根据古今学者研究，《内经·素问》的内容可分为主体内容、运气七篇、遗篇等三部分。第一部分的成编可能在西汉或东汉以前，第二部分运气七篇乃唐王冰根据"先师张公秘本"增补，第三部分遗篇为宋刘温舒补入。又如，从《内经》对时间概念的不同表述可推测有关篇章成编于不同时期。如《素问·藏气法时论》中的"平旦"、"下晡"、"日昳"、"夜半"、"日出"等乃属先秦人习惯，而《素问·脉解》中以寅月为岁首，始于汉武帝太初元年（公元前104年）以后，在此以前的颛顼历以亥月为正月。至于甲子纪年方式为汉以后的发明。也有学者从《内经》中的文字音韵上考察证实其内容非成编于一时一人之手。

　　那么，该如何确定《内经》的成书年代呢？

　　《黄帝内经》书名首见于《汉书·艺文志》，它与《黄帝外经》《扁鹊内经》《扁鹊外经》《白氏内经》《白氏外经》《旁篇》共为"医经七家"。而《汉书·艺文志》乃是东汉班固根据《七略·艺文志》（此书已亡佚）摘编而成。《七略》则是西汉末年汉成帝时代（公元前32年）刘向、刘歆父子奉诏收集整理的我国第一部图书分类目录。据此证明，《内经》的成书年代当不晚于公元前32年，即西汉末年。

　　司马迁的《史记》是我国第一部通史，记载了从远古黄帝时代至汉武帝时长达三千余年的历史，收录了包括医史人物及医学著作在内的历代科技文化及人物史料，如《史记·扁鹊仓公列传》不仅为名医扁鹊、仓公作传，而且记述了《上下经》《五色》《奇咳术》《奇恒》《揆度》《阴阳外变》等一批医学著作。但未见《内经》书名，而上述古医籍曾经被《内经》所引证。《内经》作为一部重要的医学典籍不至于被阅历丰富、治学严谨的司马迁所疏漏。据此分析，说明《内经》的成书当在《史记》成编之后，据史学家考证，《史记》约于汉武帝太初元年至征和二年间（公元前104～公元前91年）撰成。因此，推测《内经》的成书时间应在《史记》之后、《七略》之前的公元前一世纪内。

　　根据上述分析及近人多方考证，可以认为《内经》不是一个时代、一个地方的医学成就，它的主要内容形成于战国，并自秦汉以来代有补充，将其汇集编纂成书的时间，可能在公元前一世纪的西汉中后期。

二、书名的由来与作者

　　为什么叫"黄帝内经"，"黄帝"是不是《内经》的作者？

　　关于"黄帝"有两个传说：一说"黄帝"是一个有道明君，例如《辞海》中说："传说中中原各族的共同祖先。姬姓，号轩辕氏、有熊氏，少典之子。"故又称为"轩辕黄帝"，现陕西省尚留有"黄帝陵"的建址。但近时有学者从历史学角度研究认为，黄帝其人其事不可能是事实，司马迁在两千多年前就已存疑。研究发现，黄帝不是一个具体的历史人物，而是一种图腾，是一种民族精神的寄托。另一种传说，黄帝不是一个人，而是一个伟大的氏族——黄帝族。这个氏族原先居住在我国西北方，据《中国通史简编》记载："据传说，黄帝曾居住在涿鹿（今河北宣化鸡鸣山）地方的山湾里，过着往来不定，迁徙无常的游牧生活。后来打败了九黎族和炎帝族，逐渐在中部地区定居下来。"到春秋时代这个氏族又称之谓"华族"，这就是中华民族的始祖，也就是汉以后所谓"汉族"的祖先，正因为黄帝氏族是华族的始祖，它的文化对华族的发展有着重要影响，所以历代人们都以自己是黄帝的子孙为荣，而且为了追本溯源，也常把一切文物制度，都推源到黄帝，托名为黄帝的创造。在这种情况下，当时的学者，为了体现学有根本，将著作冠以"黄帝"以取重，并成为一种时尚。正如《淮南子》所说："世俗之人，多尊古而贱今，故为道者，必托之于神农、黄帝而后能入说。"据此说明《内经》冠以"黄帝"仅是托名而已，非为"黄帝"所著。其他如道家有《黄帝说》、历谱家有《黄帝五家历》、五行家有《黄帝阴阳》、天文家有《黄帝杂子气》等等，不胜枚举。

《内经》的"经"，是经典的意思。查陆德明《经典释文》解释"经"的含义："常也，法也，径也。"这里的"经"，就是常道、规范、门径的意思。《内经》所阐述的医学原理和法则，成为后世医学的常规、典范，也是认识人体生理病理的必由门径。大凡在古代中医文献中，被称为"经"的还有《难经》、《神农本草经》、《针灸甲乙经》、《中藏经》等，均可以说是医学的规范，凡业医者必须学习和遵循。

《内经》的"内"，是与"外"相对而言的。历代文献中以"内"、"外"命篇者不乏其例。如《汉书·艺文志》所载医经七家中就有《黄帝外经》等。可惜上述典籍除《内经》尚存外，其余均已亡佚，无从查考。书名分内、外并无多大深意，无非是上下篇或姐妹篇的意思。也有人说《内经》是讨论基本知识的，《外经》是论述医疗技术的，但这仅仅是推测而已，无法确切考证。

现存《内经》分为《素问》《灵枢》两部分，每部各八十一篇，合计一百六十二篇。二书内容各有侧重，又紧密相关，浑然一体。

《素问》的含义有多种说法，如梁代全元起说："素者，本也；问者，黄帝问岐伯也。方陈性情之源，五行之本，故曰《素问》。"宋代林亿对此说的评价是"义未甚明"。他的解释是："按《乾凿度》云：夫有形者生于无形，故有太易，有太初，有太始，有太素。太易者，未见气也；太初者，气之始也；太始者，形之始也；太素者，质之始也。气、形、质具，而疴瘵由是萌生，故黄帝问此太素，质之始也。《素问》之名，义或由此。"日本医家丹波元简赞同此说，但细究其义，十分牵强。马莳《内经素问注证发微》说："《素问》者，黄帝与岐伯、鬼臾区、伯高、少师、少俞、雷公六臣平素问答之书。"张介宾在《类经》中亦持此说："平素所讲问，是谓'素问'。"古人名书尚质，不求深奥难懂，因此，把黄帝与岐伯等人平素互相问答的内容记录下来整理成篇而名为《素问》，这一说法比较符合情理。

《灵枢》的含义也有分歧，如明代马莳说："医无入门，术难精诣……谓之曰《灵枢》者，正以枢为门户，阖辟所系，而灵乃至圣至元之称，此书之切，何以异是。"此说多少有望文生义之嫌。张介宾说："神灵之枢要，是谓灵枢。"也较勉强。经前人考证，"灵枢"之名，系唐王冰所加，王冰热衷于道家，自起道号"启玄子"，他把《道藏》中的

《玉枢》、《神枢》、《灵轴》等名称，加以改造，因有"灵枢"之名，其含义蕴涵着深刻的道家思想。

至于《内经》的作者，在分析成书年代时已经谈到，《内经》不是一个时代的作品，也非出于一人之手，称"黄帝"仅是托名，它是一个相当长的时期内，许多医家的论文汇编。

三、沿革

经考证，现存文献中最早记载《黄帝内经》的是东汉班固的《汉书·艺文志》，但当时未确切指出《内经》就是《素问》《灵枢》。而认定《内经》包括《素问》和《针经》两部分的是晋代皇甫谧。他在《针灸甲乙经》序中说："按《七略》《艺文志》，《黄帝内经》十八卷，今有《针经》九卷、《素问》九卷，二九十八卷，即《内经》也。"

《素问》之名，始见于东汉末年张仲景《伤寒杂病论》，他在自序中说："撰用《素问》《九卷》《八十一难》《阴阳大论》《胎胪药录》，并平脉辨证，为《伤寒杂病论》合十六卷。"至南朝齐梁间人全元起对《素问》注释训解，全氏注《素问》时，只存八卷，第七卷已佚。全元起是《素问》最早的注家，但全氏注本在宋以后亦亡佚。至隋朝有杨上善撰注《黄帝内经太素》，保存了唐王冰改动之前的《内经》原文。可惜的是，杨氏本自宋元后已残缺不全。及唐，王冰鉴于《素问》"世本纰缪，篇目重叠，前后不伦，文义悬隔"，于是将其内容讹误处，经过分合增删，校勘整理分成二十四卷。至宋代仁宗嘉祐二年（1057年），国家设立校正医书局，经高保衡、林亿等对《素问》作了较全面的校正。现在通行的《重广补注黄帝内经素问》，就是经王冰收集整理，重新编次，并经宋林亿等校正而流传至今。

《灵枢》最早称为《九卷》。初见于汉末张仲景《伤寒杂病论·序》。晋代王叔和《脉经》亦称《灵枢》为《九卷》，至晋皇甫谧在《针灸甲乙经》序中始名《针经》。考《针经》之名，取自其首篇《九针十二原》中"先立针经"语。皇甫氏撰《针灸甲乙经》时，曾取材于《针经》，而收集《针灸甲乙经》中的许多文字，与今天所见《灵枢》相同，可以证明《针经》即《灵枢》。《灵枢》之名，始见于唐王冰叙《素问》引班固《汉书·艺文志》说："《黄帝内经》十八卷，《素问》即其经之九卷也，兼《灵枢》九卷，乃其数焉。"然而他在《素问》的有关引文中，将《灵枢》与《针经》混称。故林亿在《新校正》中说："在彼云《灵枢》，而此曰《针经》，则王氏之意，指《灵枢》为《针经》也。"《宋·艺文志》分别载有"《黄帝灵枢经》九卷"、"《黄帝针经》九卷"。据此说明，唐宋时期两书是并存的。北宋元祐八年（1093年），高丽献来《黄帝针经》，哲宗随即下诏颁发天下使此书复行于世。现在通行的《灵枢经》，是南宋绍兴乙亥年（1155年），史崧"校正家藏旧本《灵枢》九卷，共八十一篇，增修音释，附于卷末，勒为二十四卷"，刊行流传至今。

第二单元
《内经》理论体系的形成、主要内容及学术特点

一、《内经》理论体系的形成

(一) 形成条件

科学史告诉我们，任何理论的产生、学科的形成，都离不开特定的社会、文化、科技发展的历史背景，《内经》理论体系的形成，同样与当时社会的变革、哲学思想的渗透、自然科学技术的影响不可分割，当然，作为医学论文的汇编，《内经》的形成与当时医疗实践经验的积累，关系更为密切。

1. 社会的变革，巫术的衰落

春秋战国时代是封建社会取代奴隶社会的变革时期，生产关系的变革，大大地促进了社会生产力的发展以及经济的繁荣，而经济的发展必然带来科学文化的发展。秦始皇统一中国，建立了中央集权政府后，推行书同文、车同轨，统一货币、法律、度量衡制度。在思想战线上，在战国时代就已经形成了"诸子蠭起，百家争鸣"的局面，人们借助于朴素的世界观解释自然界诸多现象。自然科学的发展，是人们和自然界斗争的记录，它表明了人们对于自然的认识和控制在逐步地深化和提高，自然科学有利于人们破除封建迷信思想，抵御巫术等有神论思想的侵袭。

巫术作为人类早期文化生活中的普遍现象，它渗透到社会生活的各个方面，可以认为巫术是先民们应对自然中所产生的行为反应，也是科学不发达的标志。战国以后，唯物主义思想的逐步发展以及自然科学的日益发达，使巫术逐渐衰落。医学的事实教育人们，人患病之后，求助于巫术、占星问卜，乞望上帝、神灵解除疾病的痛苦，是不能解决问题的，这样，医学的发展成为时代的需要。《内经》的作者们冲破了封建迷信及神权思想的笼罩，旗帜鲜明地提出"拘于鬼神者，不可与言至德"的观点。《内经》的问世，是医巫分道扬镳的标志。

2. 医疗实践经验的积累

医学史研究证明，有人类就有生活，有生活就有医疗实践。劳动人民在长期与疾病作斗争的过程中积累了大量的实践经验。据《诗经》载有许多古代疾病的病名和证候，以及防病保健方面的知识。《山海经》收载了一百余种药物及三十多种疾病。1973 年，长沙马王堆出土了大批西汉医药帛书，如《足臂十一脉灸经》《阴阳十一脉灸经》《五十二病方》等，收载了涉及内、外、妇、儿、五官各科疾病的防治经验及有关经络等内容，足见《内经》成书前，医家们已经积累了丰富的实践经验。

另外，战国时代，战争连年不断，战争必然要死人，这为解剖学的产生提供了一定的条

件，人们有机会探索了解人体的形态结构。如《内经》记载有"若夫八尺之士，皮肉在此，外可度量切循而得之，其死可解剖而视之，其藏之坚脆，府之大小，谷之多少，脉之长短，血之清浊……皆有大数。"《内经》时代不仅对人体外部有了细致的观察度量，而且在相当进步的人体解剖技术基础上，对人体内部器官也有了很多研究。对于脏腑的坚脆、大小、长短的观察测量，大大开阔了人们的眼界，丰富了医疗经验，为进一步把握人体生理病理的活动规律创造了条件。

再者，《内经》成书以前，已经有许多医学文献问世，这些医学典籍为《内经》的产生打下了理论基础。因为任何自然科学的发展都是有连续性的，不可能从一无所有，突然产生一部巨著，这一点，从《内经》所引用的文献可以得到佐证。据统计，《内经》引用的医学文献有 20 余种，如《上经》《下经》《大要》《本病》《奇恒》《揆度》等，可惜的是，这些珍贵的资料皆已散佚，无可稽考。

3. 古代哲学思想的渗透

整部科学史告诉我们，任何一门学科的建立和发展，都离不开哲学。诚如恩格斯所说："不管自然科学家采取什么样的态度，他们还是得受哲学的支配。"爱因斯坦说："如果一个自然科学的理论，没有认识论作为依据，是站不住脚的。"先秦时期，有着相当发达的理论思维和很高水平的哲学。在自然科学与哲学尚未明显分开的当时，正由于科学家们具有这种古代东方的特殊思维方式，因而创造了我国古代的科学理论。《内经》理论体系的形成概莫能外，其中气一元论、阴阳学说、五行学说等哲学思想对《内经》理论体系的形成，关系尤为密切。

气一元论，又称"元气论"，是中国古代哲学中的一个重要范畴。它萌生于先秦，成熟于战国及秦汉。气一元论认为，气是构成万物的本原。气既不是虚幻的，也不是超感觉的，它是一种运动不息的物质，其存在状态无非是弥散和聚合，即无形、有形两类。有形与无形之间不仅没有不可逾越的鸿沟，而且随时处于相互转化之中。万物的生成、变化、强盛、衰落都取决于气的运动及其变化。《内经》的作者汲取了气一元论思想，说明生命过程的物质性和运动性，并以气为中介阐述人以及人与自然的整体性和联系性，进而诠释人的生理现象和病理过程。可以认为，气一元论是形成《内经》理论体系的基石。

阴阳学说肇源于商周，至秦汉已较成熟。先民们在长期生活生产实践的观察和体验中，发现自然界存在着许多既相关，又属性相对的事物或现象，从中领悟了自然界的某些奥秘，并萌生了"阴"和"阳"的初始含义。通过推衍和引申，把阴阳作为一对既对立、又统一的范畴，运用于诠解世界一切事物的相互关系及运动变化的规律。《易传·系辞上》提出"一阴一阳之谓道"。阴阳学说把自然界事物的发生、发展和变化，都归之为阴和阳相互间相反相成的矛盾运动的结果。《内经》把阴阳学说作为认识人体生命活动的一种方法论，运用阴阳之间存在的对立、统一、消长、转化、交感、协调等关系，阐释人体的组织结构，概括人体的生理功能，说明人体的病理变化，指导疾病的诊断和防治，从而筑起《内经》理论体系的基本框架。

五行学说是战国至秦汉时期很有影响的哲学思想。它是人们从日常生活和生产实践中积累的经验中抽象而成的一种哲学思想。故《尚书·洪范》曰："水火者，百姓之所饮食也；

金木者，百姓之所兴作也；土者，万物之所资生，是为人用。"古人将自然界的许多事物或现象根据五行的属性特点，分为五大类别。并认为这五大类别之间存在着生克制化的联系，运行不息，遂建构起一整体的、相互关联的、动态的世界五行模式和图景。五行学说渗透入中医学领域，帮助中医学家认识机体自身内在的联系以及机体与外界环境的统一性。《内经》的作者汲取五行学说说明五脏系统的生理特性及其相互关系，阐释在病理情况下五脏之间的相互影响，进而协助诊断，指导临床治疗。五行学说为《内经》理论体系的形成提供了重要的方法。

先秦时期，诸子辈出，学术思想空前活跃。西汉司马谈《论六家要旨》将诸子归纳为阴阳、儒、墨、名、法、道德六家。他们对宇宙的构成、天体的演化、天人关系、形神关系，以及人性论、认识论、社会发展规律等问题作了较为深入的探索。应该说，诸家学术流派的哲学观点对《内经》理论体系的形成，均产生了不同程度的影响，上述仅是其中最为主要的三种学说。

4. 科学技术和科学思想发展的影响

《素问·气交变大论》说："夫道者，上知天文，下知地理，中知人事，可以长久。"提示医学理论与天文、地理、社会人事知识的密切联系。《素问·举痛论》又说："善言天者，必有验于人；善言古者，必有合于今；善言人者，必有厌于己。"说明阐释医理必须借鉴各方面的知识。《内经》理论体系的形成与接受借鉴秦汉时代科学技术和科学思想有关，这可以从《内经》有关篇章的记载中得到印证。

秦汉时期，由于农业生产发展的需要，天文历法学有了重要发展。如对天体的认识，据东汉·蔡邕《表志》称："言天者有三家：一曰周髀，二曰宣夜，三曰浑天。"即盖天说、宣夜说、浑天说，并以此说明宇宙的结构和演化。战国至汉初，历算学家发明了四分历，即以一回归年等于 $365\frac{1}{4}$ 日，一朔望月等于 $29\frac{499}{940}$ 日，十九个太阴年中插入七个闰月的历法。四分历兼有阴历月和回归年的双重性质，属于阴阳合历。它是兼顾太阳和月亮两种运动的历法。《素问·六节藏象论》所记载的"日行一度，月行十三度有奇焉，故大小月三百六十五日而成岁，积气余而盈闰矣"，是说把一年三百六十五日，按月象分为十二个月，大月三十天，小月二十九天，大小月共三百五十四天，积十二个朔望月不足一年的时间，需要通过加置闰月得以调整。《素问》运气"七篇大论"中医家独创的五运六气历实际是对阴阳合历的创造和发展。

在天文、历法以及农业发展的同时，人们对物候观察也很细致。古人以五日为一候，一年二十四节气，共七十二候。以节气及物候变化作为安排农事活动的依据。《吕氏春秋》、《礼·月令》及《淮南子·时则训》等记载了春月为春阳布发生之令，夏月为夏气扬蕃秀之令，秋月为秋气正收敛之令，冬月为冬气正养藏之令，反映了春生夏长、秋收冬藏的自然规律。无独有偶，《素问·六节藏象论》也载有："五日谓之候，三候谓之气，六气谓之时，四时谓之岁，而各从其主治焉。"《素问》运气"七篇大论"将气候、物候、病候的变化，纳入"五运六气"系统，从整体上研究和考察它们之间的相互联系以及周期性的演变规律。《素问·四气调神大论》倡导四季养生方法，以维护人与自然的和谐而保持健康。这些观点乃是天文历法知识与医学相结合的成果。

古人观察到月廓盈虚与人体虚实有关。《列子》载："一体之盈虚消息，皆通于天地，应于物类"。这种人与自然息息相关的情况，在《淮南子》又称为"物类相动，本标相应"，或"同气相动"。《吕氏春秋》则有具体记载："月望则蚌蛤实，群阴盈；月晦则蚌蛤虚，群阴亏"。医学家把上述观点联系到人体。《素问·八正神明论》说："月始生则血气始精，卫气始行；月廓满则血气实，肌肉坚；月廓空则肌肉减，经络虚，卫气去，形独居。"在针刺治疗时则应注意："天温则血易写，气易行……是以天寒无刺，天温无疑，月生无写，月满无补，月廓空无治。"这些观点可谓续前人之绪余，并推动了中医学术的发生和发展。

农业的发展为手工业提供了原料和市场，冶金技术的发展，不仅为兵器的制造提供了条件，同时也为"九针"的制造提供了材料。《内经》针刺医术的发展与冶金技术是分不开的。全元起说："砭石者，是古外治之法，有三名：一针石，二砭石，三镵石，其实一也。古来未能铸铁，故用石为针，故名之针石。"随着冶金技术的进步，砭石渐为金属针所代替，这是医疗器械的重大进步，也是《内经》时代针刺技术盛行并达到相当高水平的重要原因。

作为医学典籍的《内经》，直接记载了许多当代的自然科学技术和科学思想，从中我们可以体察到医学理论的形成以及医疗技术的发展，与自然科学的发展是血肉相连的。

（二）建构方法

所谓方法是指人们为了实现一定的目的，所采取的步骤和手段的总和。《内经》的方法是先人们对人体的生命、健康、疾病等医学重大问题的理性认识过程和方法的总和。独特的认识方法形成了《内经》理论体系的独特性，决定了中医学科的众多特点。《内经》方法论的内容十分丰富，且有不同层次。对《内经》理论体系形成产生深刻影响的中国古代哲学，如气一元论、阴阳学说、五行学说等，既是世界观，又是建构《内经》理论的重要方法，与之相关的整体、系统方法、辨证方法可以认为是古代哲学方法的延伸，它们是《内经》方法论的最高层次。在这些哲学方法指导下，《内经》采用了司外揣内、援物比类、直觉领悟、揆度奇恒等独具特色的方法。这是本节介绍的重点。

1. 司外揣内

先秦科学家很早就发现，许多事物表里之间存在着相应的联系。如《管子·地数篇》载："上有丹沙者，下有黄金；上有磁石者，下有铜金……"。这是地质勘探中的常用方法。《素问·五运行大论》也有类似记载："地者，所以载生成之形类也；虚者，所以列应天之精气也。形精之动，犹根本之与枝叶也，仰观其象，虽远可知也。"大地上的有形物类和天空中的日月星辰及大气的变化，似根本与枝叶，紧密相连，人们可以借助这种"根叶"关系，即根据地面上事物的变化推测天空中的情况。《灵枢·刺节真邪》说得更明白："下有渐洳，上生苇蒲，此所以知形气之多少也。"从苇蒲的生长情况可以推断苇蒲下面的湿地大小以及肥瘠情况。《灵枢·外揣》还以形与影、响与声的因果关系为例，提出了"司外揣内"、"司内揣外"的认识方法。医学家将这些方法引入医学领域，通过体外的表征来把握人体内部的变化规律。就是对活着的人体进行整体的观察，通过分析人体对不同的环境条件和外界刺激的不同反应，来认识人体的生理病理规律。这就是"司外揣内"的方法，《素问

·阴阳应象大论》提出的"以表知里"方法，与此意义相同。《内经》中关于"藏象"的含义，张介宾诠释得最为畅晓："象，形象也。藏居于内，形见于外，故曰藏象。"《内经》的藏象学说正是运用了"司外揣内"、"以表知里"的方法，研究"象"和"藏"之间的相互关系，以此把握生命活动规律。

"司外揣内"方法是建构《内经》理论体系的重要方法，现代控制论的"黑箱"方法与此类同。由于此法没有肢解对象，没有干扰破坏对象固有的各种联系，因此，"失真"较少，可获得许多用还原分析方法所无法获得的信息，并从总体上把握对象之间的错综联系和变化，具有一定的科学性和优越性。

2. 援物比类

援物比类，又称取象比类。这种方法的特点是，在掌握大量感性材料的基础上，通过把两个或两种不同的事物或现象联系起来加以比较，找出它们之间相类似或共同的地方；然后把已知的某一事物或现象的有关知识和结论，推论到与之相类似或有共同的现象或事物，也可能具有相同的知识和结论。《素问·示从容论》说："援物比类，化之冥冥"。表明它是医家常用的认知方法。

例如：《灵枢·五变》用匠人以刀斧砍削树木作比类，说明为什么"一时遇风，同时得病，其病各异"。这个类比，从刀斧砍削树木其结果不同的原因在于树木本身质地的差异，推论出外来病因相同，而发病情况不同的原因在于机体本身体质的差异。《灵枢·顺气一日分为四时》则从一年春夏秋冬四季的不同属性，来类比一日的旦昼夕夜，用以阐明疾病的转归规律。在诊断疾病过程中要体察自然的变化。天有宿度，地有江河，人有经脉，三者之间相互影响是可以类比的。正如《素问·离合真邪论》所说："夫圣人之起度数，必应于天地，故天有宿度，地有经水，人有经脉。天地温和，则经水安静；天寒地冻，则经水波涌而陇起"。《灵枢·逆顺》以兵法类比针刺治法："兵法曰：无迎逢逢之气，无击堂堂之阵。刺法曰：无刺熇熇之热，无刺漉漉之汗。"打仗和针刺治病都是对立双方进行较量，两者有相似之点，故可将两者进行类比。作战时，如果敌人士气锐盛，阵容严整，则不可轻易冒进迎击；治病时，当病人呈现大热、大汗之时，病邪及病势正旺盛，不可施针，必待其衰退方可刺之。

德国近代著名哲学家康德曾经说过："每当理智缺乏可靠论证的思路时，类比这个方法往往能指引我们前进。"《内经》的作者们善于从一些看起来很不相同的事物或现象中找出它们的相似之处，然后进行类比，以探索新的知识。

3. 直觉领悟

直觉领悟是在对研究对象深刻感受的基础上，获得某种灵感，突然领悟到某种普遍形式的客观规律性。直觉领悟是创造的直观，这种思维方式具有审美沉淀的特征，它是非概念、非逻辑性的感性启示。传统中医理论的建立，就是这种思维方式的典型代表。

《素问·八正神明论》有一段精彩的描述："帝曰：何谓神？岐伯曰：请言神，神乎神，耳不闻，目明心开而志先，慧然独悟，口弗能言，俱视独见，适若昏，昭然独明，若风吹云，故曰神。"所谓神，古人有"阴阳不测谓之神"的解释。对于事物规律的认识，只有大智大慧的人才能"慧然独悟"、"昭然独明"，这种感悟"若风吹云"，突然而来，顿然领会。它并不完全依靠逻辑而是用整个心灵去体验和领悟。但直觉领悟并不等于随心所欲，胡思乱想。它不是轻而易举可以萌生的，它的产生既需具备非逻辑思维的能力和技巧，更需要具备广博深厚的知识，并立足事实，对有关问题锲而不舍地追究深思。《医学心悟》的作者做到了"学者，心学之也；悟者，心悟之也。心学之而必悟之"。对学问潜心研究，探微索隐，做到能有所领悟。吴鞠通所谓，"进与病谋，退与心谋"，然后有得。

直觉领悟属于重要的创造性思维方式，是《内经》理论形成的重要方法。当然，运用这种方式把握到的真理带有较大的或然性，必须经过实践的进一步验证，或进行严密的逻辑论证，才能升华为有价值的理论。

4. 揆度奇恒

所谓"揆度奇恒"，就是用比较的方法测度事物的正常和异常。《素问·玉版论要》说："揆度者，度病之浅深也；奇恒者，言奇病也。""揆度奇恒，道在于一。""揆度"，简言之是揣度、测度的意思。"奇恒"，是以一般情况（恒）与特异情况（奇）作比较，找出二者的不同之处，确认异常之所在。疾病相对于健康来说为"奇"，健康为"恒"。在疾病之中，则异于寻常之病为"奇"，一般常见之病为"恒"。《内经》就是运用"揆度奇恒"法，借助于比较来发现、确定和考察各种事物的异常现象。

例如，《内经》采用健康人的呼吸来测定病人脉搏的迟速。《素问·平人气象论》说："人一呼脉再动，一吸脉亦再动，呼吸定息脉五动，闰以太息，命曰平人。平人者，不病也。常以不病调病人；医不病，故为病人平息以调之为法。"先用比较的方法，确定健康人的呼吸次数与脉搏跳动次数的关系，然后以此为标准去揆度病人的脉搏，所谓"常以不病调病人"。《素问·三部九候论》所说的"先知经脉，然后知病脉"，大抵也属此法。

"揆度奇恒"与《素问·示从容论》中的"别异比类"含义类同。《素问·疏五过论》说："善为脉者，必以比类，奇恒，从容知之。"别异、比类、奇恒等是《内经》总结的认识方法，都包含有比较同异的涵义。"不引比类，是知不明也"。意思是对事物不去比较，不辨同异，就很难认清事物。《素问·咳论》提出"五藏六府皆令人咳"的观点，并回答了五脏六腑咳"何以异之？"的问题，此即运用"别异比类"法解决了五脏六腑咳的鉴别诊断。大凡在医疗实践中，分析生理病理，确定疾病与否，鉴别诊断疾病，拟定治疗方案，均离不开"揆度奇恒"，"别异比类"的方法。

"揆度奇恒"、"别异比类"，皆是逻辑学中比较法在中医学中的具体应用。客观世界的事物既具有相同之处，又具有相异之处，在其相同之中就包含着差异，在其差异之中又包含着相同之点，这是客观世界的本性，是比较方法的客观依据。科学的发展正在于不断深入地去研究认识对象的同中之异和异中之同，对事物的相同点与差异点把握得越多，越精细，探索事物的本质也就越深。《内经》的作者们在探察人体生理病理的过程中，自觉地普遍地采用了比较的方法，并创造了"揆度奇恒"、"别异比类"的方法，从而为构建《内经》理论体系作出了成功的尝试。

二、《内经》理论体系的主要内容

《内经》包括《素问》、《灵枢》两部分，凡一百六十二篇，内容十分丰富，除了医学知识外，还涉及天文、历法、气象、地理、心理、生物等许多学科的内容。就医学知识而言，又可分为基本理论和医疗技术两大类。历代医家曾经采用分类的方法对《内经》加以注释研究，就其理论知识部分，借鉴古今学者的研究成果，大致可以分为养生、阴阳五行、藏象、经络、气血精神、病因病机、病证、诊法、论治、运气等十类。现将其主要内容简介如下。

（一）养生

养生，即保养生命的意思，又称摄生、卫生。《内经》以"渴而穿井，斗而铸锥"为比喻，说明"病已成而后药之"，"不亦晚乎"的道理，突出"不治已病治未病"的预防思想。

《内经》认为，养生的目的是为了维护人与自然的和谐、形与神的和谐、脏腑气血阴阳的和谐，藉以维护健康，达到延年益寿之目的。养生的内容十分丰富。主要有：顺应自然，效法自然界四时阴阳消长变化来调摄；情志方面要"恬惔虚无"，"精神内守"；饮食方面要"食饮有节"，"谨和五味"；劳作方面要"形劳而不倦"，避免"醉以入房，以欲竭其精，以耗散其真"；还应积极参加导引按跷等健身活动。这些养生方法归纳起来可分为养形和养神两大类，其基本原则是形宜动，神应静，动静得宜，则"形与神俱，而尽终其天年'。《内经》的养生学说对我们研究预防医学、康复医学有重要价值。

（二）阴阳五行

阴阳学说和五行学说滥觞于中国古代哲学，它们既是构建《内经》理论的一种方法，其被引进中医学领域后，赋予了医学的含义，故又同时成为《内经》理论体系的内容之一，贯穿于各个方面。

《灵枢·阴阳系日月》云："阴阳者，有名而无形。"阴阳是古人在大量观察、分析自然现象的基础上，被抽象出来的泛指一切相互关联着的事物或现象，及某些事物或现象所存在着的相对属性，它是对客观世界实际存在的许多特殊矛盾现象的概括。《素问·阴阳离合论》说："阴阳者，数之可十，推之可百，数之可千，推之可万，万之大不可胜数，然其要一也。"世界上变化万千的事物和现象无一不是阴阳矛盾的体现。《素问·阴阳应象大论》说："阴阳者，天地之道也，万物之纲纪，变化之父母，生杀之本始，神明之府也。"《内经》断定万事万物都具有阴阳矛盾，都受阴阳之理的制约，阴阳对立双方的交感、互用、消长、转化是世界万物发生、发展、变化、消亡的总根源，阴阳是宇宙运动变化的总规律。

《内经》应用阴阳的理论阐释人体的组织结构，"人生有形，不离阴阳"，人的形体及脏腑组织无不存在着既对立又互根的阴阳关系。人的正常生命活动离不开阴阳的相互制约和相互促进，"阳化气，阴成形"则是体内物质代谢的主要形式，"阴平阳秘"是健康的象征，阴阳失调，则是疾病发生、发展和变化的基本机制。"察色按脉，先别阴阳"，提示阴阳是诊察分析疾病的纲领。"谨察阴阳所在而调之，以平为期"，则强调治疗的根本目的是协调阴阳，以恢复阴阳的和谐。

五行学说利用木、火、土、金、水五种元素及它们之间存在的生克制化关系，说明客观世界内部错综复杂的联系。《内经》的作者认为，自然界万事万物并不是杂乱无章的，可以从它们的形质特点分为五大类。这五大类事物的运动遵循着一定的规律。如张介宾所说："造化之机，不可无生，亦不可无制。无生则发育无由，无制则亢而为害，必须生中有制，制中有生，才能运行不息，相反相成"。存在于客观世界事物内部的生克制化关系，正是推动万物生生不息，周而复始的重要动因。《内经》作者利用五行学说为我们勾画了世界万物五行生化图式，与此同时，又以五行归类五脏、五腑、五体、五官、五志、五液等，建立了以五脏为中心的五个生理系统，这五个生理系统之间的生克制化关系，维系着人体的生命活动。《内经》认为自然界的五行系统与人体五行系统息息相关，相互沟通和感应，形成统一的整体。

阴阳学说与五行学说各有特点，都有一定的局限性，因此，《内经》中常结合在一起阐释有关医学问题。五脏六腑各有阴阳属性，也各有五行之性。如《灵枢·官能》说："言阴与阳，合于五行，五藏六府，亦有所藏，四时八风，尽有阴阳。"《内经》作者将阴阳五行理论成功地引入《内经》，成为中医学理论体系的重要组成部分。

（三）藏象

《内经》对人体生理活动的认识以藏象学说为核心内容。简单地说，藏象学说是专门研究"象"与"藏"相互关系的理论。人体的结构和机能是极其复杂的，人体的生命现象体现在完整的、活生生的机体上。虽然结构和功能有着密切的关系，但《内经》藏象学说并不着重于形体结构的细微剖析，它所揭示的人体正常的生理活动规律，是立足于生命活体所表现的各种征象来概括和阐释机体内部活动的实际情况；从人与自然的相互关系中把握生命活动的规律。

藏象学说以五脏为主体，将六腑、五体、五官、九窍、四肢百骸等全身组织器官分成五大系统，它们相互之间并不是孤立的，通过经脉的络属沟通，气血的流贯，相互联系，形成统一的整体。藏象学说一方面研究脏腑、经络、形体官窍、气血津液各自的生理功能，另一方面从总体上揭示它们之间的复杂联系及其活动规律，还注意自然界气候、气象、地理等环境因素对机体生理活动的影响，体现了"藏气法时"、"四时五藏阴阳"的整体思想。

藏象学说在《内经》中占有特殊重要的地位，成为《内经》理论体系的核心，也是临床辨证论治的重要理论基础。

（四）气血精神

《灵枢·本藏》说："人之血气精神者，所以奉生而周于性命者也。"气血精神乃是生命之根本。

《素问·调经论》强调："人之所有者，血与气耳。"血与气是维持人体生命活动最基本的物质。气的概念肇端于古代哲学，其被引入中医学领域后，赋予医学的含义，"人之有身，全赖此气"。人身之气来源于肾中精气、脾胃所化生的水谷之气以及由肺吸入之清气相合成。人体的生、长、壮、老、衰，无不赖气以生存。气化是气的特殊运动方式，是《内经》对体内复杂的物质代谢过程的朴素认识。血由中焦脾胃受纳运化饮食水谷，吸取其中的精微物质，变化而成。血在脉中循行，内至五脏六腑，外达皮肉筋骨，起着濡养和滋润作用，保证了生命活动的正常进行。

血属阴，气属阳。气血之间互根互用，气血阴阳之间的协调平衡，是健康的标志。反之，"血气不和，百病乃变化而生"（《素问·调经论》）。因此，"疏其血气，令其调达，而致和平"（《素问·至真要大论》），是治病的重要法则。

精，是由禀受于父母的生命物质与后天水谷精微相融合而成的精华物质。《素问·金匮真言论》说："夫精者，身之本也"。《灵枢·经脉》说："人始生，先成精。"精是生命的本源，是维持人体生命活动的基本物质。

神，是指七情（喜、怒、忧、思、悲、恐、惊）、五神（神、魂、魄、意、志）等精神活动。广义的神，指人体生命机能活动的总括。神的活动以脏腑气血为基础，又是脏腑气血生理活动的反映。"血气者，人之神"（《素问·八正神明论》）。五神分属五脏所藏，故又称"五神脏"。"人有五藏化五气，以生喜怒悲忧恐"（《素问·阴阳应象大论》）。神的盛衰直接反映生命机能的盛衰，"得神者昌，失神者亡"。因此，《内经》防治疾病以"养神"、"治神"为首务。

精属阴，神属阳。对人体而言，精为本，神为用。《素问·生气通天论》说："阴平阳秘，精神乃治"。"积精"可以"全神"。在病理情况下，精亏则神疲，精亡则神散。

（五）经络

经络，是人体通行气血、沟通表里上下、联络脏腑组织器官的一个系统。经络系统，包括了经脉、络脉、经别、经筋、皮部等。经络学说，是研究人体经络系统的生理功能、病理变化及其与脏腑、气血津液相互关系的学说。经络系统原属藏象学说内容，因其具有相对独立性，故另列叙述。

经络系统由四大部分组成，即经脉、络脉、内属脏腑部分、外连体表部分。经脉部分又分为十二正经、奇经八脉、十二经别；络脉有别络、浮络、孙络之分；十二经脉各与其本身脏腑有直接络属关系，从而沟通了脏腑之间以及脏腑与经络之间的复杂联系；经络与体表组织之间的联系，主要有十二经筋和十二皮部。另外，《内经》还记载了俞穴的分布，及其在治疗中的应用。

经络学说的问世，不仅为针刺技术的推行奠定了理论基础，而且在整个《内经》理论体系中占有极为重要的地位，对中医理论及临床医学的发展具有重要学术价值。《灵枢·经脉》说："经脉者，所以能决死生，处百病，调虚实，不可不通。"《灵枢·经别》说："夫十二经脉者，人之所以生，病之所以成，人之所以治，病之所以起，学之所始，工之所止也。"

（六）病因病机

病因病机学说，是阐释疾病的起因及其发生、发展和转归的规律的学说。《内经》认识到外在自然气候的反常变化和内在情志的刺激，是导致疾病发生的两大重要致病因素，前者称为"六淫"，后者称为"七情"，并根据这些病因的来源不同，将其分为阴阳两大类。风雨寒暑，邪从外入，故属阳；饮食起居失节、情志变动，病由内生，故属阴。《内经》关于病因的阴阳分类，是我国最早的病因分类法，是后世"三因论"分类法的基础。

六淫是风、寒、暑、湿、燥、火六种外感病邪的总称。六淫致病各有其特点，其共同的特点是有季节性，如春季多风，夏季多暑，长夏多湿，秋季多燥，冬季多寒；与地势高低也有关系，如《素问·五常政大论》说："地有高下，气有温凉，高者气寒，下者气热。"

七情分为喜、怒、忧、思、悲、恐、惊七类。在一般情况下属于生理活动的范围，并不足以致病。但若长期的精神刺激或突然受到剧烈的精神创伤，超出了生理活动所能调节的范围，导致人体阴阳气血、脏腑经络的功能失调。

致病因素作用于人体后能否使人发病，发什么病，还与人体内的正气强弱、个体体质特点、精神状态有着重要关系。《内经》提出了："正气存内，邪不可干"，"邪之所凑，其气必虚，阴虚者阳必凑之"的重要发病观。强调正气在发病中的重要作用，"两虚相得，乃客其形"，正气不足是发病的先导。《内经》还以斧斤伐木为喻，说明了体质与发病的关系。

在病机理论方面，《内经》以邪正盛衰、阴阳失调、升降失调阐释病变的基本机理，提出了著名的"邪气盛则实，精气夺则虚"，以及"百病生于气"的学术论断。在《素问·至真要大论》中提出了"病机十九条"作为审察分析病机的示范。至于疾病的传变与转归，《内经》除指出某些"卒发"疾病无明显传变规律外，着重提出了表里相传、循经传变、脏腑相移和循生克次第传变等多种方式，均示人以规矩。

（七）病证

病，指疾病；证，即证候。《内经》中病与证的含义未严格分开。病证是对在一定条件下致病因素作用于机体，引起人体脏腑气血功能失调的病理过程。

《内经》中有关病证的记载，内容十分丰富，据粗略统计，所载病证名称达三百余个，其中予以专题讨论的有咳嗽、痿病、痹病、风病、热病、疟疾、厥病、消渴、肿胀、癫狂、痈疽、积聚、诸痛等，涉及内、外、妇、儿、五官等多门临床学科。《内经》将一切疾病概括为外感和内伤两大类，外感病是指感受外邪而产生的一类疾病，内伤病指情志、饮食、劳逸失度或正气虚衰等导致脏腑功能失调的一类疾病。具体来说，又可分为六淫病证、脏腑病证、形体病证、官窍病证等。其对病证命名的方式大致有以下四种：一是根据病因命名，如伤寒病、暑病等；二是依据主要症状命名，如热病、咳病等；三是从病机命名，如痹病、厥病等；四是以病位命名，如头痛、胁痛、腰背痛等。这些内容有许多被后世医家所承袭，并沿用至今。

《内经》中有许多以病证立篇名的专论，如《咳论》《痹论》《痿论》《厥论》《风论》《举痛论》等，这些专论就该病证的病因病机、证候分类、疾病转归、治疗原则、护理保健等作了系统的阐述。其中关于证候分类，采用了脏腑分证、经络分证、病因分证等方法，这些乃是后世脏腑辨证、经络辨证、病因辨证的雏型。《内经》关于病证的理论，反映了《内经》时代的临床水平，也为后世临床学科的发展开拓了先河。

（八）诊法

诊法，即诊断疾病的方法。《内经》诊法的内容包括望、闻、问、切四诊，其中对望色和切脉的论述尤为详细，有很大的实用价值。

望诊方面，通过观察面部色泽变化的善恶，可以推断五脏疾病及其预后；通过望形体姿态，可以测知体质的强弱和疾病的轻重。《素问·脉要精微论》指出："精明五色者，气之华也"。凡色泽明润含蓄，是脏腑精气充足的表现；色泽枯槁晦暗，是脏腑精气衰弱的征象。《灵枢·通天》介绍了阴阳五态人的形体特征，进而反映了各种体质的特点。切诊方面，着重对脉诊作了较为详细的阐述。诊脉的方法有遍诊脉法、三部九候诊法、人迎寸口脉诊法以及寸口脉诊法等。《内经》还发明用健康人的呼吸来测定病人脉搏迟速的诊断方法，所谓"常以不病调病人"。对寸口脉诊的原理，20 余种脉象的主病，"真藏脉"的脉象特征和预后，以及诊脉的注意点等作了较系统的阐述。

《内经》强调诊察疾病必须"四诊合参"。《灵枢·邪气藏府病形》说："见其色，知其病，命曰明；按其脉，知其病，命曰神；问其病，知其处，命曰工……故知一则为工，知二则为神，知三则神且明矣。"《素问·阴阳应象大论》指出："善诊者，察色按脉，先别阴阳。审清浊而知部分，视喘息、听音声而知所苦，观权衡规矩而知病所主，按尺寸、观浮沉滑涩而知病所生。以治无过，以诊则不失矣。"两段文字都强调望、闻、问、切四诊综合应用，才能作出正确的诊断，所谓"能合色脉，可以万全"。

（九）论治

《内经》论治，包括治疗原则和治疗方法。论治疾病是以正确的诊断为前提和依据的，而治疗原则的实施又要通过一定的治疗手段和方法作用于人体，从而发挥治疗效应。《内经》所记载的治疗方法甚多，如砭石、针刺、灸焫、药物、熏洗、药熨、敷贴、按摩、导引、饮食和精神疗法等。对针刺疗法的阐述尤为详尽，从针具、针刺取效的原理、针刺的手法、针刺的治疗范围、治疗的宜忌以及据病选穴等，均有记载。而关于药物的方剂，全书只有十三方。可见《内经》时代，详于针刺，略于方药。

《内经》的价值在于它提出了一整套治疗理论。例如，倡导"上工治未病"，强调"善治者，治皮毛"的早期治疗观点；治疗的根本目的是"谨察阴阳所在而调之，以平为期"，"疏其血气，令其调达，而致和平"；从整体观念出发，采用"上病下取，下病上取"，"从阴引阳，从阳引阴"的治则；祛邪必须因势利导，"其高者，因而越之；其下者，引而竭之"；提出"治病必求其本"的观点，在分清标本缓急的基础上，要"间者并行，甚者独行"；在治疗过程中要根据季节气候、地区以及人的体质等因素，制订适宜的治疗方案，所谓"圣人治病，必知天地阴阳，四时经纪"，强调因时、因地、因人制宜，等等。至于具体治法，大致可分为正治法和反治法两大类，正治法如"寒者热之，热者寒之"等；反治法如"寒因寒用，热因热用"等。上述治则与治法仍然是今天临床实践应该遵循的准则。

（十）运气

运气，即五运六气。运气学说是以人与天地相应观为指导，以阴阳五行为理论框架，以天干、地支为演绎工具，专门研究自然界天象、气象的变化规律以及天象、气象变化与人类疾病发生和流行的关系的一种学说。

运气学说运用干支纪年的推算法，以"甲子"六十年为一周。又将十天干联系五运，十二地支联系六气，由于五运和六气两大系统的运动，形成了六十种气象变化的类型。气象变化直接影响了自然界的生长化收藏以及人体的健康和疾病的流行。运气学说正是根据人"与天地同纪"的道理，将气候、物候、病候置于同一规律进行分析研究，一年一个小周期，六十年一个大周期。既然每年的气候和疾病流行的情况都可以运用运气学说来加以推测，那么在预防疾病和临床诊断治疗方面，也可以以此为重要参考，所谓"必先岁气，无伐天和"。

运气学说作为古代的医学气象学，是《内经》理论体系的组成部分之一，它对今天研究医学与气象学的关系有一定借鉴价值。

三、《内经》理论体系的学术特点

《内经》理论体系的建构方法决定了其学术特点，归纳起来有三：天人合一，五脏一体——整体地把握生命规律；人生有形，不离阴阳——辩证地对待生命活动；候之所始，道之所生——从功能概括生命本质。

（一）天人合一，五脏一体——整体地把握生命规律

《内经》在探究人体生命活动规律过程中，并不是把人体分割成各个部分孤立地加以分析研究，而是从人体内部之间的相互联系和人体与自然界相互联系中加以认识的，认为人是一个有机整体（五脏一体）、人与自然是一个统一的整体（天人合一）。

1. 天人合一

天，指自然；天人合一意思泛指人与自然是一个统一的整体。《素问·至真要大论》说："天地之大纪，人神之通应也。"所谓"人神"，是指人的生命活动现象，人体的生理活动规律与自然界变化的"大纪"是基本一致的。故《素问·举痛论》说："善言天者，必有验于人"。

人类是宇宙万物之一，与天地万物有着共同的生成本原。《素问·宝命全形论》说："天地合气，命之曰人"；"人以天地之气生，四时之法成"。人产生于自然界，赖自然条件而生存，人的生命活动必然受到自然环境的制约和影响，"天气变于上，人物应于下"（王充《论衡》）；另一方面，"上下之位，气交之中，人之居也"（《素问·六微旨大论》）。人处在天地气交之中，人的生命现象也可以说是属于自然现象的一部分，因此，自然变化的某些法则与人体生理活动的原理是一致的。这是《内经》"天人合一"观的立论基础。《灵枢·岁露论》说："人与天地相参也，与日月相应也。"

《内经》藏象学说以五行原理为基本框架，将自然界的五方、五时、五气、五化等，与人体五大功能系统密切联系，勾画了一个外内相应的整体模式。以肝为例，肝属木，主春季，应东方，通于风气，与生气相应，余脏类推。《素问·经脉别论》提出了"四时五藏阴阳"的观点。旨在说明人体五脏功能系统与自然界的四时阴阳消长变化是相收受通应，密切联系着的。《素问·六节藏象论》也有心"为阳中之太阳，通于夏气"；肺"为阳中之少阴（原作太阴），通于秋气"；肾"为阴中之太阴（原作少阴），通于冬气"；肝"为阴（原作阳）中之少阳，通于春气"；脾"为至阴之类，通于土气（长夏）"的论述。隆盛之阳为太阳，初生之阳为少阳，隆盛之阴为太阴，初生之阴为少阴，它既是五脏的阴阳属性，也是五时之气的盛衰消长，两者相互通应。

人与自然的统一性不仅表现在自然对人的制约性、人对自然的依存性，人类在长期的生存斗争中形成了对自然环境的调节适应能力。如《灵枢·五癃津液别》指出："天暑衣厚则腠理开，故汗出；……天寒则腠理闭，气湿不行，水下留于膀胱，则为溺与气。"人体天暑

多汗少尿，天寒少汗多尿的自动调节功能，就是人与自然求得统一的生理活动表现。《灵枢·刺节真邪》也有类似的记载："阴阳者，寒暑也，热则滋雨而在上，根荄少汁，人气在外，皮肤缓，腠理开，血气减，汁大泄，皮淖泽。寒则地冻，水冰，人气在中，皮肤致，腠理闭，汗不出，血气强，肉坚涩"。把自然现象和人的生命现象完全融为一体。

2. 五脏一体

《内经》认为，人是一个有机整体，构成人体的各个组织器官，在结构上相互沟通，在功能上相互联系、相互协调、相互为用，在病理上相互影响。具体体现在五脏一体、形神合一等方面。

《内经》藏象理论是以五脏为中心组成五个功能系统，通过经络，将六腑、五体、五官、九窍、四肢百骸等全身组织器官联系成一个整体。例如：

心系统：心──→小肠──→血脉──→舌──→面
肝系统：肝──→胆──→筋──→目──→爪
脾系统：脾──→胃──→肉──→口──→唇
肺系统：肺──→大肠──→皮──→鼻──→毛
肾系统：肾──→膀胱──→骨──→耳──→发

人体的脏腑组织器官虽各有不同的功能，但都是以心为主导，各脏腑密切协调的有机整体。《灵枢·邪客》说："心者，五藏六府之大主也。"《灵枢·五癃津液别》的描述更形象："五藏六府，心为之主，耳为之听，目为之候，肺为之相，肝为之将，脾为之卫，肾为之主外。"五脏六腑之间"不得相失"，"故主明则下安"，"主不明则十二官危"。此"主"指心。

形体和精神是生命的两大要素，二者相互依存、相互制约，是一个统一的整体。《灵枢·天年》说："何者为神？岐伯曰：血气已和，荣卫已通，五藏已成，神气舍心，魂魄毕具，乃成为人。"经文提示，人是形神相偕的统一体，神不能脱离形体单独存在，有形才能有神；神是形的生命体现，形没有神的依附就徒存躯壳而已。形神和谐是健康的象征，形神失调是疾病的标志。形神合一的观点是中医学的生命观，也是心身统一论的理论基础。

《内经》正是从整体认识人体的基本观念出发，要求医生在诊治疾病中不仅着眼于病变局部的情况，而且重视整体对局部的影响；不仅注意人体本身的变化，尤其要联系自然社会环境因素对人体的影响。在诊断疾病时要审察内外，无失气宜；治疗中立法用方因时因地制宜，"必先岁气，无伐天和"，否则"治不法天之纪，不用地之理，则灾害至矣"；养生中必须"法于阴阳，和于术数"，"顺四时而适寒暑，和喜怒而安居处，节阴阳而调刚柔。如是，则僻邪不至，长生久视"。

（二）人生有形，不离阴阳──辩证地对待生命活动

脱胎于中国古代哲学的《内经》理论体系，十分注意用辩证的目光对待生命活动。《内经》不仅认为一切事物都有着共同的物质根源，而且还认为一切事物都不是一成不变的，各个事物不是孤立的，它们之间是相互联系、相互制约的，生命、健康和疾病是普遍联系和永恒运动变化的。

《内经》借助古代阴阳学说的观点阐释人体生命活动中存在的对立、统一规律。从形体结构而言，《素问·金匮真言论》说："夫言人之阴阳，则外为阳，内为阴。言人身之阴阳，则背为阳，腹为阴。言人身藏府中阴阳，则藏者为阴，府者为阳。……"人体的结构再复杂，均可以阴阳来划分，阴阳中又可分为阴中之阳和阳中之阴等。人的生命活动过程，就是人体阴阳对立双方在矛盾运动中此消彼长、此盛彼衰，不断维持动态平衡的过程。例如，生理活动中物质与功能的转化，就是一对由平衡到不平衡，在矛盾运动中不断求得新的平衡的阴阳对立统一的过程。"阳化气，阴成形"，从有形物质转化为无形物质，是"化气"的过程，是"阳"作用的结果；从无形物质转化为有形物质，是"阴"作用的结果。阴阳之间化气、成形，生生化化，从而维持着正常的生理过程。"阴平阳秘，精神乃治"，是对正常生理活动的概括，一旦阴阳失和，即是病态。"阴胜则阳病，阳胜则阴病。阳胜则热，阴胜则寒。重寒则热，重热则寒"，"重阳必阴，重阴必阳"，"阴阳离决，精气乃绝"。《内经》理论体系就是运用阴阳对立统一的观点来分析、解释人体的生理、病理现象。疾病的发生发展既然是阴阳失调所致，因而协调阴阳，就成为治病的基本准则。诚如《素问·至真要大论》所说："谨察阴阳所在而调之，以平为期。"恢复阴阳的动态平衡是治疗的最终目的，于是养生的基本要求是"逆从阴阳"，此"逆从"是偏义复词，义偏于"从"，即顺从阴阳，维护阴阳之间的和谐。

在对待局部与整体、人体与自然的关系的认识方面，也充满着辩证法。《内经》以整体"人"的状态为出发点，把人体各个部分联系起来，把人的生理病理同自然社会联系起来，从运动变化过程中研究人体和医学问题（详参前文）。

运动是物质的属性。《内经》认为，人体生命过程的生、长、壮、老、已各个阶段是永恒运动着的，用运动变化的观点对待人与自然，疾病与治疗等问题。例如：在自然界，"天气下降，气流于地；地气上升，气腾于天。故高下相召，升降相因，而变作矣"。在人体，"清阳出上窍，浊阴出下窍；清阳发腠理，浊阴走五藏；清阳实四支，浊阴归六府"；在疾病，"伤寒一日，巨阳受之……六日厥阴受之"；在治疗，同病异治，异病同治，等等。因此，《素问·六微旨大论》说："成败倚伏生乎动，动而不已，则变作矣"。

（三）候之所始，道之所生——从功能概括生命本质

"候"，是表现于外的各种现象、征象；"道"，是法则和规律的意思。《素问·五运行大论》谓："夫候之所始，道之所生"。说明根据事物的外在表现，可以总结出事物变化的法则和规律。《内经》关于生命本质及其规律的认识，主要是通过对自然现象和人体生理、病理现象的观察、总结、概括而来。"道"源于"候"。《素问·五运行大论》说："夫变化之用，天垂象，地成形，七曜纬虚，五行丽地。地者，所以载生成之形类也；虚者，所以列应天之精气也；形精之动，犹根本与枝叶也。仰观其象，虽远可知也"。此言，天道玄远，神妙莫测，但可以通过气象、物候的观察，总结大自然变化的规律。同样的道理，人体的脏腑藏匿于体内，医生无法了解其生理活动情况，但可以通过观察活体表现在外的生理病理现象，来把握生命的本质及其活动规律。《内经》理论体系的形成，就是先人们在长期与疾病作斗争的生活与医疗实践中，仰观天象，俯察地理，远取诸物，近取诸身的结果。研究表明，《内经》藏象学说的形成，古代医学家除了通过尸体解剖获得对人体的粗浅了解以外，更重要的是对活着的人体进行动态的观察，通过分析人体对不同环境条件和外界刺激的不同反应，来认识人体的生理活动规律。即从"象"把握"藏"。《素问·阴阳应象大论》所说的"以表知里"以及《灵枢·外揣》中的"司外揣内"，表达的都是同一意义。

第三单元
《内经》的学术价值

　　《内经》诞生于两千年前，它的问世，不仅奠定了中医学的理论体系，而且数千年来一直是指导中医临床实践和推动中医学术发展的准绳。历史已经推演到 21 世纪，现代医学的飞跃发展，推动了医学科学的不断进步。当前我们重新审视这部古老的经典，它的学术价值又在哪里呢？

一、奠定了中医学独特的理论体系

　　在世界医学史上，曾经有过多种传统医学，如希腊、罗马、印度、埃及、阿拉伯等。但是经过漫长的历史，除中国的传统医学得到了延续外，几乎全部沦为民间医学，或者出现了断层现象。而中国的传统医学，虽然经历磨难，却一枝独秀，不仅得以延续，而且日益受到世界人民的青睐。这在世界医学史上是令人深思的。其中原因除了中医学具有独特的疗效外，就是因为她拥有一整套独特的、较为完整的理论体系，而《黄帝内经》是中医理论体系的奠基之作。

　　在《内经》问世以前的医学，尚处于较为零星的不成系统的医疗经验积累的阶段，尚无理论可言。至春秋战国时代，出现了"诸子蠭起，百家争鸣"，朴素的唯物主义哲学发展到战国时代，出现了道家、儒家、墨家、法家、阴阳家、名家、兵家等学派，这是我国古代历史上学术思想最为活跃的时期，为医学理论的形成奠定了思想基础。

　　《内经》作者自觉地吸收了当时比较先进的哲学思想，作为理论的支柱，并与医疗经验进行有机地结合，使之升华，形成了藏象学说、病因病机学说、诊法学说及疾病防治学说，为中医学奠定了较为完整的理论体系，为中医学的发展提供了理论依据和指导方法。这也是中医学术发展历千年而不衰，而且在世界传统医学中独树一帜的根本原因。

　　埃及人曾经创造过叹为观止的医学成就，但自从公元前 332 年埃及被马其顿王亚历山大大帝征服以后，它的文化和传统医学便开始希腊化。此后又随着罗马的阿拉伯人的入侵，埃及文化先后融化到基督教文化及汇入伊斯兰文化圈内，只留下金字塔、木乃伊供人凭吊。

　　印度传统医学也曾经有丰富的内容，约于公元前 1500 年，受到雅利安人入侵后，也遭到了毁灭。

　　古希腊——罗马的医学曾经随着它的国家的繁荣而盛极一时，后来由于内部原因导致外敌入侵，文化先后中断，而它的传统医学在近代西医学发展之后，遭到遗弃和散失，它和阿拉伯医学几乎全部被取代了。

　　中医学之所以得以延续至今，真正的魅力在于二：一是它的医疗实用价值，中医学对中华民族的繁衍昌盛作出了不可磨灭的贡献；二是它有着一套至今魅力不减的理论体系的指导，这些理论的学术价值仍然不可低估。自《内经》之后，中医学术虽然代有发展、流派纷呈，医学著作汗牛充栋，然而追溯这些学说、流派、著作的渊源，无一不是导源于《内经》。

二、确立了"天地人三才"医学模式

《内经》认为，人是自然界的产物，人的生命现象是自然现象的一部分，强调人与自然是一个不可分割的整体，它们遵循着同一自然规律。

《内经》说："天地合气，命之曰人。"自然界充满气，气又可分为阴气和阳气，阴气（即地气）与阳气（即天气）的结合和交互作用形成了人体。《内经》以"气"为中介将人与天地联系起来，并提出"人与天地相应"的观点，自然环境的变化与人体生理病理的变化有着千丝万缕的联系。于是，将人体放在自然环境和社会环境这些大背景下来考察生命的运动规律。所谓天地人"三才"是一个统一的整体，彼此不可分割。因此，《内经》要求每一个医生应该"上知天文，下知地理，中知人事"。"天文"、"地理"，概指自然环境种种影响因素；"人事"，泛指社会人际之事，大而至于社会政治、经济、文化、民风习俗等，小而至于病人的政治、经济地位，家境遭遇及个人经历等，这些内容均与人体心身健康有着密切的关系。天地人"三才"医学模式贯穿于整个中医学理论体系之中，指导人们认识人体生理病理及诊治疾病和预防保健等医疗实践活动。

基于上述思路，《内经》关于健康的定义可以归纳为：①躯体无异常变化，所谓"平人者不病也"；②内部机能和谐，"形与神俱"；③对外界环境适应，"顺四时而适寒暑，和喜怒而安居处"。简单地说，健康就是和谐，形神和谐，人与环境的和谐。人们的医疗实践活动就是为了调整和维护这种和谐。这与 WHO 关于健康的含义不谋而合。

三才医学模式告诫医生不仅要注意患者的"病"，更要注意生病的"人"，知道谁生了病，有时比了解生了什么病更为重要。疾病不过是致病因素作用于机体的一种反应，不同个体对疾病的反应是不同的，个体总是按照自身体质气质的反应和检验呈现出种种临床症状。《内经》特别重视体质气质理论的原因盖出于此。

令人惊奇的是，《内经》三才医学模式与近年医学界提出的"社会－心理－生物医学模式"的基本观点是相通的。这表现在两者都不把"人"作为一个超然独立的实体，而是看作自然社会环境中的一员。因此，认识健康与疾病，不仅着眼于个体，更着眼于人与自然社会环境的相互联系。其次，两者都注意到精神心理因素在个体健康与疾病中所起的作用，强调社会心理因素的重要性，这就使得人们对于健康和疾病的认识及处理，不至于陷入单纯生物因素的死胡同。这对于推动中医学术发展和提高诊治疾病、预防疾病的效果，具有深远的指导意义。

三、《内经》是一部治病的法书

有人认为，《内经》是一部阐述中医学理论的著作。但金元时代张子和曾说，《内经》是一部治病的法书。

首先，《内经》所阐述的中医学理论是分析人体生理病理，指导疾病的诊断、治疗、预防的重要武器，至今仍然具有重要的实践价值，这是中医理论的生命力之所在。

以阴阳为例，阴阳学说导源于中国古代哲学，自被引进中医学领域后，使阴阳的概念不仅具有哲学的涵义，用以阐释事物相互对立而又统一的两个方面，而且赋予阴阳以医学的内容，例如阴虚、阳虚二词，作为病理名词，具有医学的涵义，这里不再作为二个哲学概念来理解。阴阳的这种双重的涵义，使中医学的理论具备了思辨的色彩，同时可直接作为诊治疾病的指导。

再以藏象理论为例，《内经》开藏象学说之先河，以五脏为中心，把六腑、五气、五神、五志、五体、五时、五味、五色、五音、五声等构建成五脏系统，形成一个表里相合、内外相关的整体。在这个整体系统中，经络是沟通表里、联络脏腑的渠道，精气神是维护和主宰这个系统的中流砥柱。藏象理论比较科学地阐释了人体的生理机能和整个人体的生命状态。《内经》藏象理论在分析人体疾病状态时，奠定了脏腑辨证的雏形。如《素问·咳论》《痹论》《痿论》《风论》等篇章，将咳、痹、痿、风等疾病用脏腑作为疾病证候分类的纲要，咳有五脏咳、六腑咳，痹有五脏痹、六腑痹，每一病证均有各自的临床表现，治疗原则各异。现代所通行的脏腑辨证肇端于《内经》的藏象理论。

另外，据粗略统计，《内经》还记载了多种病证，尤其对热病、疟病、咳嗽、风病、痹病、痿病、厥病等病证的病因病机、临床表现和治疗方法作了专题讨论，许多内容和观点至今仍是临床实践所必须遵循的原则。例如，关于"五藏六府皆令人咳，非独肺也"，"治痿独取阳明"，"今夫热病者，皆伤寒之类也"观点，均是《内经》首次提出并沿用至今。《内经》中所论述的这些病证，有些虽然和现在临床的分型不太一致，但其对病机理论的分析，分类原则和方法等，已为后世临床医学的发展树立了楷模。值得提出的是，《内经》虽然没有明确提出"辨证论治"的治疗原则，但从它的脏腑分证、六经分证来看，却正是后世"辨证论治"理论及方法的起源。

在治疗方面，《内经》提出了因人、因时、因地制宜及因势利导、治病求本、同病异治、异病同治、标本缓急、补虚泻实、寒热温清、预防与早治等原则。在治法方面，除了针灸和药治外，还广及精神疗法、按摩、导引、药熨、渍浴、术数等方法，这些说明了《内经》治法的广泛性和多样性，其中有些疗法，如针灸、按摩、导引、精神疗法、饮食疗法等，已引起中外学者的重视。

四、树立了多学科研究医学的典范

总览《内经》，其内容远不止涉及医学一个学科，它还广泛吸收了中国古代劳动人民和科学家对天文学、历法学、气象学、生物学、地理学、心理学以及哲学等多学科的研究成果。《内经》对中医学的贡献，不仅在于它汇集了秦汉以前的医学成就，而且也为我们展示了多学科研究医学的典范。

例如，《内经》记录了春秋战国时代气象学成就，《素问·六节藏象论》说："五日谓之候，三候谓之气，六气谓之时，四时谓之岁"。对四时、八节、二十四气有了较早的应用，对气象变化与人体健康和疾病的关系有比较深刻的认识，创立了古代医疗气象学——运气学说。

在《素问·异法方宜论》中叙述了东南西北中五方地域的地理环境、气候变化、当时的民风习俗、饮食习惯、体质特点、多发疾病及治疗特点，这是医学地理学的雏形。

《内经》十分重视心理活动与健康、疾病之间的关系，从心理活动产生的生理基础，到情志过用导致疾病的发生以及运用心理疗法防治疾病，均有较为详细的阐述，奠定了具有中医特色的医学心理学。

《内经》还记述了较为丰富的生物钟思想，认识到人体脏腑、经络气血的变化存在着昼夜节律、潮汐节律、周月节律、周年节律，顺应这些节律的变化有利于维护健康，否则容易导致疾病，等等。

《内经》多学科内容还有很多，限于篇幅不能一一尽述。《内经》时代这种多学科综合研究的形式，一方面固然反映了古代科学尚未精确分化的特点，但另一方面却说明了医学科学与其他自然科学以及哲学之间互相联系、互相渗透。这种学科之间的联系、渗透、融合，正是产生新学说、新理论的重要途径，也是学术发展的重要规律。这就是为什么《内经》所确定的理论原则至今还有一定生命力的根本原因。现代新兴的某些边缘学科，如医学气象学、时间医学、社会医学、医学心理学等之所以常常可以在古老的经典里找到若干雏形，其道理盖出于此。

现代科学已逐渐由高度分析的方法，趋向高度综合及综合与分析相结合的方向，而中医学术的发展越来越需要借助于与之相关的现代科学的理论和方法，才能有希望获得突破，而这一思路不正是可以从《内经》的成功中得到深刻的启迪吗？

五、创建经络学说，发明针灸疗法

当前国际医学界出现了一股"中医热"，与其说是"中医热"，不如说是"针灸热"，中国医学走向世界是以针灸为先导。由"针灸热"进而引发了探索经络实质的研究热点。经络学说的提出和针灸疗法的发明，是《内经》的一大学术成就。

从《内经》以前的有关史料看，针灸疗法的应用和经络的发现，经历了漫长的历史过程。从砭石到九针，从局部的刺激到循经感传现象的发现，或"连穴成线"，或"先有经后定穴"，从脉演进到经络。但在《内经》诞生以前，这些经验的累积和理论的片断，颇为零星，尚未形成系统。这从马王堆出土的西汉医书《帛书经脉》中的《足臂十一脉灸经》和《阴阳十一脉灸经》有关记载可以得到佐证。该书所载十一条灸脉尚不互相连接，及至《内经》才形成了包括正经、奇经、经别、别络、经筋、皮部等内外连属的经络系统，明确了"经络之相贯，如环无端"。经络成为人体内传送信息而又与自然界密切相连的网络。

经络现象是中医学的一大发现，中医学以朴素的形态揭示证明了人体一个具有多种多样内在联系的统一的整体系统。经络学说集中体现了中医学用整体系统的观点观察人体和治疗疾病的这一特点。

对经络现象的研究吸引着越来越多的国内外学者，他们运用电生理学、解剖学、神经系统等研究方法，采用穴位皮肤电测定、皮肤温度测定及照相、液晶热像图、激光照相等多种手段，证实了经络现象的客观存在。对于经络实质的探究，成为学术界研究的热点。有学者认为，经络是独立存在的一套联络调节系统，经络是迄今为止未被认识的人体特殊结构；也有学者认为，经络没有特殊的物质结构，而是综合人体一切解剖系统来经营生活的综合系统。至今经络的本质还是个谜，这与其说是中医落后于现代科学的发展，不如说现代科学远远不能胜任理解与阐释中华祖先发现的瑰宝。

经络研究的实质是寻找体内联系的途径和机制，用现代科学技术和方法找出它的物质基础和作用原理，从而有可能推动基础医学和临床医学的重大变革，创造出新的理论体系而导致医学革命。

而针灸疗法除用于处理常见病外，还用于治疗肿瘤、不孕症、减肥、戒毒、艾滋病及针刺麻醉等。可见，以《内经》为发端的经络学说和针灸疗法，已经显示了无法泯灭的科学光彩。

六、《内经》在世界医学史上的地位

在公元前 1 世纪，当世界还处于天命、巫术等封建迷信笼罩之中时，《内经》就已经旗帜鲜明地提出了"拘于鬼神者，不可与言至德"的观点。有学者将《内经》和古希腊名医希波克拉底的著作的主要内容作了比较。希波克拉底是公元前 460～公元前 355 年时代的古希腊名医，由于其光辉成就，被中世纪医学界推崇为"医学之父"，可见其在世界医学史上的地位。将《希波克拉底文集》和《内经》相比，有两方面相似：两者著作的时代相差不远，它们的编辑性质相同，都不是成于一人之手，也不是成于一个时代的作品。

再从两者的具体内容相比，《内经》认为，凡疾病都有致病的原因，或六淫，或七情，没有什么神秘的；希氏在《论圣病》中认为，疾病有它的自然原因而与鬼神无关。《内经》在对人体进行"解剖而视之"的基础上，建立了"以表知里"、"司外揣内"的藏象学说，认识到人体内血液是流行不止的，"夫脉者，血之府也"，"经脉流行不止，环周不休"，肯定了心与血脉的关系，血液是循环运行的，"血出而射者"为动脉血，"黑而浊者"为静脉血，"清而半为汁者"为血清；希氏还不知道血液是流动的，至于血液循环的发现是在 16 世纪。《内经》依照五脏对疾病进行分类，在欧洲医学史上疾病按器官分类是从 2 世纪罗马的盖仑开始的。希氏从体液学说将人分为多血质、黏液质、黄胆质、黑胆质四种类型。《内经》采用阴阳五行的方法从体型肥瘦、年龄壮幼、性格刚柔勇怯、心理气质等方面对体质进行分类，远比希氏体液学说的分类详尽确切。《内经》对于脉搏的观察，发明了用健康人的呼吸测定脉搏的速度。《内经》为后世制订了一整套极具实践价值的防治疾病的原则和方法，始终强调"不治已病治未病"，《内经》所发明的针刺疗法至今仍显示出极大的科学价值。这些均为西方医学史所不可比拟的。

遗憾的是，《内经》的医学成就尚未写进世界医学史，但是《内经》的学术对世界医学史的贡献不可低估。我们确信，随着中医学走向世界，《内经》的学术价值必将逐步被学术界所认识，其在世界医学史上终将占有一席之地。

第四单元
学习《内经》的方法

　　《内经》比较全面地系统地论述了中医学的理论体系及学术思想，它是中医学理论的渊源，也是学习中医必读之书。但本书成编于秦汉时代，不仅因为它文字古奥，义理隐晦，而且由于在长期的流传过程中，原文出现衍、误、脱、倒等情况，给学习和研究带来不少困难。为了学好《内经》，以下介绍一些学习方法，供参考。

一、利用工具书，弄懂文理

　　学习《内经》原著必须弄懂文理和医理，读通原文是领会医理的前提。而弄懂文理必须具备一定的古代汉语知识，在阅读原著时还应借助于工具书。例如，《内经》中一字多义的现象很多。一个"能"字除原有"能够"、"才能"等词义外，在《素问·阴阳应象大论》"能夏不能冬"句中作"耐"解；在"阴阳更胜之变，病之形能也"句中与"态"同义；在"阴阳者，万物之能始也"句中作"元始"解。又如"卒"字，《灵枢·玉版》"士卒无白刃之难"句中作"士兵"解；在《素问·评热病论》"愿卒闻之"句中作"详尽"解；在《素问·征四失论》"卒持寸口"句中作副词"只"解；在《灵枢·口问》"大惊卒恐"句中通"猝"。对于合成词有两种情况，一种是两个词素的意义相同或相近，如《素问·上古天真论》"提挈天地，把握阴阳"。《说文》："把，握也"，"提，挈也"。另一种是两个词素的意义相反，如"呼吸精气，独立守神"中的"呼吸"。另外，还应掌握《内经》中惯用的修辞手法。如《素问·举痛论》"客于脉外则血少，客于脉中则气不通"，乃互文见义的修辞方法，意思当是：客于脉外血少、气亦少，客于脉中气不通、血亦不通。比较符合经意及医理。又如《灵枢·本神》"天之在我者德也，地之在我者气也，德流气薄而生者也"，成瑾《篛园日札》疏："夫天亦何尝无气，地亦何尝无德，经分属之，亦互文见义耳"。正确的理解应是：天之在我者德也，气也；地之在我者德也，气也。另有一种修辞方式"举偶"，即举一反三法，也为《内经》所常用。如《灵枢·口问》"夫百病之生也，皆生于风雨寒暑，阴阳喜怒"句中，举"寒暑"以赅六淫，举"喜怒"以赅七情。还有，讳饰手法使用也较普遍，如用"宗筋"、"阴器"讳饰男女生殖器，用"茎"、"垂"分别讳饰阴茎和睾丸，用"子门"讳饰"子宫之门"，等等。

　　总之，《内经》的语言现象十分复杂，通过借助于古今一些字典、辞书等工具书，可望正确理解文理。

二、借助注家，弄通医理

　　《内经》的注家及其注本，是古代医家研究《内经》的经验结晶，也是对《内经》学术思想的发展，在历代注家中不乏对《内经》研究有真知灼见者，这些可以作为后世学习研究《内经》的重要借鉴。但由于历代注家的学术观点不尽相同，往往对同一问题出现分歧，我们在阅读时，可借助多个注家的观点，进行分析比较，弄通其医理。

例如，《素问·生气通天论》"因于气为肿"的"气"，今人多从气虚为肿解，然而杨上善注："因邪气客于分肉之间，卫气壅遏不行，遂聚为肿。"高世栻注："气，犹风也。《阴阳应象大论》云，阳之气，以天地之疾风名之，故不言风而言气。"再从此节文例分析，前言寒、暑、湿诸气，则此作"风"较顺。另如同篇"四维相代"句中关于"四维"的解释，张介宾作"四肢"解，谓阳气虚，四肢交替浮肿；高世栻作四时邪气解，即寒、暑、湿、风四种邪气更替伤人。通过从文理和医理两方面对两家注释的比较，以高注更为切合经意。

另外，《内经》中同一医学名词术语在不同篇章具有不同含义，我们可以通过分析该篇的前后文意并借助注家分析来理解其确切含义。例如"精"字，就有多种含义。《素问·经脉别论》"食气入胃，散精于肝"中"精"指水谷之精；《素问·阴阳应象大论》"东方阳也，阳者其精并于上"中"精"指天地之精；《灵枢·本神》"生之来谓之精"中"精"指先天之精；《素问·热论》"巨阳引，精者三日"中"精"作强壮解；《灵枢·大惑论》"五藏六府之精气皆上注于目而为之精"，此后一个"精"通"睛"，等等。

还有，联系《素问》、《灵枢》的有关篇章内容可以互相印证经义、诠释经旨。如《素问·针解》旨在解释《素问·宝命全形论》及《灵枢·九针十二原》中有关针刺的道理和方法，《灵枢·小针解》则重点对《灵枢·九针十二原》提出的"小针"用法作注解和补充说明。学习时应前后比照，藉此弄通医理。

三、联系临床实践，领会精神实质

《内经》所阐述的理论，是古代医家长期医疗实践的经验总结，尽管其理论性很强，但归根到底是用来指导临床实践的。因此，学习《内经》要真正掌握其精神实质和学术价值，必须结合临床实践才能深刻理解它。如《素问·平人气象论》有"面肿曰风"说，一般只说浮肿大都属水，何以曰风？吴崑的解释是："六阳之气聚于面，风之伤人也，阳先受之，故面肿曰风"。义理似无大谬，但难得要领。联系临床中坐卧当风确可引起浮肿，后世浮肿病中有"风水"一证，初起用祛风疏表法即可退肿。现代临床中治疗急慢性肾炎见浮肿证者，用祛风利水法不仅可改善症状，还可消除蛋白尿。又如，《素问·五藏别论》中有"魄门亦为五藏使"的说法，"魄门"，即肛门。张介宾注："虽诸府糟粕固由其泻，而脏气升降亦赖以调，故亦为五脏使。"应该说张氏所注颇为达意，但不联系临床总觉浮浅。临床中曰肺气壅实而上逆的哮喘，治逐肠腑，令肺气得降而喘平；由肝胆湿热所致的黄疸病，用仲景茵陈蒿汤，方中有大黄一味，服后大便次数增多，邪从下解而黄疸渐退；由心火上炎，神不内守的狂证，用大承气汤化裁，釜底抽薪，心火平而神泰然；由肾虚气化失职，浊邪弥漫所致的"关格"，用大黄附子汤增减，俾腑气通而浊邪去，有显著疗效。这些都经临床实践证明疗效可靠，细究其取效机理，乃是邪从肛门排解，腑气行而脏气升降调达，不治脏而脏病自愈。这才是"魄门亦为五藏使"的真正含义。这样联系临床实践读《内经》，才能深刻领会其精神实质，不至于曲解经意。

原著选读

第一单元
宝命全形

　　世间万物，人是最宝贵的。宝命，珍惜生命的意思；全形，保全形体。宝命全形，即保养生命的意思，又称摄生、养生。正如《素问·宝命全形论》说："天覆地载，万物悉备，莫贵于人。"本单元主要讨论《内经》的养生思想与方法。

一、原文导读

【原文】

　　101　余闻上古之人，春秋⁽¹⁾皆度百岁，而动作不衰。今时之人，年半百而动作皆衰者，时世异耶？人将失之耶⁽²⁾？岐伯对曰：上古之人，其知道者，法于阴阳⁽³⁾，和于术数⁽⁴⁾，食饮有节，起居有常，不妄作劳⁽⁵⁾，故能形与神俱⁽⁶⁾，而尽终其天年⁽⁷⁾，度百岁乃去。今时之人不然也，以酒为浆⁽⁸⁾，以妄为常，醉以入房，以欲竭其精，以耗⁽⁹⁾散其真，不知持满，不时御神⁽¹⁰⁾，务快其心，逆于生乐⁽¹¹⁾，起居无节，故半百而衰也。（《素问·上古天真论》）

【校注】

　　(1) 春秋：指年龄。

　　(2) 人将失之耶：抑或是人的过失呢？《千金要方》卷二作"将人失之耶"，与下文"将天数然也"句式相同。将，选择连词，犹"抑"也，有"还是"之意。失，亡失。

　　(3) 法于阴阳：效法自然界寒暑往来的阴阳变化规律。法，效法

　　(4) 和于术数：恰当地运用各种养生方法。和，调和，引申为恰当运用。术数，此指养生的方法，如导引、按跷、吐纳等。

　　(5) 不妄作劳：不要违背常规地劳作。妄，乱也，此为违背常规之意。作劳，包括劳作和房事。

　　(6) 形与神俱：形神健全。姚止庵注："形者神所依，神者形所根，神形相离，行尸而已。故惟知道者，为能形与神俱"。形，形体；神，精神。俱，范围副词，全也；一也。引申作健全、和谐。形神健全和谐，是健康的标志。

　　(7) 天年：天赋年寿，即自然寿命。

　　(8) 以酒为浆：把酒作一般饮料饮用，形容嗜酒无度。

　　(9) 耗：嗜好，与前文"欲"义同。新校正云：按《针灸甲乙经》"耗"作"好"。是

林亿等所见之《甲乙》作"好"，与今本不同。

（10）不时御神：谓不善于驾驭、使用精神，即妄耗神气。时，善也；御，用也。

（11）逆于生乐：违背生命之愿望。《中华大字典》：乐，"愿也"。

【导读】

经文以古今之人的不同寿命作对比，阐发了养生的重要意义；提出五种养生法则。

养生的意义：远古时代人们寿命之所以超过百岁，是因为他们懂得养生之道，能适应自然界阴阳的变化规律，掌握各种养生方法，保持形神和谐协调；而现在人之所以早衰，是因为不懂养生之道，醉酒行房，以致精气耗竭，真元匮乏。通过对比，回答了黄帝提出的问题，即人之寿命长短不在时世之异，而在人对养生的认识和态度的不同。

养生法则：一法于阴阳，即养生应效法自然界阴阳变化规律；二和于术数，即恰当运用养生方法锻炼身体；三食饮有节制；四起居作息有规律；五劳作不违背常度。只有掌握了养生之道，保持形神和谐协调，才能"尽终其天年，度百岁乃去"。这些养生方法对今天养生保健仍有实践价值。

【原文】

102　夫上古圣人⁽¹⁾之教下也，皆谓之虚邪贼风⁽²⁾，避之有时，恬惔虚无⁽³⁾，真气从之，精神内守，病安从来。是以志闲而少欲，心安而不惧，形劳而不倦，气从以顺，各从其欲，皆得所愿。故美其食，任其服⁽⁴⁾，乐其俗⁽⁵⁾，高下不相慕⁽⁶⁾，其民故曰朴⁽⁷⁾。是以嗜欲不能劳其目⁽⁸⁾，淫邪不能惑其心，愚智贤不肖，不惧于物⁽⁹⁾，故合于道。所以能年皆度百岁，而动作不衰者，以其德全不危⁽¹⁰⁾也。（《素问·上古天真论》）

【校注】

（1）圣人：对精通世事、智慧超常者的敬称。此指对养生之道有高度修养的人。

（2）虚邪贼风：泛指异常气候和外来致病因素。《灵枢·九宫八风》："从其冲后来为虚风，伤人者也，主杀主害者。"

（3）恬惔虚无：思想闲静，没有杂念。恬惔，安静淡泊的意思。虚无，心无杂念和妄想。

（4）任其服：着衣随便。任，随便。服，衣服。

（5）乐其俗：在任何风俗环境下生活，都感到快乐。

（6）高下不相慕：无论社会地位尊贵或卑贱，都能安于本位，不互相倾慕。

（7）朴：淳朴敦厚的品性。

（8）嗜欲不能劳其目：各种嗜好、欲望都不能引起他的注目。

（9）不惧于物：不为外界物欲所惊扰。

（10）德全不危：懂得修身养性之道，并身体力行之，即可免受内外邪气的侵害。德，谓修养有得于心；全，全面实施养生之道。不危，不会有内外邪气干扰和侵害。

【导读】

本节提出养生的原则。对外环境要"虚邪贼风，避之有时"，对人本身要"恬惔虚无，精神内守"，这是养生的基本原则。虚邪贼风，是外界的致病因素，因时因地而异；情志失调、劳倦过度，是内伤致病的因素，因人而别。因此，只有既注意避免外邪的侵袭，又注意调摄精神，避免情志过激和精气妄耗，才能保持真气充盛，使疾病无从发生。故高世栻说："外知所避，内得其守，病安从来"。

【原文】

103　帝曰：人年老而无子者，材力⁽¹⁾尽邪⁽²⁾？将天数⁽³⁾然也？岐伯曰：女子七岁，肾气盛，齿更发长⁽⁴⁾；二七而天癸至⁽⁵⁾，任脉通，太冲脉⁽⁶⁾盛，月事以时下，故有子；三七，肾气平均⁽⁷⁾，故真牙生而长极⁽⁸⁾；四七，筋骨坚，发长极，身体盛壮；五七，阳明脉衰，面始焦⁽⁹⁾，发始堕⁽¹⁰⁾；六七，三阳脉衰于上⁽¹¹⁾，面皆焦，发始白；七七，任脉虚，太冲脉衰少，天癸竭，地道不通⁽¹²⁾，故形坏而无子也。丈夫八岁，肾气实，发长齿更；二八，肾气盛，天癸至，精气溢写⁽¹³⁾，阴阳和⁽¹⁴⁾，故能有子；三八，肾气平均，筋骨劲强，故真牙生而长极；四八，筋骨隆盛，肌肉满壮；五八，肾气衰，发堕齿槁；六八，阳气衰竭⁽¹⁵⁾于上，面焦，发鬓颁白⁽¹⁶⁾；七八，肝气衰，筋不能动，天癸竭，精少，肾藏衰，形体皆极；八八则齿发去。肾者主水⁽¹⁷⁾，受五藏六府之精而藏之，故五藏盛，乃能写⁽¹⁸⁾。今五藏皆衰，筋骨解堕，天癸尽矣，故发鬓白，身体重，行步不正，而无子耳。

帝曰：有其年已老而有子者何也？岐伯曰：此其天寿过度⁽¹⁹⁾，气脉常通⁽²⁰⁾，而肾气有余也。此虽有子，男不过尽八八，女不过尽七七，而天地之精气⁽²¹⁾皆竭矣。帝曰：夫道者，年皆百数，能有子乎？岐伯曰：夫道者，能却老而全形⁽²²⁾，身年虽寿⁽²³⁾，能生子也。（《素问·上古天真论》）

【校注】

(1) 材力：精力，即生殖机能。

(2) 邪：同耶。表示疑问的语气词。

(3) 天数：自然赋予人类的寿命数。

(4) 齿更发长：人到七八岁，乳牙脱落，更换恒齿；头发开始茂盛。

(5) 天癸至：天癸是肾中精气充盛产生的促进生殖功能发育、成熟、旺盛的精微物质。天，先天；癸，癸水。至，极也，此有充盛的意思。

(6) 太冲脉：王冰注："太冲者，肾脉与冲脉合而盛大，故曰太冲"。

(7) 平均：充满而均衡的意思。

(8) 真牙生而长极：智齿生出，发育健全。真牙，即智齿。长极，发育完全、成熟。

(9) 焦：通憔，即憔悴。

(10) 堕：脱落。

(11) 三阳脉衰于上：太阳、阳明、少阳脉气衰减于上（头面）部。因三阳脉皆起或止于面部，故云衰于上。

（12）地道不通：指月经停止来潮。

（13）精气溢写：精气盈满而能外泻。写，通泻，此为泄义。

（14）阴阳和：指男女媾合。一说指男女气血阴阳调和。

（15）竭：《针灸甲乙经》无此字，义胜。

（16）颁白：即斑白，指头发黑白相杂，俗称花白。

（17）主水：指肾藏精的功能。

（18）五藏盛乃能写：五脏精气盛，肾乃能泄精。

（19）天寿过度：自然寿命超过常度。

（20）气脉常通：气血经脉尚通畅。常通尚。

（21）天地之精气：男女的天癸精气。天地，指男女；精气，指天癸。

（22）却老而全形：防止衰老而保全形体。

（23）身年虽寿：人之年龄虽然已至百岁，仍能生育子女。身年，指年龄。寿，即"年皆百岁"。

【导读】

本节主要讨论了以下几个问题：

1. 男女生长壮老的规律

根据原文精神，女子 7～14 岁，男子 8～16 岁，是生长发育期，主要表现为齿更发长，天癸发育日渐成熟，女子月事应时而下，男子开始有排精现象，具备了生育能力。女子21～28 岁，男子 24～32 岁，是壮盛期，主要表现为智齿生出，牙齿生长齐全，筋骨坚强，体格壮盛，发长极。女子 35～49 岁，男子 40～64 岁，是衰老期，主要表现为阳明脉气渐衰，面色逐渐憔悴，发枯白而开始脱落，天癸渐竭，形体衰老，精气渐亏，逐步失去生殖能力。《内经》所揭示的男女生长壮老的变化过程，是生命活动的基本规律，是经过长期的生活及医疗实践观察总结的结果。

2. 肾气与生长发育和生殖的关系

人体在生长发育期，肾气渐渐盛实；壮盛期，肾气充盛已成稳定均衡趋势；衰老期，肾气渐衰。在肾气充盛到一定阶段所产生的"天癸"则是直接与生殖及性功能有关的物质。可见肾中精气的盛衰与人体生长壮老过程直接相关，直接影响着人的生殖及性功能。诚如姚止庵云："男女之壮也，并始于肾气之盛实，其后（当是'弱'字）也，亦由于肾气之衰微。人之盛衰，皆本源于肾。"由此可见，人欲维护健康、延缓衰老必须以保养肾气为首务。现代研究提示，补肾有助于提高机体免疫力，延缓衰老等。

对年老有子的原因，按本篇的观点，男子 64 岁、女子 49 岁，肾气衰，天癸竭，即丧失生育能力，这是一般情况；但天寿过度、气脉尚通、肾气有余的人，天癸未竭，亦可以有生育能力；更有对养生之道有深厚造诣的人，"能却老而全形"，即使到了百岁，仍有生育能力，这是特殊情况。可见养生与长寿、与生育能力密切相关。

3. 关于"肾者主水，受五藏六府之精而藏之，故五藏盛，乃能写"的理解

原文有二层意思，一是说明肾主藏精的功能，肾不仅藏先天之精，而且接受来自五脏六腑的后天之精；二是只有当五脏精气充盛，肾才能泄精。人体脏腑是一个整体，在生理上互

相联系，病理上互相影响。肾中精气的盛衰与五脏六腑精气的盛衰密切关联，前节强调肾中精气的盛衰与人体生长壮老及生殖机能密切相关，本节提示欲保肾气又不可忽视五脏六腑之精的培育。

【原文】

104　春三月(1)，此谓发陈(2)，天地俱生，万物以荣，夜卧早起，广步于庭，被发缓形(3)，以使志生，生而勿杀，予而勿夺，赏而勿罚(4)，此春气之应，养生之道(5)也。逆之则伤肝，夏为寒变(6)，奉长者少。

夏三月(7)，此谓蕃秀(8)，天地气交，万物华实(9)，夜卧早起，无厌于日，使志无怒，使华英成秀(10)，使气得泄，若所爱在外，此夏气之应，养长之道也。逆之则伤心，秋为痎疟(11)，奉收者少，冬至重病(12)。

秋三月(13)，此谓容平(14)，天气以急，地气以明(15)，早卧早起，与鸡俱兴，使志安宁，以缓秋刑(16)，收敛神气，使秋气平，无外其志，使肺气清，此秋气之应，养收之道也，逆之则伤肺，冬为飧泄(17)，奉藏者少。

冬三月(18)，此谓闭藏(19)，水冰地坼，无扰乎阳，早卧晚起，必待日光，使志若伏若匿，若有私意，若已有得(20)，去寒就温，无泄皮肤，使气亟夺(21)，此冬气之应，养藏之道也。逆之则伤肾，春为痿厥(22)，奉生者少。(《素问·四气调神大论》)

【校注】

(1) 春三月：按节气指自立春日起至立夏前一日期间。王冰注："所谓春三月者，皆因节候而命之，夏秋冬亦然"。

(2) 发陈：春季阳气生发，万物复苏，植物萌生的大自然景象。发，生发。陈，布陈。王冰注："春阳上升，气潜发散，生育庶物，陈其姿容，故曰发陈也"。

(3) 被发缓形：披散开头发，解开衣带，舒缓形体。被，同披。

(4) 生而勿杀，予而勿夺，赏而勿罚：调摄人的精神情志，犹如保护万物的生机，不可滥行杀伐，要多施与，少敛夺，多奖励，少惩罚，向大自然施以爱心。

(5) 养生之道：保养春生之气的规律。下文"养长之道"、"养收之道"、"养藏之道"皆仿此。

(6) 寒变：由于春季失于调摄，生长之气不足所致的寒性病变。吴崑注："肝象木，旺于春，肝气既伤，则夏火为木之子，无以受气，故病生于夏而为寒变"。

(7) 夏三月：按节气指自立夏日起至立秋前一日期间。

(8) 蕃秀：繁茂秀美。马莳注："阳气已盛，物蕃且秀，故气象谓之蕃秀也"。

(9) 天地气交，万物华实：天地阴阳之气交合，万物繁茂充实。华，开花。实，果实。

(10) 使华英成秀：使人的精神饱满，以适应夏气成其秀美。

(11) 痎(jiē皆)疟：泛指疟疾。

(12) 冬至重病：日·丹波元简云："据前文例，四字恐剩文"。当删之。

（13）秋三月：按节气指自立秋日起至立冬前一日期间。

（14）容平：秋季万物成熟，形态平定不再生长的自然景象。容，生态、相貌。

（15）天气以急，地气以明：秋季风清劲急，万物萧条，山川清肃景净。杨上善注："天气急者，风清气凉也；地气明者，山川景净也"。

（16）使志安宁，以缓秋刑：使神志安宁平静，以避秋季肃杀之气。秋气肃杀，万物收敛，故称"秋刑"。

（17）飧（sūn 孙）泄：泻出未消化的食物。又称完谷不化的泄泻。

（18）冬三月：按节气指自立冬日起至立春前一日期间。

（19）闭藏：冬季阳气内伏，万物潜藏的自然景象。

（20）使志若伏若匿，若有私意，若已有得：使神志内藏，安静自若，如有隐私不能外泄，如获心爱之物而窃喜。

（21）无泄皮肤，使气亟夺：冬季不要使皮肤过多出汗，导致阳气频繁耗伤。亟，频数，屡次。

（22）痿厥：四肢软弱无力而逆冷的病证。包括痿证和厥证。

【导读】

本节论述自然四时生长收藏的规律，提示人类要顺从四时阴阳调神养生。做到春使志生，夏使志无怒，秋令志安宁，冬使志藏。人类能顺应四时阴阳变化调养精神情志和生活起居，则体健神旺，可以减少疾病发生。若违逆四时阴阳，则内伤相应五脏，并可能在下一季节发生病变。这一认识充分体现了中医学"天人相应"整体观思想及预防医学思想，具有重要的实践价值。

【原文】

105　夫四时阴阳者，万物之根本也(1)。所以圣人春夏养阳，秋冬养阴(2)，以从其根(3)，故与万物沉浮于生长之门(4)。逆其根，则伐其本，坏其真矣。故阴阳四时者，万物之终始也，死生之本也，逆之则灾害生，从之则苛疾不起，是谓得道(5)。道者，圣人行之，愚者佩(6)之。从阴阳则生，逆之则死，从之则治，逆之则乱。反顺为逆，是谓内格(7)。是故圣人不治已病治未病，不治已乱治未乱，此之谓也。夫病已成而后药之，乱已成而后治之，譬犹渴而穿井，斗而铸锥，不亦晚乎！（《素问·四气调神大论》）

【校注】

（1）夫四时阴阳者，万物之根本也：四时阴阳盛衰变化是自然万物生长收藏变化的根本。

（2）春夏养阳，秋冬养阴：人在春夏季节要顺应自然界生长规律调养阳气，在秋冬季节要顺应自然界收藏的规律调养阴气。养阳即养生养长，养阴即养收养藏。

（3）以从其根：顺应万物生存的根本。

（4）与万物沉浮于生长之门：人与万物一样在生长收藏的生命过程中运动不息。沉，隐没（mò 末），此指收藏。浮，与沉相对而言，此指生长。门，门径，道路。

（5）得道：彻悟养生理论，并能正确采用养生方法。

（6）佩：与悖同，古通用。悖，违背；违反。

（7）内格：人体内在生理性能与自然界四时阴阳变化不相协调。王冰注："格，拒也，谓内性格拒于天道也"。

【导读】

经文强调四时阴阳是"万物之根本"，从之则治，逆之则乱。从而提出了"春夏养阳，秋冬养阴"这一顺应四时养生的重要原则，列举了违反四时之变的危害。

"春夏养阳，秋冬养阴"作为养生的原则，是综合前文春养生气，夏养长气，秋养收气，冬养藏气得出的结论。生长属阳，收藏属阴；春夏属阳，故养生养长；秋冬属阴，故养收养藏。对于"春夏养阳，秋冬养阴"，后世医家多有发挥，主要观点有四：一、马莳、高世栻等认为春夏顺其生长之气即养阳，秋冬顺其收藏之气即养阴。二、王冰认为养即制也。春夏阳盛，故宜食寒凉以制其亢阳；秋冬阴盛，故宜食温热以抑其盛阴。三、张介宾认为阳为阴之根，养春夏之阳是为了养秋冬之阴；阴为阳之基，养秋冬之阴是为了养春夏之阳。四、张志聪认为春夏阳盛于外而虚于内，故当养其内虚之阳；秋冬阴盛于外而虚于内，故当养其内虚之阴。上述各说，均从不同角度阐发了原文精神，扩大了养生防病的应用范围。近人据此进一步提出许多新观点，如春夏温补阳气、秋冬滋养阴液说；春夏调理心肝、秋冬调理肺肾说；以及冬病夏治，夏病冬治说等。后世所论均为养阳养阴的具体方法，而"春夏养阳，秋冬养阴"是养生的原则，其内涵甚广，当从衣、食、住、行、精神情志等方面，因人、因时、因地制宜，不可拘泥一法。

经文最后强调"不治已病治未病"的防治原则。中医学的"治未病"主要包括未病先防和已病防变两个方面。反映了《内经》以预防为主的医学思想，对养生保健、防病治病有重要的指导作用，数千年来一直有效地指导着中医学的防治实践。

【原文】

106　黄帝问于岐伯曰：愿闻人之始生，何气筑为基，何立而为楯，何失而死，何得而生？岐伯曰：以母为基，以父为楯[(1)]。失神者死，得神者生也。

黄帝曰：何者为神？岐伯曰：血气已和，荣卫已通，五藏已成，神气舍心，魂魄毕具，乃成为人。

黄帝曰：人之寿夭各不同，或夭寿，或卒死，或病久，愿闻其道。岐伯曰：五藏坚固，血脉和调，肌肉解利[(2)]，皮肤致密，营卫之行，不失其常，呼吸微徐，气以度行[(3)]，六府化谷，津液布扬，各如其常，故能长久。

黄帝曰：人之寿百岁而死，何以致之？岐伯曰：使道[(4)]隧以长，基墙高以方[(5)]，通调营卫，三部三里起[(6)]，骨高肉满，百岁乃得终。（《灵枢·天年》）

【校注】

(1) 以母为基，以父为楯（shǔn 吮）：指人体胚胎的形成，以母血做基础，父精做遮蔽与捍卫，阴阳互用，促使其发育成长。即胚胎由父精母血结合产生。楯，《说文》："阑槛也。"此引申为护卫解。

（2）肌肉解（xiè 谢）利：肌肉分理间隙滑润，气道通畅。

（3）气以度行：气血运行速度与呼吸次数保持一定的比例。杨上善注："呼吸定息，气行六寸，以循度数，日夜百刻。"

（4）使道：此指鼻孔。杨上善注："使道，谓是鼻孔使气之道"。一说指人中沟。马莳注："使道者，水沟也。俗云人中。"一般指后说。

（5）基墙高以方：泛指面部骨骼、肌肉（颊侧、耳门处）方正、丰满。基墙，张介宾注："基墙，指面部而言。骨骼为基，蕃蔽为墙。"蕃蔽，《灵枢·五色》："蕃者颊侧也，蔽者，耳门也。"

（6）三部三里起：颜面上（额角）、中（鼻头）、下（下颌）三部骨骼高起，肌肉丰满。三部，即三里。

【导读】

此论人之始生的物质基础及人体生命形成过程。提出"以母为基，以父为楯"的先天禀赋理论。认为人体胚胎是父精母血的结晶。父精为阳，母血为阴，阴为基，阳为用，阴阳交感，胚胎形成并开始发育，至脏腑齐全、营卫气血调和畅行、神气藏舍于心，魂魄毕具，可称为人，脱离母体而降生。

关于文中强调的神在生命过程中的重要性："神气舍心……乃成为人"、"失神者死，得神者生也"，应联系有关篇论予以全面、深刻的理解。

影响人类生命寿夭的基本因素，有先天禀赋，也有后天形成，既有内在机理，也有外在体征。为疾病防治、优生优育提供了重要的理论依据和诊治信息。

【原文】

107　黄帝曰：其气之盛衰，以至其死，可得闻乎？岐伯曰：人生十岁，五藏始定，血气已通，其气在下，故好走[1]。二十岁，血气始盛，肌肉方长，故好趋[1]。三十岁，五藏大定，肌肉坚固，血脉盛满，故好步[1]。四十岁，五藏六府十二经脉，皆大盛以平定，腠理始疏，荣华颓落，发颇斑白[2]，平盛不摇，故好坐。五十岁，肝气始衰，肝叶始薄，胆汁始灭[3]，目始不明。六十岁，心气始衰，苦忧悲，血气懈惰，故好卧。七十岁，脾气虚，皮肤枯。八十岁，肺气衰，魄离，故言善误。九十岁，肾气焦，四藏[4]经脉空虚。百岁，五藏皆虚，神气皆去，形骸独居而终矣。

黄帝曰：其不能终寿而死者，何如？岐伯曰：其五藏皆不坚，使道不长，空外以张[5]，喘息暴疾，又卑基墙，薄脉少血，其肉不石[6]，数中风寒，血气虚，脉不通，真邪相攻，乱而相引[7]，故中寿而尽也。（《灵枢·天年》）

【校注】

（1）走、趋、步：《释名》曰："徐行曰步，疾行曰趋，疾趋曰走"。

（2）发颇斑白：《太素》作"发鬓颁白"。即头发黑白相间，俗称花白。

（3）灭：《太素》、《针灸甲乙经》均作"减"，为是。系因形近而讹。

（4）四藏：指肝心脾肺四脏。

（5）空外以张：鼻孔向外张大。

（6）其肉不石：肌肉松弛不坚实。《太素》"石"作"实"，为是。

（7）乱而相引：真气衰败，功能紊乱，非独不能驱邪外出，反招邪气内入。

【导读】

本段以 10 岁为一个阶段，论述了人体生长壮老已的生命规律，描述了各阶段与脏腑精气神变化相应的外部表现及特征，说明了中寿而尽的原因。文中还指出衰老过程中，各脏腑功能是按五行相生之序依次衰退的，说明各脏腑功能衰退有早有晚，其意义有待深入研究。

论述人体各阶段变化以精、气、神的盛衰变化为基础。人的生命源于先天之精，精能化气生神，是生命活动的基础，三者之间相互依存，相互影响，后世将其概括为人身"三宝"。精、气、神虽源于先天，但必须受后天的滋养培育，才能不断化生，不断充盛，维持生命活动。因此，调养精、气、神，也成为养生保健的重要内容。

《内经》中以年龄论生命规律者凡三段：《素问·上古天真论》以女七男八为度，从肾气盛衰立论，重点阐释人类生殖机能盛衰表现和机理；本节则不分男女以 10 岁为阶段、五脏盛衰为标准，认识生长壮老已完整的生命过程；《素问·阴阳应象大论》则从年四十开始论至年六十，告诫人们不知"七损八益"，不能调阴阳、节刚柔，是早衰的关键。三者都以先天精气立论，故可互相发明。

二、单元小结

1. 论述上古之人健康长寿的道理及后世之人半百而衰的原因；男八女七各阶段生长发育、生殖机能成熟旺盛衰竭的表现及其与肾中精气盛衰、冲任谐调之关系；提出"虚邪贼风，避之有时，恬惔虚无，真气从之，精神内守"，"法于阴阳，和于术数，食饮有节，起居有常，不妄作劳"等养生原则和方法。揭示补益肾中精气延缓衰老的意义。

2. 阐述四时阴阳变化规律、自然界气象物象特征，养生当顺应四时阴阳消长，调节精神情志，指出逆四时阴阳的危害性；提出"春夏养阳，秋冬养阴"的养生指导思想；强调"治未病"的重要性。

3. 指出人之始生的物质基础是父精母血；神的概念及其对生命的重要意义；人之寿夭的原因和表现；以 10 岁为阶段的生命过程以及各年龄段的生理标志，体现脏腑精气神对生命的意义。

第二单元
阴阳应象

阴阳，有名而无形，必须依附于具体的事物或现象才能体现出来。根据人与天地相应的道理，自然界之阴阳与人体之阴阳，其象相应，故曰阴阳应象。正如马莳所言："以天地之阴阳，万物之阴阳，合于人身之阴阳，其象相应。"本单元主要论述了《内经》中阴阳的基本概念和内容，并列举了阴阳五行学说在中医学的运用。

一、原文导读

【原文】

201　黄帝曰：阴阳者，天地之道也⁽¹⁾，万物之纲纪⁽²⁾，变化之父母⁽³⁾，生杀之本始⁽⁴⁾，神明之府⁽⁵⁾也，治病必求于本⁽⁶⁾。

故积阳为天，积阴为地⁽⁷⁾。阴静阳躁⁽⁸⁾，阳生阴长，阳杀阴藏⁽⁹⁾。阳化气，阴成形⁽¹⁰⁾。寒极生热，热极生寒⁽¹¹⁾；寒气生浊，热气生清⁽¹²⁾；清气在下，则生飧泄；浊气在上，则生䐜胀⁽¹³⁾，此阴阳反作⁽¹⁴⁾，病之逆从⁽¹⁵⁾也。

故清阳为天，浊阴为地。地气上为云，天气下为雨；雨出地气，云出天气⁽¹⁶⁾。故清阳出上窍，浊阴出下窍⁽¹⁷⁾；清阳发腠理，浊阴走五藏⁽¹⁸⁾；清阳实四支，浊阴归六府⁽¹⁹⁾。（《素问·阴阳应象大论》）

【校注】

（1）阴阳者，天地之道也：阴阳是自然界的法则和规律。天地，泛指自然界。道，法则、规律。

（2）万物之纲纪：阴阳是归纳事物的纲领。纲纪，即纲领。《说文解字注笺》注："总持为纲，分系为纪，如网罟，大绳其纲也，网目其纪也。"

（3）变化之父母：阴阳是事物变化的根源。父母，是本原、根本的意思。

（4）生杀之本始：阴阳是事物产生与消亡的缘由。生，新生；杀，消亡。本始，即本原和起点。

（5）神明之府：阴阳是产生自然界万物运动变化内在动力的场所。府，居舍、藏物的场所。张介宾注："神明出于阴阳，故阴阳为神明之府。"

（6）本：指阴阳。吴崑注："天地万物，变化生杀而神明者，皆本乎阴阳，则阴阳为病之本可知。故治病必求其本；或本于阴，或本于阳，必求其故而施治也。"

（7）积阳为天，积阴为地：轻清的物质向上升腾，积聚为天；重浊的物质向下沉降，凝聚为地。积，汇聚。阴、阳，此指轻清、重浊两种不同属性的物质状态。

（8）阴静阳躁：阴性柔而主安静，阳性刚而主躁动。

（9）阳生阴长，阳杀阴藏：互文。阴阳既为生杀之本，亦为长藏之本。阳既能生万物，亦能杀万物；阴既能长万物，亦能藏万物。

（10）阳化气，阴成形：张介宾注："阳动而散，故化气；阴静而凝，故成形。"

（11）寒极生热，热极生寒：此以寒热互变之例，说明阴阳在一定条件下的相互转化。

（12）寒气生浊，热气生清：张介宾注："寒气凝滞，故生浊阴；热气升散，故生清阳。"

（13）䐜胀：此指胸膈胀满。

（14）反作：即反常。阳应升在上而反在下，阴应降在下而反在上，是谓阴阳反作。

（15）逆从：偏义复词，即逆的意思。指上述飧泄、䐜胀，皆阴阳之逆行。

（16）地气上为云，天气下为雨，雨出地气，云出天气：地气受阳热的蒸腾上升为云，天气受阴寒而凝聚下降为雨，而云变为天气，雨成为地气。可见天气的云来源于地气的水，地气的水产生于天气的云。通过云雨互变的自然现象，说明阴阳互根互用、相互转化、阴升阳降、阴阳交感、化生万物的道理。

（17）清阳出上窍，浊阴出下窍：人体吸入的自然之气和饮食水谷之气化生的清阳出二头面官窍，产生声音和嗅、视、听觉等功能。产生的浊阴变为粪、尿由前后二阴排出体外。上窍，指耳、目、口、鼻等头面部七窍；下窍，即前后二阴。

（18）清阳发腠理，浊阴走五藏：清阳之气发散于肌肤、脏腑间隙以温养之。浊阴之气趋向五脏贮藏而濡养之。清阳主要指卫气。浊阴指精血津液。腠理，指皮肤、肌肉、脏腑之间通行元气的间隙。发，发散，布散；走，运行，归属。

（19）清阳实四支，浊阴归六府：张志聪注："四支为诸阳之本，六府者传化物而不藏。此言饮食所生之清阳，充实于四支，而浑浊者归于六府也。"

【导读】

本段主要论述了以下几个问题：

1. 阐明了阴阳的基本概念及引入医学的重要意义。指出世界上一切事物是在不断地运动变化，新生和消亡。事物之所以能运动发展变化，根源就在于事物本身存在着相互对立统一的阴阳两方。并指出阴阳两方，在其运动变化过程中，既是对立的，又是相互依存、相互为用，在一定条件下，又能相互转化的。反映出阴阳学说，是我国古代的一种朴素唯物辩证法的哲学思想。并提出"阴阳"引入医学领域的重要意义及临床治疗的指导思想就是"治病必求于本"。

2. 以天地、静躁、寒热、云雨等自然现象说明阴阳的属性特征及其相互对立、相互依存、相互转化的关系，明确了阴阳学说的基本内容。

3. 以阴阳升降运动说明人体的生理病理现象，并提出清浊升降出入的生理观。清阳之气向上、向外升发；浊阴之气向下、向内沉降的观点，为后世治疗学中多种治疗方法提供了理论依据。如治疗耳目失聪的益气升提法、治疗表证的宣肺发散法、治疗手足厥逆的温阳法，治疗肠胃积滞的攻下法、治疗水肿的利水逐水法，都是在这一理论的启发下发展起来的。

【原文】

202　水为阴，火为阳(1)。阳为气，阴为味(2)。

味归形，形归气(3)，气归精，精归化(4)，精食气，形食味(5)，化生精，气生形(6)。味伤形，气伤精(7)，精化为气，气伤于味(8)。

阴味出下窍，阳气出上窍(9)。味厚者为阴，薄为阴之阳；气厚者为阳，薄为阳之阴(10)。味厚则泄，薄则通；气薄则发泄，厚则发热(11)。壮火之气衰，少火之气壮(12)，壮火食气，气食少火，壮火散气，少火生气(13)。

气味，辛甘发散为阳，酸苦涌泄(14)为阴。(《素问·阴阳应象大论》)

【校注】

(1) 水为阴，火为阳：水润下而寒，故为阴；火炎上而热，故为阳。

(2) 阳为气，阴为味：药物饮食之气，因其无形而升散，故为阳。药物饮食之味，因其有质而沉降，故属阴。

(3) 味归形，形归气：药物饮食五味有滋养人之形体作用，而形体又依赖于真气的充养。归，归附、归属之义，在此有滋养、充养、化生的意思。形，指形体，包括脏腑精血等有形物质。气，指人体的真元之气。

(4) 气归精，精归化：药物饮食之气有化生人体阴精的作用，而人体的阴精又依赖气化功能产生。气，指药食之气。化，气化、化生。

(5) 精食气，形食味：补充说明"气归精，味归形"。食，音义同饲，以食予人也。

(6) 化生精，气生形：补充说明"精归化"、"形归气"。精归化，故化生精。形归气，故气生形。

(7) 味伤形，气伤精：是味归形、形食味及气归精、精食气的太过自伤。

(8) 精化为气，气伤于味：阴精化生人体的元气，人体的元气由于药物饮食之味太过耗伤。气，这里指人体真元之气。

(9) 阴味出下窍，阳气出上窍：凡药物饮食之味属阴，多沉降下行而走下窍；凡药物饮食之气属阳，多升散上行而达上窍。

(10) 味厚者为阴，薄为阴之阳；气厚者为阳，薄为阳之阴：味为阴，味厚为阴中之阴，薄为阴中之阳；气为阳，气厚为阳中之阳，薄为阳中之阴。阴之阳，即阴中之阳；阳之阴，即阳中之阴。王冰注："阳为气，气厚者为纯阳；阴为味，味厚者为纯阴。故味薄者为阴中之阳；气薄者为阳中之阴。"

(11) 味厚则泄，薄则通；气薄则发泄，厚则发热：味厚为阴中之阴，有泄泻作用，如大黄之属；味薄为阴中之阳，有通利小便作用，如木通之属。气薄为阳中之阴，有发汗解表作用，如麻黄之属；气厚为阳中之阳，有助阳发热作用，如附子之属。

(12) 壮火之气衰，少火之气壮：此句本义：药食气味纯阳者易化壮火令正气虚衰，药物饮食气味温和者易化为少火令正气盛壮。壮火，指药物饮食气味纯阳者。少火，指药物饮食气味温和者。气，指正气。之，作使、令解。后世对壮火、少火的含义，有进一步的发挥，认为壮火即病理之火，少火为生理之火。

（13）壮火食气，气食少火；壮火散气，少火生气：药物饮食的纯阳作用销蚀耗散人体的元气，人体的元气赖药物饮食的温和作用；药物饮食的纯阳作用供养耗散人体的元气，药物饮食的温和作用补养人体的元气。前"食"字，是销蚀的意思，后"食"字，音义同饲。

（14）涌泄：泛指呕吐泄泻。

【导读】

本节用阴阳属性及其相互转化关系，阐明药物饮食气味厚薄的性能，药物饮食进入人体后的转化过程，以及药物饮食气味阴阳太过导致人体阴阳偏盛偏衰的危害。主要有三个方面问题：

1. 味、形、气、精、化的关系

药物饮食进入人体之后，其气与味分别转化为人体的形、精、气、化，药物饮食的气、味与形、精、气、化之间的相互转化关系，可以归纳为图2-1：

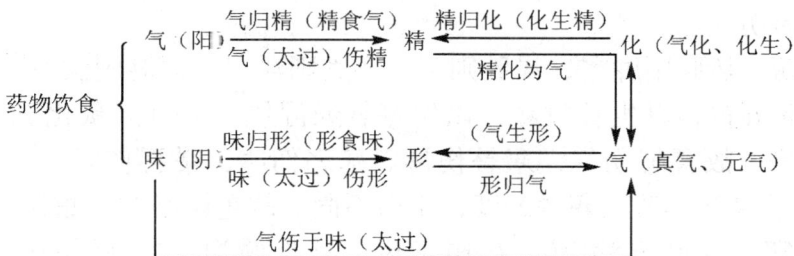

图2-1　药食气味生化示意图

药物饮食的气、味与人体的形、精、气、化之间的相互转化关系，体现了阴阳互根互用和阴阳转化的辩证关系，对后世精气互根理论的产生有重要影响，对临床治疗用药更有指导意义。张介宾说："善补阳者，必于阴中求阳，则阳得阴助而生化无穷；善补阴者，必于阳中求阴，则阴得阳生而泉源不竭"。"善治精者，能使精中生气；善补气者，能使气中生精"。其理即根源于此。对虚损性疾病，运用阴中求阳，阳中求阴的原则指导方剂配伍，可以提高临床治疗的效果。

2. 药物饮食气味的阴阳属性及其性能

药物饮食不仅有气味之别，气味还有厚薄之分。气为阳，则气厚为阳中之阳，气薄为阳中之阴；味为阴，则味厚为阴中之阴，味薄为阴中之阳。因此，凡是药物饮食，气厚者有助阳发热的作用，气薄者有发汗解表的作用；味厚者有泄泻的作用，味薄者有通利小便的作用。此外，药物饮食的五味也分阴阳。辛走气而性散，甘走脾而灌溉四旁，所以辛甘为阳而有发散作用。酸主收敛，又依赖春生木性而上涌，苦主泻下，又炎上作苦，所以酸苦为阴而有涌泻作用。

以阴阳的道理，对药物饮食气味厚薄及其作用进行了阐释，这种说明和解释构成中药药理学的基本理论之一，为后世药物性能的归类和药物学的发展奠定了基础。

3. 壮火、少火的概念及其对人体的影响

对于文中"壮火"、"少火"的含义，后世注家有进一步的发挥。如王冰、张志聪、张介宾认为壮火、少火的"火"是指人体的阳气。张介宾注："火，天地之阳气也。天非此火，不能生物；人非此火，不能有生。故万物之生，皆由阳气。但阳和之火则生物，亢烈之火反害物，故火太过则气反衰，火和平则气乃壮。壮火散气，故云食气，犹言火食此气也。少火生气，故云食火，犹言气食此火也。此虽承气味而言，然造化之道，少则壮，壮则衰，自是如此，不特专言气味者"。将少火释为生理之火，壮火释为病理之火。显然，这些发挥使原文的适用范围不仅仅局限于药物饮食气味的阴阳寒热，更发展到对人体生理、病理的认识了。

【原文】

203　阴胜则阳病，阳胜则阴病⁽¹⁾。阳胜则热，阴胜则寒⁽²⁾。重寒则热，重热则寒⁽³⁾。

寒伤形，热伤气；气伤痛，形伤肿⁽⁴⁾。故先痛而后肿者，气伤形也；先肿而后痛者，形伤气也。

风胜则动，热胜则肿⁽⁵⁾，燥胜则干，寒胜则浮⁽⁶⁾，湿胜则濡写⁽⁷⁾。

天有四时五行，以生长收藏，以生寒暑燥湿风。人有五藏化五气⁽⁸⁾，以生喜怒悲⁽⁹⁾忧恐。故喜怒伤气，寒暑伤形。暴怒伤阴，暴喜伤阳⁽¹⁰⁾。厥气上行，满脉去形⁽¹¹⁾。喜怒不节，寒暑过度，生乃不固。故重阴必阳，重阳必阴⁽¹²⁾。故曰：冬伤于寒，春必温病⁽¹³⁾；春伤于风，夏生飧泄⁽¹⁴⁾；夏伤于暑，秋必痎疟⁽¹⁵⁾；秋伤于湿，冬生咳嗽⁽¹⁶⁾。（《素问·阴阳应象大论》）

【校注】

(1) 阴胜则阳病，阳胜则阴病：指过用酸苦涌泄药，则机体阳气损伤；过用辛甘发散药，则机体阴精耗损。阴胜，即酸苦涌泄太过；阳胜，即辛甘发散太过。后世对此又有新的发挥，认为阴邪偏胜，则伤阳气；反之阳邪偏胜，则伤阴气，以此成为中医学病机总纲。

(2) 阳胜则热，阴胜则寒：本指用辛甘药太过，就产生热病；用酸苦药太过，就产生寒病。后世又发挥为：阳邪胜致热病，阴邪胜致寒病。

(3) 重寒则热，重热则寒：指重复（或反复）应用寒性药则生热性病；反复（过用）热性药则生寒性病。后世对此也有新解：反复感受寒邪会成热证；反复感受热邪会生寒证。重，一作极解。张介宾注："此即上文寒极生热，热极生寒之义。盖阴阳之气，水极则似火，火极则似水，阳盛则隔阴，阴盛则隔阳，故有真寒假热，真热假寒之辨，而此错认，则死生反掌。""极"则变，为事物本质之变，隔阴隔阳之证，其外寒、外热均属假象，两者不能混为一谈。

(4) 寒伤形，热伤气，气伤痛，形伤肿：寒邪伤人形体，热邪伤人气分。气无形，气伤则气机阻滞不通，不通则痛。形有象，形伤则象变，而为肿。

(5) 热胜则肿：火热内郁，营气壅滞肉理，聚为痈疡红肿。因热胜之肿与上文"形伤肿"不同，热胜之肿，多指外科疾患之局部红肿热痛。"形伤肿"多弥散无疼痛。

(6) 寒胜则浮：寒为阴邪，易伤阳气，阳气不行，聚水成为浮肿。浮，浮肿。义同上文

"形伤肿"的肿。张介宾注："寒胜者，阳气不行，为胀满浮虚之病。"

（7）湿胜则濡写：脾被湿习，不能运化水谷，故泄泻稀溏。濡写，又称湿泻，由湿邪伤脾所致。

（8）五气：即五脏之气。马莳注："人有肝心脾肺肾之五藏，以化五藏之气，而喜怒忧悲恐之五志从兹而生焉。"

（9）悲：《新校正》云："按《天元纪大论》，'悲'作思。"

（10）暴怒伤阴，暴喜伤阳：暴怒则肝气横逆而血乱，故伤阴。暴喜则心气弛缓而神逸，故伤阳。阴，指肝。阳，指心。张志聪注："多阳者多喜，多阴者多怒，喜属阳而怒属阴也。是以卒暴而怒，则有伤于阴矣；卒暴之喜，则有伤于阳矣。"

（11）厥气上行，满脉去形：逆乱之气上行，满于经脉，神气耗散。厥气，逆乱之气。满脉，邪气亢盛，充斥脉体。去形，神气浮越，去离形骸。

（12）重阴必阳，重阳必阴：阴极而阳生，阳极而阴生，阴阳在一定的条件下相互转化。此句是对下文"冬伤于寒，春必温病"等发病规律的概括。

（13）冬伤于寒，春必温病：冬季感受寒邪，不即时发病，至来年春季阳气发越，产生温热疾病。张介宾注："冬伤于寒者，以类相求，其气入肾，其寒侵骨。其即病者，为直中阴经之伤寒；不即病者，至春夏则阳气发越，营气渐虚，所藏寒毒，外合阳邪而变为温病。"

（14）春伤于风，夏生飧泄：春季感受风邪，不即时发病，留连于夏季，克伐脾土，产生完谷不化的泄泻。

（15）夏伤于暑，秋必痎疟：夏季感受暑邪，暑汗不出，暑热内伏，至秋季，新凉外束，寒热交争，产生寒热往来的疟疾。痎疟，即疟疾的总称。

（16）秋伤于湿，冬生咳嗽：夏秋之交，感受湿邪，不即时发病，至冬季，湿郁化热，冬寒外闭，乘袭肺金，产生咳嗽。

【导读】

经文论述了以下四方面的问题：

1. 阴阳偏盛的病理表现

人体的阴阳必须维持相对的平衡。如果其中一方偏盛，便会使其相对的一方受到克伐而削弱，于是相对的平衡状态遭到破坏，便出现病理现象，故云"阴胜则阳病，阳胜则阴病"；"阳胜则热，阴胜则寒"。这是《内经》解释寒热病机的主要论点。张介宾说："寒热者，阴阳之化也。"是说寒证与热证是由阴阳的偏盛（或偏衰）所化生的。本节经文所说"阳胜则热，阴胜则寒"中的热证与寒证皆指实证而言。因此段经文论述的是"阳胜""阴胜"，未涉及"阳衰""阴衰"，"阴胜""阳胜"是指阴邪偏盛或阳邪偏盛，其病证是由于"邪气实"而非"正气虚"所致，故属实证。治疗时当以祛邪为主。

"重寒则热，重热则寒"，是说当阴阳寒热发展到极点时，在一定条件下可以互相转化。义与前之"寒极生热，热极生寒"相同。

2. 六淫之邪的致病特点

天之六气，乃风寒暑湿燥火，其太过和不及，皆能危害人体而成为致病因素，称为

"淫"。经文举寒热而言，乃把邪气分为阴阳两大类，古代医家认识到寒邪伤人形体，热邪伤人气机，故产生的病证有"肿"、"痛"之分。但人是一个有机的整体，"形""气"不可分，它们有病时可互相影响，故有孰先孰后之辨。

至于"风胜则动，热胜则肿，燥胜则干，寒胜则浮，湿胜则濡写"。是古代医家通过长期医疗实践和对自然界现象的观察，并把它们互相联系得出的结论，这就是六淫致病的基本特点。对中医临床辨证有一定的指导作用，而且丰富了"六气为病"的理论。

3. 七情内伤的致病特点

提出了"暴怒伤阴（血），暴喜伤阳（气）"的情志致病规律。伤阴伤阳，则人体内阴阳相乱，平衡失调，于是呈现"厥气上行，满脉去形"的病理状态。《内经》作者告诫人们，要预防疾病，延年益寿，就必须外防邪气，内调情志，而且这两种致病因素亦是互相影响的。故本段经文最后指出"喜怒不节，寒暑过度，生乃不固"。

4. 感受四时邪气延时发生的病证

六淫邪气侵袭人体，不即时发病，邪气留恋，可以延时发病。如冬天感受寒邪，来年春季阳气发越，产生温热疾病；春季感受风邪，留连于夏季，克伐脾土，产生完谷不化的泄泻；夏季感受暑邪，延至秋季，新凉外束，产生寒热往来的疟疾；夏秋之交，感受湿邪，至冬寒邪外袭乘肺，产生咳嗽。

【原文】

204　帝曰：余闻上古圣人，论理人形(1)，列别藏府(2)，端络经脉(3)，会通六合(4)，各从其经(5)；气穴(6)所发，各有处名；溪谷属骨(7)，皆有所起；分部逆从(8)，各有条理；四时阴阳，尽有经纪(9)。外内之应，皆有表里。其信然乎？

岐伯对曰：东方生风(10)，风生木(11)，木生酸(12)，酸生肝，肝生筋，筋生心，肝主目。其在天为玄，在人为道，在地为化。化生五味，道生智，玄生神(13)。神在天为风，在地为木，在体为筋，在藏为肝，在色为苍，在音为角(14)，在声为呼(15)，在变动为握(16)，在窍为目，在味为酸，在志为怒。怒伤肝，悲胜怒；风伤筋，燥胜风(17)；酸伤筋，辛胜酸(18)。

南方生热，热生火，火生苦，苦生心，心生血，血生脾，心主舌。其在天为热，在地为火，在体为脉，在藏为心，在色为赤，在音为徵，在声为笑，在变动为忧，在窍为舌，在味为苦，在志为喜。喜伤心，恐胜喜；热伤气，寒胜热；苦伤气，咸胜苦。

中央生湿，湿生土，土生甘，甘生脾，脾生肉，肉生肺，脾主口。其在天为湿，在地为土，在体为肉，在藏为脾，在色为黄，在音为宫，在声为歌，在变动为哕，在窍为口，在味为甘，在志为思。思伤脾，怒胜思；湿伤肉，风胜湿；甘伤肉，酸胜甘。

西方生燥，燥生金，金生辛，辛生肺，肺生皮毛，皮毛生肾，肺主鼻。其在天为燥，在地为金，在体为皮毛，在藏为肺，在色为白，在音为商，在声为哭，在变动为咳，在窍为鼻，在味为辛，在志为忧。忧伤肺，喜胜忧，热伤皮毛，寒胜热；辛伤皮毛，苦胜辛。

北方生寒，寒生水，水生咸，咸生肾，肾生骨髓，髓生肝，肾主耳。其在天为寒，在地为水，在体为骨，在藏为肾，在色为黑，在音为羽，在声为呻，在变动为栗，在窍为耳，在味为咸，在志为恐。恐伤肾，思胜恐；寒伤血，燥胜寒；咸伤血，甘胜咸。

故曰：天地者，万物之上下也；阴阳者，血气之男女也[19]；左右者，阴阳之道路也[20]；水火者，阴阳之征兆也；阴阳者，万物之能始[21]也。故曰：阴在内，阳之守也；阳在外，阴之使也[22]。（《素问·阴阳应象大论》）

【校注】

（1）论理人形：讨论人体的形态结构。论理，讨论、推理的意思。人形，指人体的形态，包括脏腑组织器官等。

（2）列别脏腑：罗列辨别脏腑的位置、性能等，予以归类。列别，罗列区分。

（3）端络经脉：从经脉所包罗的内容中，整理出头绪，以推求经脉的起止与分布等。张介宾注："端，言经脉之发端；络，言支脉之横络"。这里端络与论理、列别并列，所以端应作头绪解。

（4）会通六合：融会贯通六合理论。一阴一阳表里两经称一合，六合，即足太阳与足少阴为一合；足少阳与足厥阴为二合；足阳明与足太阴为三合；手太阳与手少阴为四合；手少阳与手厥阴为五合；手阳明与手太阴为六合。会通，即融会贯通。

（5）各从其经：各依循经脉及其所属脏腑的联系。从，就也，随从也，此引申为依循。

（6）气穴：经气所输注的孔穴，也称经穴。

（7）溪谷属骨：大小分肉与其连属的骨节。溪谷，泛指人身的肌肉间隙。张志聪注："溪谷者，大小之分肉。"属，连属。

（8）分部逆从：皮部中的浮络，分为三阴三阳，有顺行与逆行的不同。分部，皮之部位分属。

（9）经纪：经纬纪纲。此指四时阴阳变化的规律。

（10）东方生风：我国所处的地理位置，形成了东方和春季温和、南方和夏季炎热、中央和长夏潮湿、西方和秋季干燥、北方和冬季寒冷的气候特征。与下文"南方生热"、"中央生湿"、"西方生燥"、"北方生寒"联系，东南中西北，称为五方，也有五时的含义。风热湿燥寒，五时的主气。

（11）风生木：即风动则木荣，热极则生火，湿润则土气旺而万物生，燥则刚劲为金气所生，寒气阴凝其化为水。与下文"热生火"、"湿生土"、"燥生金"、"寒生水"联系，风热湿燥寒，是在天的五气。木火土金水，为在地的五行。在天的五气，化生在地的五行。

（12）木生酸：与下文"火生苦"、"土生甘"、"金生辛"、"水生咸"联系，酸苦甘辛咸，称为五味。五行之气化生五味，是根据实物的滋味总结演化出来的规律。

（13）其在天为玄，在人为道，在地为化。化生五味，道生智，玄生神：在天表现为幽远微妙难知的自然现象，在人成为事物的抽象规律，在地呈现万物的生化，而生化的作用产生人类食用、药用的动、植、矿物的滋味，通晓事物的规律可以产生智慧，幽远微妙难知的天象产生阴阳不测的变化。其，指阴阳变化。玄，幽远微妙。道，自然的规律。化，万物化生。神，阴阳不测的变化。此句和下文"南方生热"、"中央生湿"、"西方生燥"、"北方生寒"各项不尽一致。对此前人有两种看法：一认为此句概言五方，并非单指东方，如张介宾云："在天为玄至此（玄生神）六句，他方皆无，而东独有之。盖东方为生物之始，而元贯四德，春贯四时，言东方之化，则四气尽乎其中矣。此盖通举五行六气之大法，非独指东方为言也。观《天元纪大论》有此数句，亦总贯五行而言，其义可见"。二认为此属衍文，如丹波元简《素问识》云："据下文例，在天以下二十三字，系于衍文，且与肝脏不相干，宜删之"。两说均可参，以张注义长。

（14）在音为角：东方风木之音为角，调而直。与下文"在音为徵"、"在音为宫"、"在音为商"、"在音为羽"联系，角徵宫商羽，为古代五音。根据五音声波振荡的特点与五行相配：角音顺应木气而展放，徵音顺应火气而高亢，宫音顺应土气而平稳，商音顺应金气而内收，羽音顺应水气而下降。它们在人体，则分别发生并作用于肝、心、脾、肺、肾五脏。

（15）在声为呼：东方风木之声为呼叫，或曰啸。与下文"在声为笑"、"在声为歌"、"在声为哭"、"在声为呻"联系，呼笑歌哭呻称为五声，即五脏所主的情志活动表现在声响方面的情感特征。肝志为怒，怒则呼叫；心志为喜，喜则发笑；脾志为思，思而有得则歌；肺志为悲，悲则为哭；肾志为恐，恐则气下，声欲呻而出之。

（16）在变动为握：东方风木的异常变化，表现在动作方面为搐搦握拳。与下文"在变动为忧"、"在变动为哕"、"在变动为咳"、"在变动为慄"称为五变，即五脏病变所表现出来的病理特征。握，搐搦握拳，筋病的表现。忧，噫的假借字。于鬯《香草续校书》云："此忧字，盖当读为噫"。噫，气逆，心病的表现。哕，呃逆，胃气上逆的表现。咳，肺气上逆的表现。慄，战栗，由肾阳不足，失于温煦引起。变动，指病理性动态变异。

（17）风伤筋，燥胜风：与下文"热伤气，寒胜热"、"湿伤肉，风胜湿"、"热伤皮毛，寒胜热"、"寒伤血，燥胜寒"联系。指五气太过自伤以及五气相互制胜的关系。若按五行正序，此"热伤气"，当作"热伤脉"；"热伤皮毛，寒胜热"当从《太素》，林亿《新校正》云："按《太素》作'燥伤皮毛，热胜燥'"；其"寒伤血"句，《新校正》云："按《太素》'血'作'骨'"，而五行之理当"湿胜寒"才符合五行之序。若以阴阳之理推之，当作"热胜寒"。经文"燥胜寒"，似有衍误。

（18）酸伤筋，辛胜酸：与下文"苦伤气，咸胜苦"、"甘伤肉，酸胜甘"、"辛伤皮毛，苦胜辛"、"咸伤血，甘胜咸"联系。指五味太过自伤，以及五味之相胜。《新校正》云："按《太素》'血'作'骨'"。不过，《新校正》又云："详此篇论所伤之旨，其例有三：东方云风伤筋、酸伤筋，中央云湿伤肉、甘伤肉，是自伤者也。南方云热伤气、苦伤气，北方云寒伤血、咸伤血，是伤己所胜。西方云热伤皮毛，是被胜伤己，辛伤皮毛，是自伤者也。凡此五方所伤，有此三例不同，《太素》则俱云自伤"。若依《太素》于文理通顺，医理亦通。但现存本《太素》缺此内容。

（19）阴阳者，血气之男女也：张志聪注："阴阳之道，其在人则为男为女，在体则为气为血"。之，与也，和也。

（20）左右者，阴阳之道路也：古代浑天说认为天体运转是自东向西旋转，称右旋。日月星辰不断地自左向右旋转，才有昼夜、四时变迁。《内经》受此影响，认为左右为阴阳升降之道路。

（21）能始：即元始、本始的意思。能，胎之借字。孙诒让《札迻》说："能者，胎之借字。《尔雅释诂》云：'胎，始也'。《释文》云：'胎，本或作台'。《史记·天官书》：'三能'，即'三台'。是胎、台、能，古字并通用"。

（22）阴在内，阳之守也；阳在外，阴之使也：阴气居于内，为阳气的主持；阳气居于外，为阴气的役使。守，镇守于内。使，役使于外。言阴阳内外相合互用，不可相离也。

【导读】

以阴阳化生五行为基本观点，进一步运用五行揭示人体以及人体与自然界的整体联系。

1. 提出"四时五藏阴阳"的系统结构

应用意象思维、取象比类的方法，按照功能、行为相应或相似的原则，将天地人三个领域中的各种事物和现象进行五行系统归类，提出了以五脏为中心的内外相应整体观的系统结构，这一系统结构的内容可以归纳如表2－1。

表2－1　　　　　　　　人体内外相应系统结构表

阴阳五行 物象 类别		神（阴阳莫测的变化）				
		阳（天、上、气、火）		阴（地、下、血、水）		
		木	火	土	金	水
天	方位	东	南	中	西	北
	气候	风	热	湿	燥	寒
地	品类	木	火	土	金	水
	五味	酸	苦	甘	辛	咸
	五色	青	赤	黄	白	黑
	五音	角	徵	宫	商	羽
人	五脏	肝	心	脾	肺	肾
	官窍	目	舌	口	鼻	耳
	五体	筋	脉	肉	皮毛	骨
	五声	呼	笑	歌	哭	呻
	五志	怒	喜	思	忧	恐
	变动	握	嚘	哕	咳	慄

表内显示事物五行属性的两种关系：

第一，相生关系。相生关系，既指五行之间的相生，如筋生心、血生脾、肉生肺、皮毛生肾、髓生肝，也指同行事物之间的相生，而同行事物之间的相生关系按两种原则建立：一是功能行为的相应，如东方生风、风生木、木生酸、酸生肝、肝生筋，以及在体为筋、在色为苍、在音为角、在声为呼、在变动为握、在窍为目、在志为怒等；二是功能行为的相似，如木在脏为肝等。

第二，相克关系。相克关系，主要指五行之间的相互制约，如悲胜怒、燥胜风、辛胜酸等。

通过五行归类和生克制化，描述人体脏腑之间，脏腑与体表，以及人体与自然、社会的密切联系，建立了以五脏为主体、外应五时五气的五个功能活动系统，大体勾画出《内经》理论体系中"四时五藏阴阳"的系统结构，反映了理论体系的整体观念。这种整体观念，不仅有形成藏象理论的深远意义，而且还有指导临床的积极作用。

在经文中，以五行学说及其配属关系来分析事物，有前后不一致者。如在分析五气太过自伤以及五气相互制胜的关系时，肝属木，主筋，通于风气，而燥气属金，则是气太过而自伤，五行所不胜之气制之；脾属土，主肉，通于湿气，而风气属木，也是气太过自伤，所不胜之气制之。心属火，主脉，通于热气，虽太过而不伤脉，反伤气；肾属水，主骨，通于寒气，而燥属金气，此寒不伤骨而谓伤血，又不云湿（土）胜寒（水）而谓燥胜寒；肺属金，主皮毛，通于燥气，此不云燥伤皮毛而云热伤皮毛。则五方（脏）之中，有两脏为气太过自伤，所不胜之气制之，另三脏各不统一。再如在分析五味太过自伤，以及五味之相胜时，"苦伤气"、"咸伤血"，若按五行之理当作"苦伤脉"、"咸伤骨"，出现不符合五行推理之序。这种不规律性，体现着事物关系的复杂性，不单纯是五行生克乘侮的相互影响，也有其他关系，这种作用和影响错综复杂，疾病也错综复杂，难辨难识也难治，《素问·生气通天论》最后一段也是这样，这说明事物间关系的规律性是相对的，不规律是绝对的，如此经文的不一致性是可以理解的。

2. 进一步概括阴阳之间的关系

文中"阴在内，阳之守也；阳在外，阴之使也"的论述，不仅阐明了阴阳两方之间的互根、互用关系，而且对人体生命活动规律进行了高度的概括。复杂的生命活动无非是物质与功能之间的对立统一，这一观点对指导临床实践具有重要意义。

【原文】

205 帝曰：法阴阳(1)奈何？岐伯曰：阳胜则身热，腠理闭，喘麤为之俛仰(2)，汗不出而热，齿干以烦冤(3)，腹满，死，能(4)冬不能夏。阴胜则身寒、汗出，身常清(5)，数慄(6)而寒，寒则厥，厥则腹满，死，能夏不能冬。此阴阳更胜(7)之变，病之形能(8)也。(《素问·阴阳应象大论》)

【校注】

(1) 法阴阳：仿效阴阳的法则或规律。法，取法、仿效之义。

(2) 喘麤（cū 粗）为之俛（fú 俯）仰：呼吸急粗而困难，前俯后仰之状。麤，粗的异体字。俛，俯的异体字。

(3) 烦冤：即烦闷不舒。张介宾注："冤，郁而乱也。"

(4) 能（nài 耐）：音义同耐。

(5) 身常清：身体常有清冷的感觉。清，同清。清，冷也。

(6) 数（shuò 硕）慄：即频频战栗。数，频繁，多次之义。慄，战抖。

(7) 更胜：阴阳胜负交替。更，更送、更换之义。张介宾注："更胜，迭为胜负也。即阴胜阳病、阳胜阴病之义。"

(8) 形能（tài 态）：即形态。指疾病所产生的症状和体征而言。形，指形体、形状。

能，同态。

【导读】

经文指出仿效阴阳的法则（规律），辨别疾病阴阳属性，这是阴阳学说在临床诊断中的运用。

1. 阳（邪）胜所产生的症状和体征

阳邪胜故身热，阳邪实于表则腠理闭塞，实于里则喘粗不得卧，前俯后仰。若不出汗，阳邪不得泄越则全身内外皆热。齿干，津液耗伤之症也。烦冤是阳邪胜极扰乱心神所致。腹满，乃阳邪结于中焦，阳胜阴绝，中土败坏，故死。这种阳盛阴绝之证，得冬阴之助，尚能支持，若遇夏阳之热，则不能耐受了。此言病证之预后、转归，与季节气候密切相关。

高世栻把腠理闭之"闭"字改为"开"，他说："如阳胜则火热有余，而身热；热气在表，则腠理开；热气在里则喘粗；表里皆病，则为之俯仰，汗不出而内外皆热也。齿干，津液竭也；以烦冤腹满死者，津液既竭，又心烦而俯仰不舒，腹满而土气内绝，故死。虽不即死，也能冬不能夏。冬时寒冷，阳胜可容，夏时炎暑，不堪煎厥矣。"此说可参。

2. 阴（邪）胜所产生的症状和体征

阴盛则阳衰，身体不得温热，故身寒。阳气衰微，卫表不固，则常常汗出而身觉清冷。甚则时时战栗，四肢厥逆。若阴寒盛极则阳气衰竭，阴邪盛于中州，脾胃阳气败绝，亦可腹满而死也。这种阴盛阳绝之证，夏日得阳热之助，犹可支持，若遇冬日之阴寒，则不能耐受了。故张介宾说："阴胜则阳衰，故身寒。阳衰则表不固，故汗出而身冷。栗，战栗也，厥，厥逆也。阴极者，阳竭于中，故腹满而死。阳衰者喜煖（暖）恶寒，故能夏不能冬也。"

【原文】

206 帝曰：调此二者⁽¹⁾奈何？岐伯曰：能知七损八益⁽²⁾，则二者可调，不知用此，则早衰之节⁽³⁾也。年四十，而阴气自半也，起居衰矣；年五十，体重，耳目不聪明矣；年六十，阴痿⁽⁴⁾，气大衰，九窍不利，下虚上实，涕泣俱出矣。故曰：知之则强，不知则老⁽⁵⁾，故同出而名异⁽⁶⁾耳。智者察同，愚者察异⁽⁷⁾。愚者不足，智者有余；有余则耳目聪明，身体轻强，老者复壮，壮者益治。是以圣人为无为⁽⁸⁾之事，乐恬惔之能，从欲快志于虚无之守⁽⁹⁾，故寿命无穷，与天地终。此圣人之治身也。（《素问·阴阳应象大论》）

【校注】

（1）二者：指阴阳。张介宾注："帝以阴阳为病俱能死，故问调和二者之道。"

（2）七损八益：1973年从长沙马王堆出土竹简《养生方·天下至道谈》载："气有八益，有七孙（损），不能用八益去七孙，则四十而阴气自半也……"足证是房中七种损害精气、八种有益精气的做法。

（3）节：节次、阶段次第的意思，即下文十年为一阶段。

（4）阴痿：即阳事不举，又叫阳痿。痿，与萎通，萎弱不用也。

（5）知之则强，不知则老：知七损八益之道，阴阳二者可调，故身体强壮。不知七损八益之道，则阴阳难调，故易衰老。

（6）同出而名异：生命同出于天地阴阳之精气，结果却强老之名不同。同出，指同出生；名异，指寿夭不同。

（7）智者察同，愚者察异：明智之人，通过观察知凡人之精气同源于天地；愚钝之人，通过观察只见到人有壮、老、寿、夭的不同现象。

（8）无为：道家语，《老子》曰："道常无为而无不为。"张介宾注："自然而然者，即恬惔无为之道也。"无为，可理解为顺乎自然的意思。

（9）从欲快志于虚无之守：乐于保持恬惔的情态，居守于快乐自如的虚无境界。少欲所以能从心，乐观所以能快志。守：胡澍说："守字不相属。守，当作宇，……宇，居也。"虚无之守，保持虚静无欲的境界。

【导读】

根据生命过程中阴阳盛衰的生理病理表现，指出知"七损八益"，谨调阴精与阳气，以达健康长寿之目的。

关于"七损八益"，历代注解不一。杨上善《太素·阴阳》认为"八益"是指上文"阳胜"之身热、腠理闭、汗不出等八个症状，"七损"是指"阴胜"之身寒、汗出、厥等七个症状；王冰认为七损是指女子月经贵以时下，八益是指男子精气贵乎充满；张介宾《类经·阴阳类》认为七为阳、八为阴，而"生从乎阳，阳不宜消也；死从乎阴，阴不宜长也"。即阳常不足之意；张志聪《素问集注》观点正与张介宾之说相反，而谓"言阳常有余而阴常不足也"；丹波元简《素问识》认为女子七岁、二七、三七、四七为四益，男子八岁、二八、三八、四八为四益，共八益；女子从五七至七七、男子从五八至八八，共有七损。1973 年从长沙马王堆出土竹简《养生方·天下至道谈》载："气有八益，有七孙（损），不能用八益去七孙，则四十而阴气自半也……"是房中养生术的内容。因而近年发表的文章多从房中术解释。尽管诸说纷纭，但其基本观点则均是调整人体阴阳，勿使紊乱，才是健康之本。

"七损八益"之理，即遵照房中养生术中八种有利于人体精气的做法，可以使人体精气充实，耳目聪明，身体轻巧强健；用房中养生术中七种有害于人体精气的做法，则阴阳二气不能调摄，会耗损精气，过早衰老。因此，调摄阴阳二气必须懂得七损八益的道理，遵七损八益之理进行养生，是健康长寿之关键。

【原文】

207 故善用针者，从阴引阳，从阳引阴[1]，以右治左，以左治右，以我知彼，以表知里，以观过与不及之理，见微得过，用之不殆[2]。（《素问·阴阳应象大论》）

【校注】

（1）从阴引阳，从阳引阴：由于人身的阴阳气血内外上下交相贯通，所以针刺阳分或阴分，能够调节相对一方经脉的虚实盛衰。

（2）殆：运用上述诊治方法，就不会发生延误病情的危险。殆，危也。

【导读】

根据人体脏腑经脉表里阴阳气血交相贯通的理论，提出了用针治病，亦当取法阴阳。

人是一个有机的整体，人体脏腑由经络连属，构成脏腑相合的表里关系，人体阴阳气血循经脉周流，互相贯通。故指出用针刺法治疗疾病时，可以从阴而引阳分之邪，从阳而引阴分之邪，病在左者取之右，病在右者取之左。这是针刺治疗疾病的一般法则。至今仍具有重要的实践价值。

从阴引阳，从阳引阴的治疗法则，临床上运用广泛。如，从阳引阴，可取背部的俞穴，以治五藏之病；也可以取阳经的穴位，治疗阴经的病；也可以取上部的穴位，治疗下部的疾病。这是因为人身的阴阳气血，是内外上下交相贯通互根互用的。《灵枢·终始》篇说："病在上者阳也，病在下者阴也。"又说："病在上者下取之，病在下者高取之，病在头者取之足，病在腰者取之腘。"以及《难经·六十七难》所说："阴病行阳，阳病行阴，故令募在阴，俞在阳"等都是这个道理。

【原文】

208　善诊者，察色按脉，先别阴阳；审清浊，而知部分$^{(1)}$；视喘息，听音声，而知所苦$^{(2)}$；观权衡规矩$^{(3)}$，而知病所主；按尺寸$^{(4)}$，观浮沉滑涩，而知病所生。以治无过，以诊则不失矣。（《素问·阴阳应象大论》）

【校注】

（1）审清浊而知部分：审察色泽清浊，可测知疾病部位。清浊，指望诊中面部颜色的清与浊。清，指面色明润光泽；浊，指面色晦暗滞浊。

（2）苦：病之痛苦。张介宾注："痛苦于中，声发于外，故可视喘息，听声音而知其苦也。"

（3）权衡规矩：泛言四时常脉。权为秤锤，衡为秤杆，规为作圆之器，矩为作方之器。此喻脉象。即《素问·脉要精微论》："春应中规，夏应中矩，秋应中衡，冬应中权"。

（4）尺寸：概言尺肤和寸口。如丹波元简说："谓按尺肤而观滑涩，按寸口而观浮沉也。尺，非寸关尺之尺，古义为然。"

【导读】

经文旨在例示阴阳学说在诊法中的运用。

此乃中医学运用阴阳学说诊病的关键，后世建立的八纲辨证，以阴阳二纲为总纲，其根据即本于此。"先别阴阳"以下之"审清浊""视喘息、听音声""观权衡规矩""按尺寸"等内容都是四诊的具体内容。特别强调四诊合参和辨别病证阴阳属性的重要性，是辨证论治的前提和依据。

【原文】

209　阴阳者，数之可十，推之可百，数之可千，推之可万，万之大，不可胜数，然其要一也$^{(1)}$。（《素问·阴阳离合论》）

【校注】

（1）然其要一也：（阴阳之要道）归于一，太极一气之所生。张志聪注："又指一阴一阳。"吴崑注："言阴阳之道始于一，推之则十百千万不可胜数，然其要则本于一阴一阳也。"一说，一谓阴阳对立统一之理，张介宾注："谓阴阳之道，合之则一，散之则十百千万，亦无非阴阳之变化。故于显微大小，象体无穷，无不有理存焉。然变化虽多，其要则一，一即理而已。"

【导读】

阴阳是无限可分的。《灵枢·禁服》说："其大则无外，小则无内。"就是说宇宙之大可用阴阳分属，极微小的事物也可分阴阳。宇宙间任何相互关联的事物都可概括为阴阳两大类，任何一种事物内部也都可分为阴和阳两个方面，而每一个事物中的阴和阳任何一方，还可以再分阴阳，如《素问·金匮真言论》说："阴中有阴，阳中有阳，平旦至日中，天之阳，阳中之阳也；日中至黄昏，天之阳，阳中之阴也。合夜至鸡鸣，天之阴，阴中之阴也；鸡鸣至平旦，天之阴，阴中之阳也。"这种事物既相互对立，又相互关联的现象，在自然界是无穷无尽的，在人体也是如此。所以《素问·阴阳离合论》说："阴阳之变，其在人者，亦数之可数。"阴阳的可分性，虽然不可胜数，然"其要一也"，归根到底还是一阴一阳的对立属性。

【原文】

210　帝曰：其升降何如？岐伯曰：气之升降，天地之更用(1)也。

帝曰：愿闻其用何如？岐伯曰：升已而降，降者谓天；降已而升，升者谓地。天气下降，气流于地；地气上升，气腾于天。故高下相召(2)，升降相因(3)，而变作矣。(《素问·六微旨大论》)

【校注】

(1)更用：相互作用。张介宾注："天无地之升，则不能降；地无天之降，则不能升。故天地更相为用。"

(2)相召：相互召唤、配合。召，招引，引申为配合。

(3)相因：互为因果。

【导读】

天地是一个整体，天地之间的升降作用是相互的，地气升极，则下降，下降是天气的作用；天气可以下降，降极则上升，所以上升者，是地气的作用。天气下降，气就下流至地；地气上升，气就蒸腾于天。由于天地有上下相互感召的作用，上升与下降产生因果关系，故能产生自然界无尽的变化。

【原文】

211　成败倚伏(1)生乎动，动而不已，则变作矣。

帝曰：有期乎？岐伯曰：不生不化，静之期也。

帝曰：不生化乎？岐伯曰：出入废，则神机化灭；升降息，则气立孤危。故非出入，则无以生长壮老已；非升降，则无以生长化收藏。是以升降出入，无器不有。故器者生化之宇，器散则分之，生化息矣。故无不出入，无不升降。

化有小大，期有近远。四者之有，而贵常守，反常则灾害至矣。（《素问·六微旨大论》）

【校注】

（1）倚伏：潜伏的因果关系。相因叫"倚"；隐藏叫"伏"。

【导读】

本文提出"动而不已，则变作矣"的观点。运动是物质存在的形式及固有属性，世界上一切物质，包括整个自然界，都处于永恒的无休止的运动之中，动而不息是自然界的根本规律。"天主生物，故恒于动，人有此生，亦恒于动"（《格致余论》）。中医学就是用运动变化的观点，来分析研究生命、健康和疾病等医学问题，这是中医学的基本学术思想。

气的运动谓气机，气机的表现形式多种多样，概言之有四种：升降出入。自然界的生长化收藏，人体的生长壮老已，无不赖之以变化。升降出入运动是所有形体器官的共性。四者之间还必须保持正常，否则自然界就会灾害降临，人体就将发生疾病。

二、单元小结

主要论述了阴阳的基本概念和内容；列举了阴阳五行学说在中医学的运用。

1. 阴阳的基本概念

阴阳是自然界的基本规律，阴与阳是事物对立双方的概括，其对立统一运动，是事物运动、发生、发展、变化与消亡等的根源。

2. 阴阳的基本内容

（1）对立：如"积阳为天，积阴为地"，"阴静阳躁"等。

（2）互藏：如"味厚者为阴，薄为阴之阳，气厚者为阳，薄为阳之阴"等。

（3）互根：如"阳生阴长，阳杀阴藏"；"阴在内，阳之守也；阳在外，阴之使也"等。

（4）互制：如"阳胜则阴病，阴胜则阳病"。

（5）交感：如"天气下降，气流于地；地气上升，气腾于天。故高下相召，升降相因，而变作矣"。

（6）转化：如"重阴必阳，重阳必阴"；"重寒则热，重热则寒"；"寒极生热，热极生寒"等。

3. 阴阳学说在中医学的运用

（1）认识生理："清阳出上窍，浊阴出下窍；……浊阴归六府"。三对"清阳"、"浊阴"含义各异，但均指生理活动。

（2）解释精气的生化过程：药食气味分阴阳，滋养形体，充实精气，而气化作用又促使药食转化为精气。如饮食不节气味太过，也可损伤阴精阳气。

（3）说明病因致病特点和规律：六气致病特点："风胜则动，热胜则肿，燥胜则干，寒胜则浮，湿胜则濡泻"。不同病邪所伤不同："喜怒伤气，寒暑伤形"，"暴怒伤阴，暴喜伤阳"。

（4）分析病机：阴阳升降失常："清气在下则生飧泄，浊气在上则生䐜胀"。阴阳偏胜：

"阴胜则阳病，阳胜则阴病。阳胜则热，阴胜则寒"。阴阳转化："重阳必阴，重阴必阳"。

（5）指导辨证：阳证："阳胜则身热，腠理闭，喘麤为之俛仰，汗不出而热，齿干以烦冤"。阴证："阴胜则身寒，汗出，身常清"等。阴证、阳证是病机的反映，同一症状，可见于不同病机，如"腹满"，既可由阳盛伤阴，邪实中焦所致，也可由阴盛阳衰，中焦不运所引起。

（6）归纳药性功用：气味分阴阳："阳为气，阴为味"。"气味辛甘发散为阳，酸苦涌泄为阴"。少火壮火：药食气味纯阳者为壮火，温和者为少火。后世少火引申为人体的正常阳气，生理之火；壮火引申为病理之火，亢烈的阳气。

（7）指导诊法：以阴阳为辨证总纲，如"善诊者，察色按脉，先别阴阳……"。

（8）指导针刺治疗：如"善针者，从阴引阳，从阳引阴……"等。

（9）指导养生："能知七损八益，则二者可调，不知用此，则早衰之节也"。

（10）以五行沟通天人关系：人体脏腑与自然界的五方、五时、五气、五体、五志、五色、五音、五声、五味的关系，通过五行归类和生克制化，建立了以五脏为主体、外应五时五气的五个功能活动系统，大体勾画出《内经》理论体系中"四时五藏阴阳"的系统结构，反映了中医理论体系的整体观念。

第三单元

藏气法时

"藏气法时",是指五脏之气的生理活动与四时五行的规律有着密切的联系。《素问·藏气法时论》曰:"合人形以法四时五行而治"。《内经》藏象学说不仅从"象"来概括"藏"的本质,而且从人与自然的相互联系中把握生命的活动规律。"藏气法时"体现了藏象学说的基本特点。

本单元讨论了五脏、六腑、奇恒之腑的生理功能特点,它们相互之间及其与其他组织器官之间的关系,还从"天人相应"的角度,论述了脏腑生理、病理随着外在环境和四时阴阳的变化而相应变化的规律。

一、原文导读

【原文】

301 黄帝问曰:愿闻十二藏(1)之相使(2),贵贱(3)何如?岐伯对曰:悉乎哉问也,请遂言之。心者,君主之官也,神明(4)出焉。肺者,相傅(5)之官,治节(6)出焉。肝者,将军之官(7),谋虑出焉。胆者,中正之官(8),决断出焉。膻中(9)者,臣使之官,喜乐出焉。脾胃者,仓廪(10)之官,五味出焉。大肠者,传导之官,变化出焉。小肠者,受盛(11)之官,化物(12)出焉。肾者,作强(13)之官,伎巧(14)出焉。三焦者,决渎(15)之官,水道出焉。膀胱者,州都(16)之官,津液藏焉,气化(17)则能出矣。凡此十二官者,不得相失也。故主明则下安,以此养生则寿,殁世不殆(18),以为天下则大昌。主不明则十二官危,使道(19)闭塞而不通,形乃大伤,以此养生则殃,以为天下者,其宗大危,戒之戒之!(《素问·灵兰秘典论》)

【校注】

(1) 十二藏:张介宾注:"藏,藏也。六藏(包括心包络)、六府,总为十二。分言之,则阳为府,阴为藏。合言之,则皆可称藏,犹言库藏之藏,所以藏物者。"

(2) 相使:互相役用的意思。指脏腑之间相互联系、相互为用的关系。

(3) 贵贱:比喻十二脏功能不同,有主要、次要之分。

(4) 神明:指心三人的精神意识思维活动。

(5) 相傅:指辅助君三治理国家大事的宰相、相国。

(6) 治节:治理调节。比喻肺佐心以调气血、行营卫、治理诸脏的功能。张介宾注:"肺主气,气调则营卫藏府无所不治,故曰治节出焉。"

（7）将军之官：肝属风木，性动而急，如将军之勇。恽铁樵《群经见智录》说："肝主怒，拟其似者，故曰将军。怒则不复有谋虑，是肝之病也。"

（8）中正之官：胆正直刚毅，不偏不倚，故为中正之官。

（9）膻中：其有二解，一谓胸中气海，一指心包络。这里指心包络。

（10）仓廪：指贮藏粮食的仓库。《礼记·月令》曰："谷藏曰仓，米藏曰廪。"

（11）受盛（chéng 成）：指接受容纳之意。盛，以器受物。

（12）化物：指小肠将饮食物分清别浊，变化物质的功能。张介宾注："小肠居胃之下，受盛胃中水谷而分清浊，水液由此而渗于前，糟粕由此而归于后，脾气化而上升，小肠化而下降，故曰化物出焉。"

（13）作强：指精力充沛，强于所用，偏指体力。唐容川说："盖髓者，肾精所生，精足则髓足，髓在骨内，髓足则骨强，所以能作强，而才力过人也。"

（14）伎巧：指人的智巧能力。

（15）决渎：疏通水道的意思。决，通也；渎，水道也。张介宾注："上焦不治，则水泛高原；中焦不治，则水留中脘；下焦不治，则水乱二便。三焦气治，则脉络通而水道利，故曰决渎之官。"

（16）州都：指水液汇聚的地方。膀胱为津液所聚之处，故称州都之官。

（17）气化：此指肾气（阳）对膀胱所藏津液的蒸化和升清降浊功能，包括津液的升腾、输布和尿液的形成、排泄。

（18）殁（mò 末）世不殆：即终身没有危险。殁，通没，殁世，终身之义；殆，危险。

（19）使道：指十二脏腑相互联系的通道。

【导读】

本节以古代官制作比喻，形象地论述了十二脏腑的主要生理功能及其相互之间的关系，强调了心的主导作用。

十二脏腑的主要功能：心藏神，主人体精神思维活动而协调各脏腑的生理功能，为"君主之官"。肺主气，助心调畅全身气血和气机升降，为"相傅之官"。肝犹如将军，智勇兼备，主深谋远虑，为"将军之官"。胆主决定判断，肝胆相使，才能正确处理事物，为"中正之官"。膻中为心包络，犹如内臣，代君行令，主情志喜乐，为"臣使之官"。脾胃能受纳腐熟水谷，化生水谷精微，为"仓廪之官"。大肠具有传化糟粕功能，为"传导之官"。小肠具有将胃消化之食物分清别浊的功能，为"受盛之官"。肾藏精充脑养骨，使人运动强劲，动作精巧，神强聪慧，为"作强之官"。三焦具有疏通水道，运行水液的功能，为"决渎之官"。膀胱能贮藏全身升清降浊后的津液，在肾的气化作用下，变为尿液排出体外，为"州都之官"。

以上十二官的功能活动不是孤立的，而是既分工又合作，密切配合，共同维持人体生理功能。故曰"凡此十二官者不得相失也"。说明十二脏腑是一个统一协调的整体，体现了藏象学说的整体观。

本文以心为君主与诸官主次关系，强调了心为诸脏主宰的观点。因为心主神明，能调节机体各个脏腑的功能活动，亦能调节机体与外部环境的平衡协调，使人健康长寿。若心的功能失常，人体脏腑之间的"相使"关系遭到破坏，就会出现神志和气血失常，以致全身功能失调而发病，影响人体健康。

【原文】

302　帝曰：藏象何如？岐伯曰：心者，生之本$^{(1)}$，神之变$^{(2)}$也；其华在面，其充在血脉；为阳中之太阳，通于夏气$^{(3)}$。肺者，气之本，魄之处也；其华在毛，其充在皮，为阳中之太阴$^{(4)}$，通于秋气。肾者，主蛰，封藏之本$^{(5)}$，精之处也；其华在发，其充在骨，为阴中之少阴$^{(6)}$，通于冬气。肝者，罢极之本$^{(7)}$，魂之居也；其华在爪，其充在筋，以生血气，其味酸，其色苍$^{(8)}$，此为阳中之少阳$^{(9)}$，通于春气。脾、胃、大肠、小肠、三焦、膀胱者，仓廪之本，营之居也$^{(10)}$，名曰器$^{(11)}$，能化糟粕，转味而入出者也$^{(12)}$；其华在唇四白$^{(13)}$，其充在肌，其味甘，其色黄$^{(8)}$，此至阴$^{(14)}$之类，通于土气。凡十一藏取决于胆$^{(15)}$也。（《素问·六节藏象论》）

【校注】

(1) 生之本：高世栻注："心者，身之主，故为生之本。"生，指生命。

(2) 神之变：《新校正》云："详神之变，全元起本并《太素》作'神之处'。"处，即居处之义，下文"魄之处"、"精之处"、"魂之居"、"营之居"，例同。

(3) 阳中之太阳，通于夏气：心属火，位居膈上，主宣达阳气，故为阳中之太阳，与夏热之气相应。

(4) 阳中之太阴：《灵枢·阴阳系日月》篇曰："肺为阳中之少阴"。因肺属金，位居膈上，主肃降阳气，故为阳中之少阴，与秋燥之气相应。

(5) 主蛰，封藏之本：此以冬眠伏藏之虫，比喻肾主藏精，宜闭藏而不妄泄的功能，故称"封藏之本"。

(6) 阴中之少阴：《灵枢·阴阳系日月》篇为"肾为阴中之太阴"。因肾属水，位居膈下阴位，主闭藏阴精，故为阴中之太阴，与冬寒之气相应。

(7) 罢极之本：肝主筋，筋主运动，筋脉运动强健有力，赖于肝血和肝气的濡养，所以称肝为罢极之本。罢，音义同疲；极，《说文》曰："燕人谓劳曰极。"罢极，即劳困的意思。

(8) 其味酸，其色苍：据林亿校正，此六字及下文的"其味甘，其色黄"，均为衍文，当删去。

(9) 阳中之少阳：《灵枢·阴阳系日月》篇云："肝为阴中之少阳。"因肝居膈下阴位，主少阳升发之气，属于木，故为阴中之少阳，与春温之气相应。

(10) 营之居也：王冰注："营起于中焦，中焦为脾胃之位，故云营之居也。"

(11) 名曰器：六腑能运行糟粕，转五味而入养五脏，出糟粕而通前后二阴，故六腑为水谷精气糟粕升降出入之器。器，中空的器皿。

(12) 转味而入出者也：指六腑对水谷精气糟粕升降出入而言。

（13）唇四白：指口唇四周的白肉。

（14）至阴：从阳位到达阴位。脾居中焦，位于上焦阳位与下焦阴位之间，故曰至阴。

（15）凡十一藏取决于胆：李杲说："胆者少阳春升之气，春气升则万化安。故胆气春升，则余藏从之，所以十一藏皆取决于胆。"张介宾注："足少阳为半表半里之经，亦曰中正之官，又曰奇恒之腑，所以能通达阴阳，而十一藏皆取决乎此也。"又有"十一"乃"土"字之误，可参。

【导读】

论述了藏象的概念和藏象学说的基本内容。

首先提出"藏象"一词。藏指藏于人体内的具有一定形态结构的脏腑组织器官；"象"是指内脏功能活动反映于外的征象及脏腑的实质形象。"藏"是"象"的内在本质，"象"是"藏"的外在反映。因而，"藏象"是对人体生命的本质与现象诸种联系的高度概括。藏象的含义与现代解剖学中脏器的含义不同，后者立足于微观的实体解剖与描记，前者侧重于脏腑生理功能的宏观概括。从"象"把握"藏"的本质的方法，是中医藏象学说的特点。

所谓"藏象学说"，是研究脏腑经脉形体官窍的形态结构、生理活动规律及其相互关系的理论。《内经》藏象学说内容中的形态结构，是指解剖的知识，而生理活动规律是该学说的重点内容。本文指出，五脏是人体之本，即心为"生之本"；肺为"气之本"；肾为"封藏之本"；肝为"罢极之本"；脾为"仓廪之本"。以五脏之本为中心，联系诸腑、经脉、体表五华、五体，形成肝、心、脾、肺、肾五个系统的生理活动。这五个系统不仅与天地四时相通应，同时又互相之间紧密联系，从而形成机体五大系统，并与自然界内外相联成一个整体，形成以五脏为中心的藏象学说。临床时根据人体内在脏腑的生理活动及病理变化的征象，了解脏腑的病变情况，作为辨证中定位和定性的依据。如以肾"其华在发"、"其充在骨"的理论，说明头发和骨骼在生理上与肾密切相关，当骨发生病变，即小儿生长发育障碍，出现五迟（立迟、行迟、齿迟、发迟、语迟）、鸡胸、龟背、解颅等症，皆可从肾虚论治，以地黄丸为主，酌加鹿茸、龟板等药。成人出现的腰膝酸软，头发花白，亦可从肾虚论治。

原文最后指出："凡十一藏取决于胆也"。这是强调胆的功能既特殊而又重要，因而提出以上十一脏功能的发挥，取决于胆的功能正常。李杲对此深有体会，在《脾胃论》中指出："大抵脾胃虚弱，阳气不能生长，是春夏之令不行，五藏之气不生。"因而强调在补益脾胃的同时，十分重视升发阳气，阳气升则脾气随之而升，水谷精气得以输布，全身得以营养。其在补中益气汤中不仅用升麻举陷，更用柴胡以升发少阳之气，促使脾气上升，输精于肺，全身脏腑得以充养，虚证即愈。

【原文】

303　诸脉者皆属于目(1)，诸髓者皆属于脑(2)，诸筋者皆属于节(3)，诸血者皆属于心(4)，诸气者皆属于肺(5)，此四支八溪之朝夕(6)也。故人卧血归于肝(7)，肝受血而能视(8)，足受血而能步，掌受血而能握，指受血而能摄(9)。（《素问·五藏生成》）

【校注】

（1）诸脉者皆属于目：五脏六腑之精气，通过十二经脉上注于目。属，有连属、统属之意。

（2）诸髓者皆属于脑：脊髓上通于脑，脑为精髓之汇聚之处。

（3）诸筋者皆属于节：筋附于骨节，联络各部骨骼，能弛张收缩，使骨骼关节运动自如。节，指骨节。

（4）诸血者皆属于心：心主血脉，人体之血液能循环全身而周流不息，营养脏腑组织，主要依靠心气的推动。

（5）诸气者皆属于肺：肺有主持呼吸之气和一身之气的作用，维持全身脏腑组织正常功能。

（6）此四支八溪之朝夕：此言人身脏腑之气血从早到晚时刻出入流行于四肢关节、血脉、骨髓、筋膜之间，如同每天潮汐从不间断地营养全身脏腑组织器官。溪，肉之小会；八溪，指上肢的肘、腕关节，下肢的膝、踝关节，左右侧共八处。朝夕，指海水早涨为潮，晚涨为汐，此处指早晚。

（7）人卧血归于肝：肝具有贮藏血液和调节血量的重要功能，当人清醒和活动时，将贮藏血液输送各个组织器官，以供机体活动之需要。当人入睡休息时，所需血量减少而一部分血液回流贮藏于肝。

（8）肝受血而能视：张介宾注："肝开窍于目，肝得血而神聚于目，故能视。"李杲《脾胃论》"肝"作目，与下文足、掌、指等文义相称，可从。

（9）指受血而能摄：人的四肢运动，由筋所主，而筋得到肝血濡养，才能使四肢活动自如，产生正常功能，如手指得到血的濡养，才能摄取东西。其足能步、手能握与此同意。摄，有取物之义。

【导读】

此段经文论述了脉、髓、筋、血、气的生理。

首先阐述脉、髓、筋、血、气在人体具有重要的生理作用，而它们能够发挥各自的生理作用，主要依赖它们各自的连属关系而形成的整体功能。五脏六腑之精气由十二经脉上注于目，始能有眼目的视觉功能。肾藏精主骨生髓，而上注于脑，使脑具有主持肢体运动和思维之功能。肝主筋，全身筋膜连属骨节，形成肢体运动功能。心主血脉，在心气推动下完成血脉循行不息。肺主气，完成人体呼吸功能和气机的调节功用。

其次讨论血的调节、流行及其功能，指出一切脏腑组织都需要气血的供养和调节，才能发挥其功能，所说的目之能视，足之能步，手之能握，指之能摄，均系举例而已。人体的四肢运动，由筋主管，只有在筋脉得到肝血的充分濡养，才能发挥正常生理活动。"人卧血归于肝"，人动血行于诸经的论述，说明肝有贮藏血液和调节血液的生理功能，实为肝藏血功能的具体表现和理论依据。

【原文】

304　黄帝问曰：余闻方士⁽¹⁾，或以脑髓为藏，或以肠胃为藏，或以为府。

敢问更相反⁽²⁾，皆自谓是。不知其道，愿闻其说。岐伯对曰：脑、髓、骨、脉、胆、女子胞⁽³⁾，此六者，地气⁽⁴⁾之所生也，皆藏于阴而象于地⁽⁵⁾，故藏而不写⁽⁶⁾，名曰奇恒之府⁽⁷⁾。夫胃、大肠、小肠、三焦、膀胱，此五者，天气⁽⁸⁾之所生也，其气象天⁽⁹⁾，故写而不藏⁽¹⁰⁾。此受五藏浊气⁽¹¹⁾，名曰传化之府⁽¹²⁾。此不能久留，输写者也，魄门亦为五藏使⁽¹³⁾，水谷不得久藏。所谓五藏者，藏精气而不写也，故满而不能实⁽¹⁴⁾。六府者，传化物而不藏，故实而不能满也⁽¹⁵⁾。所以然者，水谷入口，则胃实而肠虚；食下，则肠实而胃虚。故曰：实而不满，满而不实也。（《素问·五藏别论》）

【校注】

（1）方士：指通晓方术的人，这里指医生。

（2）敢问更相反：意指冒昧地提出彼此相反的疑问。高世栻注："方士之中，更易其说，彼此相反"。"敢"，谦词，自言冒昧之意。

（3）女子胞：指胞宫，现称子宫。

（4）地气：此指阴气。

（5）藏于阴而象于地：指奇恒之府具有贮藏阴精的功用，好像大地蓄藏万物一样。阴，阴精；象，征象；地，大地。

（6）藏而不写：指奇恒之府能贮藏精气，无输泻的功能。写，通泻，输泻之意。

（7）奇恒之府：高世栻注："奇，异也；恒，常也。言异于常府也"。

（8）天气：此指阳气。

（9）其气象天：因胃大小肠膀胱三焦共同的功能是运化水谷，传化不已，好像天体的运转不息，故以天作比喻。

（10）写而不藏：言六腑有传化水谷功用，而不能贮藏精气。

（11）五藏浊气：此处主要指五脏在代谢中的废物。

（12）传化之府：传导、消化水谷及糟粕的场所。

（13）魄门亦为五藏使：指肛门启闭功能，依赖五脏之气的调节，而其启闭正常与否，又影响着脏腑气机的升降，故为五脏使。魄与粕，古可通借。肛门排出糟粕，故名曰魄门。使，役使。

（14）满而不能实：指五脏精气宜盈满，但不能壅实不行。满，指精气盈满；实，指精气壅实、呆实。

（15）实而不能满：指六腑水谷与糟粕宜暂时充实，但不能滞满不行。实，水谷和糟粕暂时充实；满，水谷和糟粕滞满不行。

【导读】

讨论了奇恒之腑、五脏、六腑的生理功能特点。

奇恒之府功能上象于地属阴，主藏阴精，与五脏相似；形态中空与六腑相似，但其没有脏与腑之间的表里配偶关系，因而，异于一般的脏腑，故称"奇恒之府"。奇恒之府的功能特点是："皆藏于阴而象于地，故藏而不写"。如脑藏脑髓，骨藏有骨髓，脉藏血液，胆藏胆汁，女子胞藏有精血，孕育胎儿。

五脏主藏精气，如心藏脉、肺藏气，肝藏血，脾藏营，肾藏精等，而精气又要保持运行流畅，不能壅实不行，才能灌注营养全身组织器官，故其功能特点为"满而不能实"。在临床上五脏多为虚证，应治以补法，但不可纯补、峻补、壅补，应该补中寓通，静中有动，如补脾之时配以和胃消导之品，养心宜佐以和血活血之品，补肺应伍以宣肃之品等。

六腑主传化物而不藏，传化物包括水谷及其糟粕，还有五脏代谢后的浊气。为使六腑传化功能正常，应处于一种"虚实"的状态，即"胃实而肠虚"，"肠实而胃虚"。这种"实"是暂时的，水谷和糟粕在六腑中不可久留，胃肠不能同时充满，需要按时排空，故其功能特点为"实而不能满"。因而在临床上六腑以满而不通为其主要病理特征，如食积、便秘、癃闭、黄疸、水肿等实证病变，故以通降去实为其治疗大法，如攻下通便、疏利膀胱、清泻三焦等，所以后世有六腑"以通为用"、"以降为顺"的说法。近年来采用通里攻下治法治疗急腹症，取得了可喜的成果。

应当指出，脏腑藏泻的功能不同，仅就其生理功能特点的区别而言，既不是对立的，又不是绝对的。实际上五脏藏中有泻，如肾精的溢泻，五脏浊气的排泄；而六腑亦泻中有藏，如胆藏精汁。脏腑藏泻是一种互相依赖、协同作用的关系。脏中浊气由腑输泻而出，腑中精气亦需输于脏而藏之。所以，对脏腑功能特点的理解和应用，应当相互联系，灵活掌握。

对于"魄门亦为五藏使，水谷不得久藏"的论述，揭示了魄门的生理与五脏之间的密切关系。魄门的启闭要依赖于心神的主宰，肝气的条达，脾气的升提，肺气的宣降，肾气的固摄，方能不失其常度。而魄门功能正常又能协调内脏的升降之机。临床上大便秘结或泄泻，要分别从肺、胃、脾、肝、肾等脏腑辨证施治，而且这些脏腑的病变有时也可通过控制肛门启闭而收到疗效。如吴瑭应用宣白承气汤既可治肠热便秘，又可治疗肺热痰鸣。

【原文】

305　食气(1)入胃，散精于肝，淫气于筋(2)。食气入胃，浊气(3)归心，淫精于脉(4)。脉气流经，经气归于肺，肺朝百脉(5)，输精于皮毛(6)。毛脉合精(7)，行气于府(8)，府精神明，留于四藏(9)，气归于权衡(10)。权衡以平(11)，气口成寸，以决死生(12)。

饮(13)入于胃，游溢精气(14)，上输于脾，脾气散精，上归于肺(15)，通调水道，下输膀胱(16)。水精四布，五经并行(17)。合于四时五藏阴阳(18)，揆度以为常也(19)。（《素问·经脉别论》）

【校注】

(1)食气：指饮食。

(2)淫气于筋：肝主筋，谷食之气散于肝而濡养于筋。淫，浸淫满溢，此处为滋养濡润之意。

(3)浊气：指谷食之气中的浓稠的部分。

(4)淫精于脉：水谷精气中浓稠的部分归入于心，心中精气满溢，再将精气输入于血脉之中。

（5）肺朝百脉：肺主气，百脉中气血运行有赖于肺之调节，故百脉朝会于肺。朝，朝会。

（6）输精于皮毛：肺主皮毛，肺之精气充盈则输送于皮毛以滋润营养。

（7）毛脉合精：肺主气，心主血脉，毛脉合精，即气血相合。

（8）行气于府：即精气行于血脉之中的意思。《素问·脉要精微论》云"夫脉者，血之府也"。

（9）府精神明，留于四藏：指经脉中的精气，正常运行而不紊乱，流行输布于肝、心、脾、肾四脏。

（10）气归于权衡：言精气化为血气入于血脉，精气的敷布要保持平衡的生理状态。权衡，即平衡的意思。

（11）权衡以平：脏腑之气平衡协调，则十二经脉之气亦趋于平定。

（12）气口成寸，以决死生：肺朝百脉，脏腑之气皆显见于气口，故气口可诊脏腑之气血盛衰及病变。气口，指手腕桡动脉手太阴肺经所过之处，因其长1.9寸，故曰"气口成寸"。

（13）饮：泛指各种饮料。

（14）遊溢精气：指精气满溢。遊，通游，浮游。游溢，浮游盈溢之意。精气，即由饮化生之精气。

（15）上输于脾，脾气散精，上归于肺：指饮入于胃中，肠胃吸收人体所需之部分化为精微，经过脾的升清作用，上输于肺，而后布散于全身。

（16）通调水道，下输膀胱：因肺主气宣发肃降，既能将脾升清上输的水液布散于全身，又可将浊液借三焦之通道下输膀胱排出体外。

（17）水精四布，五经并行：张志聪注："水精四布者，气化则水行，故四布于皮毛；五经并行者，通灌于五藏之经脉也"。

（18）合于四时五藏阴阳：水谷精气在人体的输布、运行是同四时五脏的阴阳变化相适应的。合，应合。

（19）揆度以为常也：诊察人体时，要以上述原则作为常规大法。揆度，测度也。

【导读】

1. 论述谷食和水饮入胃后其精气输布运行的过程

谷食精气的输布过程，主要有两个方面。一是"散精于肝"，经肝气的疏泄，滋养全身筋脉，这阐明了肝与筋的内在联系，为"肝主筋"的理论提供了依据。二是"浊气归心"，注之于经脉，再通过"肺朝百脉"，宣发与肃降相互配合作用，把精气输送到全身，外达皮毛，经气血相合，交汇后再回还于经脉中流于四脏。这个输布过程，不仅看出经脉在精气输布中的重要作用，而且还看出肝、心、肺在输布过程中的相互作用。尤其是"肺朝百脉"的理论，指出精微物质，必须通过肺气化合，才能为人体利用，起到营养周身的作用，从而突出了肺在精微物质输布中的重要作用，是对肺主治节理论的进一步补充。同时，从精气输布的过程，说明古人对血液循环有了初步认识，这一认识远早于17世纪西方医学的血液循环理论。

水液代谢的过程，成为后世论述有关津液代谢理论的依据。文中说明脾、胃、肺、膀胱都参与了水液代谢，而其中肺的宣发通调水道的作用尤显重要。肺在水液代谢中"通调水道，下输膀胱"的论述，成为后世"肺为水之上源"理论的导源。如果肺失宣降，不能通调水道，可导致水液停留的水肿病证，在治疗时应用"提壶揭盖法"，以宣肺发越水气。如张仲景在《金匮要略》用越婢加术汤治疗风水，即是对这一理论具体应用。脾在水液代谢中起到运化、转输的作用，说明脾在水液代谢中的作用也很重要。如果脾气升清作用减退，使水湿不能上归于肺，停聚于体内而成水肿，因而可应用培土制水法治疗。

2. 提出"四时五藏阴阳"的学术观点

本节指出，水谷精气的输布、运行与自然界四时阴阳变化是相适应的。提示四时、五脏、阴阳之间是一个统一的整体，不可分割。这一观点与"藏气法时"的学术思想完全一致。类似的说法，还见诸于《素问·金匮真言论》，即"五藏应四时，各有收受"。

另外，原文以"权衡以平，气口成寸，以决死生"一段，说明寸口诊脉的原理及其重要性。这一原理，应与《素问·五藏别论》中"气口何以独为五藏主"节互参。

【原文】

306　黄帝问曰：太阴阳明为表里，脾胃脉也，生病而异者何也？岐伯对曰：阴阳异位[(1)]，更虚更实[(2)]，更逆更从[(3)]，或从内，或从外，所从不同，故病异名也。

帝曰：愿闻其异状也。岐伯曰：阳者，天气也，主外。阴者，地气也，主内[(4)]。故阳道实，阴道虚[(5)]。故犯贼风虚邪者[(6)]，阳受之；食饮不节，起居不时者，阴受之。阳受之则入六府，阴受之则入五藏[(7)]。入六府则身热，不时卧[(8)]，上为喘呼。入五藏则膜满[(9)]闭塞，下为飧泄，久为肠澼。故喉主天气，咽主地气[(10)]，故阳受风气，阴受湿气[(11)]。故阴气从足上行至头，而下行循臂至指端；阳气从手上行至头，而下行至足。故曰：阳病者，上行极而下；阴病者，下行极而上[(12)]。故伤于风者，上先受之；伤于湿者，下先受之。（《素问·太阴阳明论》）

【校注】

(1) 阴阳异位：指足太阴脾经与足阳明胃经循行的部位不同。王冰注："脾藏为阴，胃腑为阳，阳脉下行，阴脉上行。"

(2) 更虚更实：言太阴阳明与四时的虚实顺逆关系不同。春夏为阳，阳明之气与之相应，故春夏之季阳明实而太阴虚；秋冬为阴，太阴之气与之相应，故秋冬之季太阴实而阳明虚。

(3) 更逆更从：春夏为阳，阴盛为逆，阳盛为从；秋冬为阴，阳盛为逆，阴盛为从。

(4) 阳者，天气也，主外；阴者，地气也，主内：此处泛指六阳经及六府，属阳，有如天气，主外、主表、为腑。六阴经及五脏，属阴，有如地气，主内、主里，为脏。

(5) 阳道实，阴道虚：指属于阳的六腑，多病外感而为实证；属于阴的五脏，多病内伤而为虚证。张介宾注："阳刚阴柔也。又外邪多有余，故阳道实；内伤多不足，故阴道虚。"

（6）贼风虚邪：高世栻注："凡四时不正之气，皆谓之虚邪贼风。"

（7）阳受之则入六府，阴受之则入五藏：虚邪贼风从阳经（表）而传入六府，饮食劳伤易损阴经（里）而传入五脏。言病邪不同，侵犯传播的途径不同，所造成病变亦各异。

（8）不时卧：指应睡眠而不能睡眠，不能以时卧也。另据《针灸甲乙经》改作"不得眠"，也可以。

（9）䐜满：胀满。

（10）喉主天气，咽主地气：高世栻注："喉司呼吸，肺气所出，故喉主天气；咽纳水谷，下通于胃，故咽主地气。"

（11）阳受风气，阴受湿气：指风为阳邪，人体阳分易于感受；湿为阴邪，人体阴分易于感受。即同气相求之理。

（12）阳病者，上行极而下；阴病者，下行极而上：此言阴邪或阳邪侵犯阴经或阳经后，随着阴、阳经气的运行而传变。张志聪注："此言邪随气转也。人之阴阳出入，随时升降。是以阳病在上者，久而随气下行；阴病在下者，久而随气上逆。"

【导读】

以太阴和阳明为例，论述了因经脉脏腑阴阳属性不同其发病各异的道理和规律，主要区别在三个方面：一是贼风虚邪之外感六淫阳邪，侵犯人体从外而入，传及六腑，多为阳热有余之证，而有身热、不得卧、喘呼诸症；饮食起居不慎之阴邪，病从内生，伤及五脏，多为里阴不足之症，而见䐜胀、飧泄、肠澼诸疾。二是疾病的发展趋向，病随气转，故阳经之病，上行日久转趋于下；阴经之病，下行日久转趋于上。三是邪气伤人，同类相聚，故风为阳邪而易伤上、伤阳、伤胃；湿为阴邪而易伤下、伤阴、伤脾。

"阳道实，阴道虚"，是阴阳学说的一个重要观点，本文以这一理论高度概括了脾胃的病理特点，阳明胃经之病，津液易伤，病多从燥化、热化，故以热证、实证多见；而太阴脾经之病，阳气易伤，病多从湿化、寒化，故以寒证、虚证多见。所以后世有"实则阳明，虚则太阴"的说法。如《伤寒论》邪入里化热，侵犯阳明之经，证见身大热，大汗出、烦渴引饮，舌苔黄燥、脉洪大等，治宜清热生津，以白虎汤清热为先，邪传阳明胃腑，证见腹满而痛，大便不通，潮热谵语，舌苔黄厚燥裂，脉沉实滑数，治宜清热通腑，以承气汤通降为要。若太阴阳虚，寒湿不化，证见腹满时痛，呕吐，自利不渴，舌淡苔白，脉象迟缓等，治宜温阳健脾，以理中汤类温补建中为主。

【原文】

307　帝曰：脾病而四支不用(1)，何也？岐伯曰：四支皆禀气于胃，而不得至经(2)，必因于脾，乃得禀也。今脾病不能为胃行其津液(3)，四支不得禀水谷气，气日以衰，脉道不利，筋骨肌肉，皆无气以生，故不用焉。

帝曰：脾不主时(4)，何也？岐伯曰：脾者土也，治中央(5)，常以四时长(6)四藏，各十八日寄治，不得独主于时也(7)。脾藏者，常著胃土之精也(8)。土者，生万物而法天地，故上下至头足(9)，不得主时也。

帝曰：脾与胃以膜相连耳，而能为之行其津液，何也？岐伯曰：足太阴者，三阴⁽¹⁰⁾也，其脉贯胃属脾络嗌⁽¹¹⁾，故太阴为之行气于三阴⁽¹²⁾。阳明者，表也，五藏六府之海也，亦为之行气于三阳⁽¹³⁾。藏府各因其经而受气于阳明，故为胃行其津液。四支不得禀水谷气，日以益衰，阴道不利，筋骨肌肉无气以生，故不用焉⁽¹⁴⁾。（《素问·太阴阳明论》）

【校注】

（1）四支不用：即四肢不能随意活动。

（2）四支皆禀气于胃，而不得至经：至经，《太素》作"径至"。张介宾注："四肢之举动，必须赖胃气以为用，然胃气不能自至于诸经，必因脾气之运行，则胃中水谷之气，化为精微，乃得及于四肢也。"

（3）津液：此指水谷之精气。

（4）脾不主时：此言脾不单独主一时令。

（5）治中央：按脾在五行属性为土，土在五方居于中央。治，王冰注："主也。"

（6）长：马莳注："长，同掌，主也。"

（7）各十八日寄治，不得独主于时也：张志聪注："春夏秋冬，肝心肺肾之所主也。土位中央，灌溉于四藏，是惟四季月中，各旺十八日。是四时之中皆有土气，而不独主于时也。五藏之气，各主七十二日，以成一岁。"

（8）脾藏者，常著胃土之精也：高世栻注："著，昭著也。胃土水谷之精，昭著于外，由脾藏之气运行，故脾藏者，常著胃土之精也。"

（9）上下至头足：因脾胃为脏腑之本，故上至头，下至足，皆得其充养。

（10）三阴：《内经》以阴气之多少分三阴：一阴指厥阴，二阴指少阴，三阴指太阴。此三阴指足太阴。

（11）嗌：咽喉。

（12）太阴为之行气于三阴：脾为胃行气太阴、少阴、厥阴，将阳明之气运达阴经。之，指胃。

（13）亦为之行气于三阳：言阳明之气行气于三阳经，也由脾气运化所完成。吴崑注："为之，为脾也。"

（14）四支不得禀水谷气……故不用焉：此二十八字，与上文重复。疑是衍文。

【导读】

通过分析脾病而四肢不用的机理，阐述了脾胃在生理、病理上的密切关系，以及脾不主时的道理。

脾与胃在生理上的关系非常密切。从解剖上来看，脾与胃之间有系膜相连；经脉上脾胃通过各自隶属的经脉相互联络，构成表里关系，脾经又贯通于胃。在生理功能上，胃受纳水谷，为脏腑气血之源，然需要通过脾的运化，才能把水谷精气输布到四肢百骸及全身脏腑组织，得以充养，所以原文强调脾"为胃行其津液"的机理，是突出脾与胃二者相互配合，相互为用，共同完成对饮食物的消化吸收输送的重要功用，亦是脾胃为"后天之本"的理论渊源，对临床具有重要的指导意义。因为胃气和则后天营养自有来源，脾气健则水谷精微得以输布，使虚损病证逐步痊愈。因此，调理脾胃，滋养后天，是治疗内伤疾病的重要方法。

脾与胃在病理上相互影响，原文以"脾病而四支不用"加以论述。临床上对于四肢枯萎，不能随意运动的病证，运用调治脾胃方药治疗，常有良好的疗效。《素问·痿论》提出"治痿者独取阳明"的治则，亦是以此理论为依据而制订的，至今有力地指导着临床实践。

本文提出"脾者土也，治中央，常以四时长四藏，各十八日寄治，不得独主于时也"的观点，进一步补充了四时五脏阴阳的理论。因为脾运化水谷，化生气血，滋养四肢百骸、五脏六腑，如同自然界土能生长、滋养万物一样。在一年四季之中，任何脏腑组织器官在任何时令中，都离不开脾胃所运化的水谷精气滋养，故有"脾脉者土也，孤藏以灌四旁也"（《素问·玉机真藏论》）之说。脾胃充盛，则五脏安和；脾胃受损，则五脏不安。因此，临证时要正确处理脾胃与其他脏腑的关系。张介宾说："故善治脾者，能调五藏，即所以治脾胃也。能治脾胃，而使食进胃强即所以安五藏也"（《景岳全书·杂证谟》）。李杲结合临床实践，发展成为脾胃学说，对中医学的发展产生了深远的影响。

【原文】

308　五藏常内阅于上七窍也[1]，故肺气通于鼻，肺和则鼻能知臭香矣；心气通于舌，心和则舌能知五味矣；肝气通于目，肝和则目能辨五色矣；脾气通于口，脾和则口能知五谷矣；肾气通于耳，肾和则耳能闻五音矣。五藏不和则七窍不通，六府不和则留为痈[2]。（《灵枢·脉度》）

【校注】

（1）五藏常内阅于上七窍也：五脏藏于内的精气，通过所属的经脉上通于颜面诸窍，以维持其正常的生理功能，故曰五脏常内阅于上七窍。阅，显现之意，此处可引申为相通。上七窍，指两目、两耳、鼻、口、舌，因其均在颜面部，故称上七窍。

（2）六府不和则留为痈：此言六腑功能失调，使营卫气血运行阻滞，郁而发热，热胜则肉腐，而致痈疡。张介宾注："六府属阳主表，故其不利，则肌腠留为痈疡。"

【导读】

论述了五脏和七窍的密切关系。

五脏与七窍的生理关系：五脏的精气由经脉输送到颜面五官七窍，使七窍与五脏通应相连，发挥正常的生理功能。肺司呼吸，鼻为气道，故"肺气通于鼻"。鼻的功能是通行呼吸，辨别香臭。心主血脉，心血可以通过经别上荣舌本，故"心气通于舌"，舌具有分辨五味，调节发音功用。肝藏血，开窍于目，故"肝气通于目"。目能视物形态，分辨五色。脾主运化，水谷赖口摄入，故"脾开窍于口"。脾的功能正常，则食欲旺盛，口味调和。肾藏精，充养于耳，故"肾气通于耳"。耳具有主持听觉，分辨五音的功能。

五脏与七窍在病理上相互影响：肺气失宣，则鼻塞不通；心火上炎，则舌赤红肿；肝经风热，则目赤肿痛；脾虚不运，则饮食口淡无味；肾精亏虚，则听力下降，不能分辨五音。故曰："五藏不和，七窍不通"。

五脏与七窍密切相关的理论具有重要的临床意义，七窍疾病可通过治疗五脏而获效。例如伤风鼻塞，嗅觉不灵，治宜宣肺透窍；心火上炎舌赤红肿，治宜清心降火；肝血不足之眼目干涩，治宜补血养肝；脾虚失运之口淡乏味，治宜健脾消滞；肾精亏虚耳鸣耳聋，治宜滋肾补精。这是七窍有病治从内脏着眼的理论根据。

【原文】

309　心者，五藏六府之大主也，精神之所舍也[1]，其藏坚固，邪弗能容也[2]。容之则心伤，心伤则神去，神去则死矣。故诸邪之在于心者，皆在于心之包络。(《灵枢·邪客》)

【校注】

(1) 精神之所舍也：指心是精神所藏之处。虽然人的精神意识活动，分属五脏，但以心为总的主宰。舍，居处之意。

(2) 邪弗能容也：意以心为脏腑之主宰，为神所藏之处，有心包络护卫，故不容外邪侵入。另据《脉经》《太素》及《铜人》注，"容"当改为"客"，侵犯之意。

【导读】

论述了心为五脏六腑大主的机理。

心是全身脏腑之大主，是因为心主血脉，全身脏腑组织赖心血濡养而维持其正常机能。又因其主神明，即精神意识思维活动和自我调控的能力，《内经》将其分为神、魂、魄、意、志五部分，分别由五脏所主，而心是最高主宰，能统摄精神，调节情志，使人体适应内外环境的各种变化，对生命活动发挥着重要的协调和保护作用。故原文说"心者，五藏六府之大主，精神之所舍也"。同时，心有心包络护卫于外，因而外邪不能侵入伤害。否则，邪气入侵伤害心脏，致使心中神气耗散，功能丧失，人即死亡。如《灵枢·厥病》所说的真心痛"旦发夕死，夕发旦死"，便是心受邪的病证。鉴于这一强调心在人体生命活动的重要功用，一旦邪气侵犯心脏，首先伤及心包络，能代心受邪。

《内经》强调心为五脏六腑大主，邪不能伤害的理论，对后世温病学的发展和临床均有深远的影响。叶天士在《温热论》提出"温邪上受，首先犯肺，逆传心包"，就是对这一理论的发挥，指导临床辨证论治。

二、单元小结

1. 提出了藏象的概念及其内容，指出五脏为人体生命之本，以五脏为中心，联系诸腑、经脉、体表五华、五体，并与天地四时阴阳相通应，形成"四时五藏阴阳"的藏象学说。

2. 从总体上论述了五脏具有"藏精气而不写"、"满而不实"；六腑具有"传化物而不藏"、"实而不满"；奇恒之府具有"藏于阴而象于地，故藏而不写"的功能特点。详述了十二脏腑的功能特点和相互之间密切关系，突出了心为"五藏六府之大主"，为诸脏腑主宰的重要性，阐明了十二脏腑是一个协调统一的整体观思想。

3. 较为具体地论述了谷食和水饮入胃后其精气输布过程，指出心肺在水谷精气和脾肾在水液代谢中的重要作用及其临床意义。并以太阴和阳明为例，论述脾胃的生理关系及病理上区别，阐明"阳道实，阴道虚"的含义，成为"脾为后天之本"的理论渊源。

4. 论述了脉、髓、筋、血、气的生理病理和肝对血的调节功能，阐明了五脏与七窍的关系和七窍的功能，以及七窍疾病从五脏论治的机理。

第四单元

血 气 精 神

血气精神是人体生命之根本，《灵枢·本藏》说："人之血气精神者，所以奉生而周于性命者也"。气血是维持人体生命活动最基本的物质。精源于先天，赖后天不断培育。神是人体生命活动的外在表现，能反映脏腑气血盛衰。血属阴，气属阳，血与气互根互用。精属阴，神属阳，精能化气生神。血气精神功能正常与否，直接关系着人体健康。因此，血气精神是《内经》理论重要组成部分，调养血气精神也就成为养生保健的重要内容。本单元主要论述神的概念及其分类，精气津液血脉的生成、运行和功能等。

一、原文导读

【原文】

401　黄帝问于岐伯曰：凡刺之法，先必本于神[1]。血脉营气精神，此五藏之所藏也，至其淫泆离藏[2]则精失，魂魄飞扬，志意恍乱，智虑去身者，何因而然乎？天之罪与？人之过乎？何谓德气生精神魂魄心意志思智虑？请问其故。岐伯答曰：天之在我者德也，地之在我者气也[3]，德流气薄而生者也[4]。故生之来谓之精，两精相搏谓之神[5]，随神往来者谓之魂[6]，并精而出入者谓之魄[7]，所以任物[8]者谓之心，心有所忆谓之意[9]，意之所存谓之志[10]，因志而存变谓之思[11]，因思而远慕谓之虑[12]，因虑而处物谓之智[13]。故智者之养生也，必顺四时而适寒暑，和喜怒而安居处，节阴阳而调刚柔，如是则僻邪[14]不至，长生久视。（《灵枢·本神》）

【校注】

(1) 本于神：治病首先必须以病人神气盛衰为根本和依据。神气是人体生命活动力的外在表现，反映脏腑精气盛衰。

(2) 淫泆离藏：淫泆，指七情过度，任情放恣。离藏，指五脏精气散失不藏。

(3) 天之在我者德也，地之在我者气也：两句为互文。成瓘《箬园日札》："夫天亦何尝无气，地亦何尝无德，经分属之，亦互文见义耳。"应作天之在我者德也、气也；地之在我者气也、德也。德，指特性；气，指成形物质。说明自然赋予了形成人类生命的物质与特性。

(4) 德流气薄而生者也：天德下流，地气上交，阴阳相错，升降相因，始有生化之机，产生生命。这是古人的自然观和生命观。

(5) 两精相搏：男女两性生殖之精相结合。张介宾注："两精者，阴阳之精也。搏者，交结也。"

（6）随神往来者谓之魂：魂是神支配下的意识活动，如梦寐恍惚，变幻游行之境皆是。

（7）并精而出入者谓之魄：魄是以精为物质基础的生理本能，如感知和动作等。

（8）任物：主管认识事物和处理事物。任，担任、主管。

（9）心有所忆谓之意：心感知事物后，根据记忆产生意念但尚未成定见之时的思维。

（10）意之所存谓之志：意念积累之后形成的认识称之志。存，积累。志，志句。

（11）因志而存变谓之思：对已形成的认识进行反复思考的过程称为思。存变，反复思量。

（12）因思而远慕谓之虑：通过反复思考，对事物进行由近及远，由浅入深的推理、预测，称为虑。远慕，即深谋远虑。

（13）因虑而处物谓之智：经过深思远虑而作出正确的判断和处理，称为智。

（14）僻邪：即致病的邪气。

【导读】

本段指出人的生命源于天地阴阳之气相互作用。论述了精神魂魄心意志思智虑的概念，神的产生，以及从认识事物到正确处理事物的从感性到理性、由低级到高级的认知思维过程。认为神是生命活动的外在表现，其产生与存在以形体为基础。人的精神意识思维活动皆统属于心，并以五脏所藏之精为物质基础。这些认识对临床诊断治疗心身疾病，以及中医心理学研究与发展有重要的指导价值。

精神魂魄并存并用，四者关系密切。人之生，源于父母之精，神在两精相合形成新生命体的同时产生，即"形具而神生"。魂是神活动的一部分，随神往来，受神主宰，主要包括一些非本能性的较高级的精神思维心理活动，如人的情感、思维等。魂若离开神的支配，则可出现幻觉、梦游等症。魄也是神之一，一些与生俱来的本能性的、较低级的神经精神活动均属魄的范畴，即人体本能的感觉和动作，如新生儿的啼哭、吮吸、非条件反射的四肢运动，以及人体的触觉、痛觉、温觉、视觉等。张介宾在《类经》中对精神魂魄的概念及其相互关系有较为精辟的论述。张介宾注云："盖神之为德，如光明爽朗、聪慧灵通之类皆是也。魂之为言，如梦寐恍惚、变幻游行之境皆是也。神藏于心，故心静则神清；魂随乎神，故神昏则魂荡。""盖精之为物，重浊有质，形体因之而成也。魄之为用，能动能作，痛痒由之而觉也。精生于气，故气聚则精盈；魄并于精，故形强则魄壮。"

本文开篇即提出"凡刺之法，先必本于神"，强调了神在针刺疗法中的重要性。神是血脉营气精的外在表现，由五脏守藏，故病人神气盛衰、有神无神直接表达脏腑精气盈亏功能状态，是医生决策治疗的依据，决定治疗效果及预后。对临床根据神气盛衰诊治疾病、判断预后、指导养生防病均有重要的指导意义。

文末指出智者养生保健的方法和效果。即在外要顺应天地四时以避邪气，在内应调和情志，忌七情过激。

【原文】

402　是故怵惕[(1)]思虑者则伤神，神伤则恐惧流淫[(2)]而不止。因悲哀动中[(3)]

者，竭绝而失生。喜乐者，神惮散⁽⁴⁾而不藏。愁忧者，气闭塞而不行。盛怒者，迷惑而不治。恐惧者，神荡惮而不收。

心怵惕思虑则伤神，神伤则恐惧自失⁽⁵⁾，破䐃脱肉⁽⁶⁾，毛悴色夭，死于冬。脾愁忧而不解则伤意，意伤则悗乱⁽⁷⁾，四支不举，毛悴色夭，死于春。肝悲哀动中则伤魂，魂伤则狂忘不精，不精则不正⁽⁸⁾，当⁽⁹⁾人阴缩而挛筋，两胁骨不举，毛悴色夭，死于秋。肺喜乐无极则伤魄，魄伤则狂，狂者意不存人⁽¹⁰⁾，皮革焦，毛悴色夭，死于夏。肾盛怒而不止则伤志，志伤则喜忘其前言，腰脊不可以俯仰屈伸，毛悴色夭，死于季夏；恐惧而不解则伤精，精伤则骨痠痿厥，精时自下。是故五藏主藏精者也，不可伤，伤则失守而阴虚，阴虚则无气，无气则死矣。是故用针者，察观病人之态，以知精神魂魄之存亡得失之意，五者以伤⁽¹¹⁾，针不可以治之也。(《灵枢·本神》)

【校注】

(1) 怵惕：惊恐不安。

(2) 流淫：指滑精。

(3) 动中：动摇内脏使其不宁。

(4) 神惮散：神气耗散。

(5) 自失：精神不能自控。

(6) 破䐃脱肉：形容肌肉极度消瘦。䐃，隆起的大肌肉块。

(7) 悗乱：心胸郁闷烦乱之意。悗，音义同闷。

(8) 狂忘不精，不精则不正：即狂妄、愚钝，言行举止失常。忘，《针灸甲乙经》《脉经》《太素》均作"妄"。不精，不精明、愚钝。不正，不正常，失常。

(9) 当：《针灸甲乙经》作"令"。

(10) 意不存人：精神失常，旁若无人状。

(11) 五者以伤：以，通已。已，毕也。《太素》作"五藏已伤"。

【导读】

经文主要论述了过于激烈或持久的情志变化，可导致五脏功能失调而发生疾病的原理。大凡情志致病可以出现以下三方面的病理变化：①气机紊乱。如本文所说："愁忧者，气闭塞而不行"。《素问·举痛论》说："怒则气上"，"喜则气缓"，"悲则气消"，"恐则气下"，"惊则气乱"，"思则气结"等。②直接损伤脏腑。如本篇所说的怵惕思虑伤心、愁忧伤脾、悲哀伤肝、喜乐伤肺、大怒伤肾。《素问·阴阳应象大论》说：怒伤肝、喜伤心、思伤脾、悲伤肺、恐伤肾。两篇所说的情志与五脏的对应关系虽然不同，但都说明了神伤可直接导致脏伤。③神志异常。情志过用可直接引起神志异常的病理变化。如"怵惕思虑则伤神，神伤则恐惧"，"喜乐者，神惮散而不藏"，"盛怒者，迷惑而不治。恐惧者，神荡惮而不收等"。

关于情志致病的预后，本节的阐述颇为深刻。五脏藏精化气生神，情志过极而伤脏，脏伤则精气失守，而神气绝，故可能危及生命。现代心身医学中的"心身疾病"，就是指由心理因素引起的躯体疾病。从中医学的角度言，大致属于神伤形的范畴，也即张志聪所谓"情志伤而及于形"的病变。可见，中医学关于心身关系的认识发端于《内经》。

【原文】

403　肝藏血，血舍魂⁽¹⁾，肝气虚则恐，实则怒。脾藏营，营舍意，脾气虚则四支不用，五藏不安，实则腹胀，经溲不利⁽²⁾。心藏脉，脉舍神，心气虚则悲，实则笑不休。肺藏气，气舍魄，肺气虚则鼻塞不利，少气，实则喘喝胸盈仰息。肾藏精，精舍志，肾气虚则厥，实则胀，五藏不安。必审五藏之病形，以知其气之虚实，谨而调之也。(《灵枢·本神》)

【校注】

(1) 血舍魂：此属倒装句，即魂舍于血。

(2) 经溲不利：指二便不利。"经"，《针灸甲乙经》《脉经》《千金要方》及《素问·调经论》王冰注引《针经》文均作"泾"。唯杨上善注"经"为女子月经。王冰释"泾"为大便，"溲"为小便。证之临床，脾气壅实时，二便和月经均可致异常，故其义当并存。

【导读】

论述五脏各有所藏（血、营、脉、气、精）、各有所舍（魄、意、神、魂、志）、各有所病（虚、实）。五脏藏五神，五神功能以五脏精气为基础，故五脏病变可致情志异常，尤其心肝两藏病变最易伤神。五脏虚实证候各有特点，均是临床常见病证，但其中强调了脾肾二脏的重要性，脾肾之病均可以直接影响诸脏，出现"五藏不安"。这一理论观点对临床治疗有重要指导价值。如李东垣在《脾胃论》中就提出过"治脾可以安五藏"的论述。本段与《素问·调经论》的五有余五不足之证大体一致，可相互参见。

文中指出五脏藏五神，将五脏称为"五神脏"。有两层含义：一是五神活动以五脏功能活动为前提，二是五神状态可以视作五脏功能活动的表现。故五神过用则伤五脏，五脏病变则五神异常，体现了"形神合一"的学术思想。五脏所藏之精又是五神活动及五脏功能的物质基础，五脏所藏的精、神、气相互为用，密不可分。现代精神医学研究认为，原发性精神疾病大多缘由情志所伤而诱发，而继发性精神疾病多因内脏病变继而导致精神异常，可见《内经》理论是建立在长期临床观察基础之上，对临床实践具有重要的指导意义。

【原文】

404　黄帝问于岐伯曰：人焉受气？阴阳焉会？何气为营？何气为卫？营安从生？卫于焉会？老壮不同气，阴阳异位，愿闻其会。岐伯答曰：人受气于谷，谷入于胃，以传与肺，五藏六府皆以受气，其清者为营，浊者为卫⁽¹⁾，营在脉中，卫在脉外，营周不休，五十而复大会⁽²⁾。阴阳相贯⁽³⁾，如环无端。卫气行于阴二十五度，行于阳二十五度，分为昼夜，故气至阳而起，至阴而止⁽⁴⁾。故曰：日中而阳陇为重阳，夜半而阴陇为重阴。故太阴主内，太阳主外⁽⁵⁾，各行二十五度，分为昼夜。夜半为阴陇，夜半后而为阴衰，平旦阴尽而阳受气矣。日中为阳陇，日西而阳衰，日入阳尽而阴受气矣。夜半而大会，万民皆卧，命

曰合阴[6]，平旦阴尽而阳受气，如是无已，与天地同纪。(《灵枢·营卫生会》)

【校注】

(1) 清者为营，浊者为卫：水谷精气中之清纯柔和周行者为营，慓悍滑利捍护者为卫。此清和浊，指营卫之气的性能而言。营为水谷之精气所化，其性精专柔和，故能入脉为营；卫为水谷之悍气所化，其性慓悍滑利，故充实于皮肤分肉为卫。

(2) 五十而复大会：营卫二气别行两道，营在脉中，卫在脉外，但在一昼夜各行五十周次之后，便会合一次。五十，指营卫在一昼夜中，各在人身运行的周次。

(3) 阴阳相贯：营气循行主要沿十二经脉之序，阴阳表里迭行相贯。张介宾注："其十二经脉之次，则一阴一阳，一表一里，迭行相贯，终而复始"。阴阳，此指阴经和阳经。

(4) 气至阳而起，至阴而止：指卫气昼行于阳经则人寤，夜行于阴经则人寐。张志聪注："气至阳则卧起而目张，至阴则休止而目暝"。起、止，言寤与寐。

(5) 太阴主内，太阳主外：营卫之气的循行，营行脉中，始于手太阴经复会于手太阴经，故曰太阴主内。卫气行脉外，起于足太阳经复会于足太阳经，故曰太阳主外。

(6) 合阴：夜半子时阴气最盛，营卫二气俱行于阴而大会，故曰合阴。

【导读】

经文指出营卫二气皆由水谷精微化生。营卫二气的运行规律：营气沿十二经脉之序，一昼夜运行五十周次。卫气昼行于阳二十五周，夜行于阴二十五周。营卫二气周而复始有规律运行，如环无端。两者虽各行其道，但于夜半子时会合于手太阴肺。

关于营气运行，除本篇外，《灵枢·营气》《灵枢·五十营》《灵枢·脉度》等篇均有记载，综合各篇，营气运行的主要路线是从手太阴肺经开始，沿十二经脉次序运行，又复合于手太阴肺，如此"阴阳相贯，如环无端"，一昼夜运行五十周次。此外，尚有一"支别"，与其并行，即从手太阴肺经始，经过督脉、任脉，复入于手太阴肺经。营气一昼夜如此运行五十周次。(图4-1)

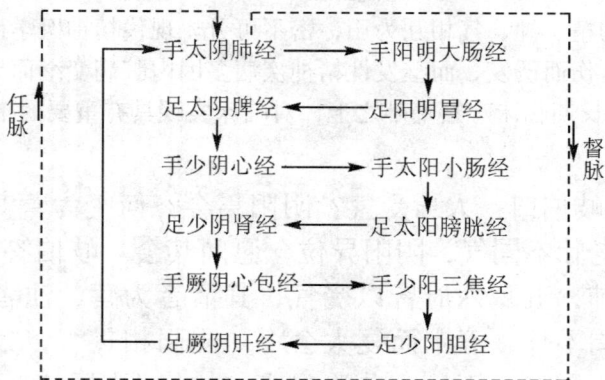

图4-1 营气昼夜运行图

卫气运行，散见于《内经》多篇，归纳其运行主要有三种情况：

其一，营卫相随运行。卫在脉外，与营气俱行，阴阳相随，外内相贯。如《灵枢·营卫生会》云："营在脉中，卫在脉外"，"常与营俱行于阳二十五度，行于阴亦二十五度"。《灵枢·卫气》云"阴阳相随，外内相贯"。

其二，昼夜调节运行。卫气循脉而行，昼行三阳，夜行三阴。综合《灵枢·五十营》、《灵枢·卫气行》等篇，可知其循行。即每日平旦阴尽阳受气时，卫气由阴出阳，出于足太阳膀胱经之睛明穴，其气经面部手足三阳经穴位，一部分散行于手三阳经，一部分沿着足三阳经的路线由上向下运行，从足三阳抵足入足心，经内踝下，循阴跷脉，上行至目内眦之睛明穴，此为卫气昼行于阳一周的路线，卫气在白昼如此运行二十五周。卫气夜行于阴分，即傍晚阳尽阴受气时，卫气从足心经过肾经进入肾脏，之后以五行相克之序周流五脏，即肾→心→肺→肝→脾→肾，此为卫气夜行于阴一周的路线，黑夜如此运行二十五周，次日平旦阴尽阳受气时，卫气从肾经通过阴跷脉出于足太阳之睛明穴。此为卫气一昼夜循行人身五十周次的顺序。如图4－2所示：

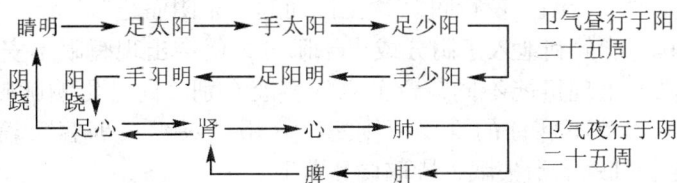

图4－2　卫气昼夜运行图

营卫二气运行，虽一昼夜各自运行五十周，但在夜半子时要会合于手太阴肺，即"夜半而大会"，"故五十度而复大会于手太阴肺"。

其三，卫气不循脉而散行的部分，分布于皮肤腠理、分肉、肓膜、胸腹、四肢等处。如《素问·痹论》云："卫者，水谷之悍气也，其气慓疾滑利，不能入于脉也，故循皮肤之中，分肉之间，熏于肓膜，散于胸腹。"《灵枢·邪客》云："卫气者，出其悍气之慓疾，而先行于四末分肉皮肤之间，而不休者也。"《灵枢·本藏》云："卫气者所以温分肉，充皮肤，肥腠理，司开合者也。"

此外卫气运行还与天地阴阳寒暑以及日月运行有关。如《素问·八正神明论》云："天温日明，则人血淖液而卫气浮，故血易写，气易行，天寒日阴，则人血凝泣而卫气沉。月始生，则血气始精，卫气始行；月郭满，则血气实，肌肉坚；月郭空，则肌肉减，经络虚，卫气去，形独居。"

营卫昼夜运行节律，是人体生命节律的一种反映。《内经》在"天人相应"思想指导下，发现人体脏腑功能、气血虚实、脉象浮沉等有随日月阴阳变化规律而变化的多种生命节律存在。如日节律、半月节律、月节律、双月节律、季节律、半年节律、年节律等。《素问》的《上古天真论》《藏气法时论》《脉要精微论》，《灵枢》的《五十营》《卫气行》《顺气一日分为四时》等篇均有论及。其理论对指导养生防病、诊断治疗、探求发病规律，以及深入探讨生命节律均有重要研究价值。

【原文】

405　黄帝曰：老人之不夜瞑者，何气使然？少壮之人不昼瞑者，何气使然？岐伯答曰：壮者之气血盛，其肌肉滑，气道⁽¹⁾通，营卫之行，不失其常，故昼精⁽²⁾而夜瞑。老者之气血衰，其肌肉枯，气道涩，五藏之气相搏⁽³⁾，其营气衰少而卫气内伐⁽⁴⁾，故昼不精，夜不瞑。（《灵枢·营卫生会》）

【校注】

（1）气道：营卫之气运行之道。

（2）昼精：白天精力充沛，精神饱满。精，精明。

（3）五藏之气相搏：五脏功能不相协调。"搏"，据统本、金陵本、日抄本均作"搏"。

（4）卫气内伐：卫气内扰而营卫运行紊乱。

【导读】

经文以老年人"昼不精，夜不瞑"、少壮之人"昼精夜瞑"，说明营卫二气与睡眠的密切关系。卫气在人体"昼行阳，夜行阴"，"至阳而起，至阴而止"。无论何种原因，只要影响了卫气运行，使其不能顺利地入于阴分或出于阳分，就会出现睡眠不安、失眠，或多寐、嗜睡。老年和少壮之人生理机能不同，营卫之气盛衰有别，尚且影响睡眠，况病人乎？因此，调和营卫是临床治疗不寐证的重要原则之一。用《灵枢·邪客》篇的半夏秫米汤及《金匮要略》桂枝龙骨牡蛎汤治失眠，皆取调和营卫之法。

【原文】

406 黄帝曰：愿闻营卫之所行，皆何道从来？岐伯答曰：营出于中焦，卫出于下焦。

黄帝曰：愿闻三焦之所出。岐伯答曰：上焦出于胃上口⁽¹⁾，并咽以上，贯膈而布胸中，走腋，循太阴之分而行，还至阳明，上至舌，下足阳明，常与营俱行于阳二十五度，行于阴亦二十五度，一周也。故五十度而复大会于手太阴矣。

黄帝曰：人有热饮食下胃，其气未定⁽²⁾，汗则出，或出于面，或出于背，或出于身半，其不循卫气之道而出，何也？岐伯曰：此外伤于风，内开腠理，毛蒸理泄⁽³⁾，卫气走之，固不得循其道。此气慓悍滑疾，见开而出，故不得从其道，故命曰漏泄⁽⁴⁾。

黄帝曰：愿闻中焦之所出。岐伯答曰：中焦亦并胃中，出上焦之后⁽⁵⁾，此所受气者，泌糟粕，蒸津液，化其精微，上注于肺脉，乃化而为血，以奉生身，莫贵于此，故独得行于经隧⁽⁶⁾，命曰营气。

黄帝曰：夫血之与气，异名同类，何谓也？岐伯答曰：营卫者，精气也；血者，神气也⁽⁷⁾。故血之与气，异名同类焉。故夺血者无汗，夺汗者无血。故人生有两⁽⁸⁾死，而无两⁽⁹⁾生。

黄帝曰：愿闻下焦之所出。岐伯答曰：下焦者，别迴肠⁽¹⁰⁾，注于膀胱，而渗入焉。故水谷者，常并居于胃中，成糟粕而俱下于大肠，而成下焦，渗而俱下⁽¹¹⁾，济泌别汁⁽¹²⁾，循下焦而渗入膀胱焉。

黄帝曰：人饮酒，酒亦入胃，谷未熟而小便独先下，何也？岐伯答曰：酒者熟谷之液也，其气悍以清⁽¹³⁾，故后谷而入，先谷而液出焉。

黄帝曰：善。余闻上焦如雾⁽¹⁴⁾，中焦如沤⁽¹⁵⁾，下焦如渎⁽¹⁶⁾，此之谓也。（《灵枢·营卫生会》）

【校注】

(1) 上焦出于胃上口：上焦的部位从胃上口至咽部。

(2) 其气未定：饮食进入胃中，尚未化生精微之气。

(3) 毛蒸理泄：皮毛被风热之邪所蒸而腠理开泄汗出。

(4) 漏泄：外伤于风，内有热饮食入胃，而致腠理开泄汗出如漏的病证。

(5) 后：此乃"下"之义。张介宾注："后，下也。"

(6) 经隧：十二经脉。

(7) 营卫者，精气也；血者，神气也：营卫都是水谷精气化生的；血是水谷精微奉心神化生的，故营卫之气与血是异名同类。张志聪注："营卫者，水谷之精气也。血者，中焦之精汁，奉心神而化赤，神气之所化也。血与营卫，皆生于精，故异名而同类焉。"

(8) 有两：此指夺血、夺汗，两者同见。

(9) 无两：夺血而不夺汗，或夺汗而不夺血，两者不同见。

(10) 迴肠：小肠后段，二接空肠，下连大肠。

(11) 而成下焦，渗而俱下：《诸病源候论》《千金要方》《外台秘要》均无此八字，可从。

(12) 济泌别汁：指大肠接受胃、小肠传下的水谷，过滤分别清浊的作用。济泌，过滤的意思。别汁，分别清浊。

(13) 清：《针灸甲乙经》《太素》《千金要方》均作"滑"。

(14) 上焦如雾：形容上焦心肺宣发布散水谷精气的功能，如同雾露弥漫灌溉全身。

(15) 中焦如沤：形容中焦腐熟水谷，吸收精微的功能，如同沤渍食物，使之变化。

(16) 下焦如渎：形容下焦肾和膀胱如同沟渠排泄水液的功能。

【导读】

1. 三焦的部位划分及功能特点

(1) 上焦："上焦出于胃上口，并咽以上，贯膈而布胸中……"。一般将膈以上的胸部，包括心肺两脏，以及头面部，称作上焦。上焦的生理功能，《灵枢·决气》说："上焦开发，宣五谷味，熏肤，充身，泽毛，若雾露之溉，是谓气。"说明上焦的功能主要是宣发卫气，布散水谷精微以营养全身。本节概括为"上焦如雾"，形容上焦宣发敷布水谷精气如雾露那样弥漫灌溉至全身，实际上主要是心肺输布气血的作用。

(2) 中焦："中焦亦并胃中，出上焦之后"，所指的是胃。现一般认为中焦是指膈以下、脐以上的部位。其所属脏腑主要是脾胃。其功能本节指出："此所受气者，泌糟粕，蒸津液，化其精微，上注于肺脉，乃化而为血，以奉生身，莫贵于此。"说明中焦有腐熟消化、吸收并输布水谷精微和化生血液的功能。所谓"中焦如沤",实际上是指脾胃对饮食 物的腐熟消化、吸收和输布水谷精微的功能,指出中焦是气血生化之源。

（3）下焦："下焦者,别回肠,注于膀胱,而渗入焉"。明代虞抟说:"脐之下曰下焦。"现一般以脐以下的部位为下焦,包括小肠、大肠、肾、膀胱等脏腑。肝的解剖部位虽在脐之上、膈之下,但从肝肾精血同源的观点出发,特别是清代温病学说的三焦辨证将温病后期 出现肝的病证列入"下焦病"范围后,肝亦归属于下焦。下焦的功能,本节指出:"济泌别汁,循下焦而渗入膀胱焉。"即将胃传下的谷食经小肠分清别浊,其清者即水液渗入膀胱排出体外,其浊者即糟粕归入大肠排出体外。所以概括为"下焦如渎"。

2. 关于"营出中焦,卫出下焦"

经文指出:"人受气于谷,谷入于胃,以传于肺,五藏六府,皆以受气,其清为营,浊者为卫。"说明营卫之气均化生于水谷精微,而水谷精微由中焦脾胃所化生,为何又提出"营出中焦,卫出下焦"的观点呢?

"营出中焦"的立论有二:一从营气的化源;一从营气的运行始于手太阴肺经,而手太阴肺经起于中焦。"卫出下焦"的立论也有二:一是卫气根于肾中阳气,一是卫气的运行白昼始于足太阳膀胱经而行于阳分,夜晚始于足少阴肾经而行于阴分,其经气自下焦肾和膀胱出。另外,还有人提出"卫出上焦"的观点。《灵枢集注》云:"下当作上。"指出"卫者,阳明水谷之悍气,从上焦而出,卫于表阳,故曰卫出上焦",并引《灵枢·决气》等篇内容作内证。从有关文献分析,实际上卫气乃根于下焦肾气,化源于中焦脾胃,宣发于上焦心肺。这些只是从不同的角度来认识,不可胶执拘泥。据此,不必将原文"卫出下焦"径自改动。

3. 关于汗血同源

本节提出"血之与气,异名同类"的问题,营卫之气肇源于水谷精气,血的生成在《灵枢·决气》中说得很明确:"中焦受气,取汁,变化而赤,是谓血"。即中焦所化生的水谷精气和津液,经过生化变赤成血。从化生之源论血与气同出一端。在此基础本节进而又提出"夺血者无汗,夺汗者无血"的论点,汗乃津液所化,血亦由水谷精微和津液化合而成,可见汗血同源。在病理情况下,多汗必伤其血,失血亦必伤津,汗血两伤必致阴液枯竭,生命可虞,单伤汗或单伤血,经及时治疗,尚有生机。因此,在治疗中必须遵循"夺血者无汗,夺汗者无血"的原则,才能保全阴液,留得一份生机。《伤寒论》中"疮家不可发汗","衄家不可汗"等说法,可视作对《内经》理论的运用和发挥,同样,其对现今临床实践仍有指导价值。

【原文】

407 黄帝曰:余闻人有精、气、津、液、血、脉,余意以为一气耳,今乃辨为六名,余不知其所以然。岐伯曰:两神相搏[1],合而成形,常先身生,是谓精。何谓气?岐伯曰:上焦开发,宣五谷味[2],熏肤[3],充身,泽毛,若雾露之溉,是谓气。何谓津?岐伯曰:腠理发泄,汗出溱溱[4],是谓津。何谓液?岐伯曰:谷入气满,淖泽[5]注于骨,骨属屈伸,泄泽[6]补益脑髓,皮肤润泽,是谓液。何谓血？岐伯曰：中焦受气取汁，变化而赤，是谓血。何谓脉？岐伯曰：壅遏⁽⁷⁾营气，令无所避，是谓脉。（《灵枢·决气》）

【校注】

(1) 两神相搏：即男女媾合。搏，交、合的意思。马莳注："男女媾精，万物化生，盖当男女相媾之时，两神相合而成人，生男女之形"。

(2) 宣五谷味：宣发布散水谷之精微。

(3) 熏肤：温煦肌肤。熏，同薰。

(4) 汗出溱溱：形容汗出很多。溱溱，众盛貌。

(5) 淖泽：指水谷精微中质稠浊如膏泽的部分。淖，泥沼。

(6) 泄泽：即渗出汁液，滋润补益脑髓。张介宾注："盖津者，液之清者也；液者，津之浊者也。津为汗而走腠理，故属阳；液注骨而补脑髓，故属阴。"

(7) 壅遏：限制、约束。

【导读】

论述了一气分六气、六气的生成及作用。六气皆源于先天，赖后天水谷精微不断充养。由于其性质、分布部位及作用不同，故分为精、气、津、液、血、脉六者。精是构成人体生命的原始物质，能发育成新的生命体，源于先天，赖后天之精不断培育。气在上焦宣发作用下，输布全身，温养脏腑肌腠皮毛。津较清稀，能变为汗，滋润肌肤。液较稠浊，注于骨骼与脑，滑利关节，补益脑髓，润泽皮肤。血由水谷精微经复杂变化而成，具有营养、滋润和维持生命活动的作用。脉是血液运行的道路。六气同源而异名，相互依存，相互转化。为临床治疗六气亏损病证从六气相互关系角度分清主次，审因施治，提供了依据。

【原文】

408　黄帝曰：六气者，有余不足，气之多少，脑髓之虚实，血脉之清浊，何以知之？岐伯曰：精脱⁽¹⁾者，耳聋；气脱者，目不明；津脱者，腠理开，汗大泄；液脱者，骨属屈伸不利，色夭，脑髓消，胫酸，耳数鸣；血脱者，色白，夭然不泽，其脉空虚⁽²⁾，此其候也。黄帝曰：六气者，贵贱何如？岐伯曰：六气者，各有部主也，其贵贱善恶，可为常主，然五谷与胃为大海⁽³⁾也。（《灵枢·决气》）

【校注】

(1) 脱：夺失、耗散。

(2) 其脉空虚：此文前应据《针灸甲乙经》卷一第十二补"脉脱者"三字。丹波元简注："本经脱'脉脱者'三字，当补。若不然，则六脱之候不备。"

(3) 五谷与胃为大海：饮食水谷与胃是六气化生之源。

【导读】

1. 六气耗脱的证候特点

(1) 精脱：肾藏精，开窍于耳，肾精耗脱，耳失精养，出现耳鸣、耳聋之症。治宜补肾填精法，方可用耳聋左慈丸等，临床可酌加丹参、当归、石菖蒲、远志等和血开窍之品，以提高疗效。

（2）气脱：《灵枢·大惑论》云："五藏六府之精气，皆上注于目而为之精。"目之视觉功能全赖五脏六腑精气上奉濡养，其中与肝气的关系尤为密切，《灵枢·脉度》说："肝气通于目，肝和则目能辨五色矣"。本篇"气脱者，目不明"之说，正是建立在上述理论基础之上。临床治疗宜补气升阳为法，方取补中益气汤加减。偏于肝肾精气亏虚者，选用杞菊地黄丸、明目地黄丸之类。

（3）津脱与液脱：津液是人体一切正常水液的总称，理论上津与液有别，临床上津脱与液脱实难区分。在生理情况下，津液有滋润和营养之功；在病理情况下，如津液耗脱则主要表现为脏腑组织器官失于润养，出现"骨属屈伸不利，色夭，脑髓消，胫酸，耳数鸣"等症状。治宜养阴生津为法，方选增液汤、生脉饮之类化裁。

（4）血脱与脉脱："血主濡之"，血的濡养作用可以从面色、肌肉、皮肤、毛发等方面反映出来。血的濡养作用正常，则面色红润，肌肉丰满，肌肤和毛发光滑等；血耗脱则"色白，夭然不泽"。治宜补血、生血，方以四物汤、八珍汤为代表方。至于"脉脱"，原文似阙漏，据《针灸甲乙经》认为当补，否则"六脱之候不备"。《素问·脉要精微论》说："夫脉者，血之府也。"故本篇原文所云"其脉空虚"，既可以认为是"脉脱"的证候，实又寓于血脱的证候之中，两者无实质区别。

2."五谷与胃为大海"的意义

"五谷与胃为大海"的观点，体现了整体观思想及脾胃为后天之本的精神。强调了胃与饮食水谷在生命活动中的重要性。为临床治疗六气亏损的病证从补益脾胃、资其化源角度着手提供了理论依据。

【原文】

409　黄帝问于岐伯曰：人之血气精神者，所以奉生而周于性命⁽¹⁾者也。经脉者，所以行血气而营阴阳⁽²⁾，濡筋骨，利关节者也。卫气者，所以温分肉⁽³⁾，充皮肤，肥⁽⁴⁾腠理，司关合⁽⁵⁾者也。志意⁽⁶⁾者，所以御⁽⁷⁾精神，收魂魄，适寒温，和喜怒者也。是故血和则经脉流行，营复阴阳⁽⁸⁾，筋骨劲强，关节清利矣。卫气和则分肉解利⁽⁹⁾，皮肤调柔，腠理致密矣。志意和则精神专直⁽¹⁰⁾，魂魄不散，悔怒不起，五藏不受邪矣。寒温和则六府化谷，风痹不作，经脉通利，肢节得安矣。此人之常平也。五藏者，所以藏精神血气魂魄者也。六府者，所以化水谷而行津液者也。（《灵枢·本藏》）

【校注】

（1）奉生而周于性命：奉养身体，健全生命活动。奉，养也。周，周全、维护之意。张介宾注："人身以血气为本，精神为用，合是四者以奉生，而性命周全矣。"

（2）营阴阳：即气血营运于三阴三阳。营，营运。杨上善注："十二经脉，行营血气，营于三阴三阳。"

（3）分肉：肌肉有分理，故又称分肉。

（4）肥：肥沃，此引申为滋润。

（5）司关合：指腠理汗孔的开合功能。关，《素问·生气通天论》《阴阳应象大论》王冰注引《灵枢》文作"开"。张志聪亦作"开"。司，掌管、主政。

（6）志意：指人体的自控调节机能，属于神气。神气为生命活动之主宰，可调节精神情志，调摄机体对外界的适应性等。

（7）御：统管、驾驭的意思。

（8）营复阴阳：指血脉运行，往复于周身。营，营运。复，往复。阴阳，内外。

（9）分肉解利：意指肌肉滑润，通利无滞。

（10）精神专直：精神集中而无杂念。张介宾注："专直，如易系所谓其静也专，其动也直，言其专一而正也。"

【导读】

经文阐述了血气精神在生命活动中的重要作用，认为此四者是维持生命活动的基本物质，具体而言，其各自功能有所不同：

（1）经脉：行血气，营阴阳，濡筋骨，利关节。

经脉是血气运行之道，通过经脉将血气敷布到全身，从而达到濡润筋骨，滑利关节的作用。

（2）卫气：温分肉，充皮肤，肥腠理，司开合。

卫气行于阳，具有温煦肌肉，充养皮肤，滋润腠理，主司开合的作用，所以卫气可以抵御外邪的侵入。

（3）志意：御精神，收魂魄，适寒温，和喜怒。

志意在此概括了神气的作用。神气不仅可调节、控制精神魂魄的活动，还能调节机体对外界寒热变化的适应能力。

值得一提的是，本节原文蕴含了《内经》作者对健康的理解。

原文中"人之常平"，即指健康无病之人。健康的标准是什么？本篇提出一个"和"字，即"血和"、"卫气和"、"志意和"、"寒温和"。此"血和"、"卫气和"，可概括为血气运行和畅；"志意和"，可理解为精神活动正常；"寒温和"，意指人能适应外界寒温环境。从中可领悟《内经》关于健康的标准有三条：一是人体机能活动正常，以血气运行和畅为标志，具体表现在"经脉流行，营复阴阳，筋骨劲强，关节清利"，"分肉解利，皮肤调柔，腠理致密"；二是人的精神活动正常，即"志意和"，具体表现在"精神专直，魂魄不散，悔怒不起，五藏不受邪"；三是人体能适应外界的环境，即"寒温和"，具体表现在"六府化谷，风痹不作，经脉通利，肢体得安"。此三条内容，联系近年世界卫生组织关于健康的定义：①躯体无异常；②心理活动正常；③能适应外界环境。其与《内经》所述有异曲同工之妙。这对于二千余年前的《内经》来说，实属难能可贵。

【原文】

410　五谷入于胃也，其糟粕、津液、宗气分为三隧⁽¹⁾。故宗气积于胸中，出于喉咙，以贯心脉⁽²⁾，而行呼吸焉。营气者，泌其津液，注之于脉，化以为血，以荣四末，内注五藏六府，以应刻数⁽³⁾焉。卫气者，出其悍气之慓疾，而先行于四末分肉皮肤之间而不休者也。昼日行于阳，夜行于阴，常从足少阴之分间⁽⁴⁾，行于五藏六府。(《灵枢·邪客》)

【校注】

(1) 三隧：指水谷入胃后，其精微糟粕输布的三条途径。张介宾注："隧，道也。糟粕之道出于下焦，津液之道出于中焦，宗气之道出于上焦，故分为三隧。"

(2) 脉：当从《针灸甲乙经》、《太素》、《诸病源候论》、《外台秘要》作"肺"为是。

(3) 以应刻数：指营气运行节律。古代用铜壶滴漏法计时，一昼夜水下百刻，营气一昼夜运行人身五十周次，即营气运行人身一周，水下二刻，故曰以应刻数。

(4) 常从足少阴之分间：卫气夜行于阴分（五脏），是从足少阴肾经开始。足少阴之分间，指足少阴肾经和足太阳膀胱经的交接处。

【导读】

经文论述宗气、营气、卫气的循行及作用。三者均源于水谷精微，由于各自性质不同，故其循行及作用亦异。宗气积于胸中，走息道，贯心肺，有司呼吸、助心肺行气血的作用。营气运行于脉中，是血液的组成部分，流注于五脏六腑，四肢百骸，有营养全身的作用。卫气昼行于阳，夜行于阴，有温煦肌肤分肉、调节汗孔启闭的作用。这些理论，对于临床治疗宗气下陷所致语声低微、气短懒言，营卫虚弱易感外邪、乏力自汗以及卫气运行失常导致失眠或多眠等病证，具有重要的指导价值。

【原文】

411　黄帝曰：余闻肠胃受谷，上焦出气⁽¹⁾，以温分肉，而养骨节，通腠理，中焦出气⁽²⁾如露，上注谿谷⁽³⁾，而渗孙脉，津液和调，变化而赤为血，血和则孙脉先满溢，乃注于络脉，皆盈，乃注于经脉。阴阳已张，因息乃行⁽⁴⁾，行有经纪，周有道理，与天合同，不得休止。(《灵枢·痈疽》)

【校注】

(1) 上焦出气：指上焦宣发卫气。

(2) 中焦出气：指中焦化生营气。

(3) 谿谷：肌肉之间会合之处。肌肉之大会为谷，小会为谿。

(4) 阴阳已张，因息乃行：指人体脏腑经脉之气血充盛，随呼吸运动有规律地循行。张，充盈、旺盛之意。

【导读】

本节指出卫气营血的生成及作用。卫气营血皆源于水谷精微。卫气由上焦宣散，布于全身，具有温煦分肉、温养筋骨关节、通达腠理的作用。营血如露，化于中焦，行于经脉之中，滋养周身，其运行速度不仅与呼吸之间保持着一定的比例，而且与自然界阴阳消长变化同步。关于卫气营血的生成、循行与作用，在《内经》中有多篇论及，当结合《灵枢·营卫生会》《灵枢·决气》《灵枢·本藏》《灵枢·邪客》《素问·痹论》等篇互参理解。

二、单元小结

1. 论述了精神魂魄心意志思智虑的概念及人的认知思维过程，提出"凡刺之法，先必本于神"的观点。指出神总统于心，分属于五脏。描述了情志过用则伤五脏，五脏病变则神异常的临床表现。

2. 阐述了营卫二气的生成、循行、会合及其主要生理功能。其中营卫二气运行规律的理论，反映了人体生命的节律。根据"血之与气，异名同类"的理论，提出了"夺血者无汗，夺汗者无血"这一重要治疗禁忌。指出睡眠与营卫关系密切，上中下三焦的功能。这些不仅是中医学基本理论的重要组成部分，而且对于应用营卫理论指导临床实践方面，至今仍有其重要的指导价值，故一直被后世医家所遵循并应用于医疗实践中。

3. 指出了精、气、津、液、血、脉的生成、作用及病理变化，六气与水谷精气的关系及六气之间的密切关系。

4. 论述了血气精神、经脉、卫气、志意的生理功能和表现，指出"人之常平"的标志是：血气和、志意和、寒温和，蕴含了健康的标准。

5. 阐述了宗气、营气、卫气的生成循行和作用。

第五单元
经 脉 之 道

经脉，又称经络，是人体运行气血、联络脏腑形体官窍、沟通上下内外的通道。道，规律。经脉之道主要是论述经脉的循行规律及其病变的一般规律。医者决死生，处百病，调虚实，不可不通经脉之道。

一、原文导读

【原文】

501 黄帝曰：人始生，先成精，精成而脑髓生，骨为干，脉为营，筋为刚，肉为墙(1)，皮肤坚而毛发长，谷入于胃，脉道以通，血气乃行。雷公曰：愿卒闻经脉之始生。黄帝曰：经脉者，所以能决死生，处百病，调虚实，不可不通。（《灵枢·经脉》）

【校注】

（1）骨为干，脉为营，筋为刚，肉为墙：指骨、脉、筋、肉的功能。骨骼能支撑人体故为干；脉能营运气血以灌溉周身故为营；筋能约束骨骼，使人刚劲有力故为刚；肉能保护内脏组织，如同墙垣，故为墙。

【导读】

本节首先阐述了对人之生命的认识，认为人是由先天之精气与后天之谷气相合而成。这是唯物论的鲜明体现，它否定了天神创造人的唯心论。接着强调经脉理论在临床上所具有的诊断、治疗疾病的重要价值。最后告诫医生，对如此重要的医学理论不可不通，从中可看到当时医学界对经络学说的重视程度及其在中医学中的重要地位。时至今日，经络研究仍是中医基础理论研究中的一个重要方面，现代科学亦一再证实经络的客观存在以及确实的治疗价值。

【原文】

502 肺手太阴之脉，起(1)于中焦(2)，下络(1)大肠，还(1)循(1)胃口(3)，上膈属(1)肺，从肺系横(1)出腋下，下循臑(4)内，行(1)少阴心主之前，下(1)肘中，循臂内上骨下廉(5)，入(1)寸口，上(1)鱼，循鱼际，出(1)大指之端；其支(6)者，从腕后直出次指内廉，出其端。

是动则病(7)肺胀满，膨膨而喘咳，缺盆(8)中痛，甚则交两手而瞀(9)，此为臂厥(10)。是主肺所生病者(11)，咳，上气喘渴(12)，烦心胸满，臑臂内前廉痛厥(13)，掌中热。气盛有余，则肩背痛风寒(14)，汗出中风，小便数而欠(15)；气虚则肩背痛寒，少气不足以息，溺色变。为此诸病，盛则写之，虚则补之，热则疾之，寒则留之⁽¹⁶⁾，陷下则灸之，不盛不虚，以经取之⁽¹⁷⁾。盛者寸口大三倍于人迎；虚者则寸口反小于人迎也。（《灵枢·经脉》）

【校注】

（1）起、络、还、循、属、横、行、上、下、出、入：经脉循行的起始部位称起；经脉绕行于其相合的脏腑称络；经脉去而复回称还；沿着一定的走向称循；经脉与本脏腑相连称属；平行称横；走过它经的质围称行；自下而上行称上；自上而下行称下；由深部而出浅部的称出；从外向里行称入。

（2）中焦：在此指中院穴部位。马莳注："中焦者即中脘也，在脐上四寸。"

（3）胃口：指胃的上口，贲门。

（4）臑（nào 闹）：上臂肩至肘的部位。

（5）廉：边缘的意思。

（6）支：指正经分出的支脉。

（7）是动则病：指本经脉变动所发生的病证。是，此；动，变动，病变。

（8）缺盆：指锁骨上窝。

（9）瞀（mào 茂）：视物模糊不清。

（10）臂厥：臂部经气厥逆称为臂厥。

（11）是主肺所生病者：此肺经腧穴可主治的病证。是，此。主，主管，主治。

（12）渴：张介宾注："渴，当作喝，声粗急也"。在此形容喘声粗急。

（13）厥：《脉经》《千金要方》《十四经发挥》《普济方》均无此字。

（14）寒：据《脉经》《图经》《千金方》均无此字。

（15）小便数而欠：即小便频数而量少。欠，少也。

（16）热则疾之，寒则留之：热证宜速刺，寒证要留针。疾，速刺法；留，指留针法。

（17）不盛不虚，以经取之：不盛不虚之证，从本经取穴，不施补泻手法。

【导读】

论述肺手太阴经脉的循行部位、经脉病候、虚实辨证、人迎寸口脉对比诊法及治则。

经脉病候包括"是动病"与"是主（某）所生病"。十二经脉皆有此病候。对这两种病候历代有不同的解释，最早见于《难经·二十二难》："是动者气也，所生病者血也"，"气先生病，血后生病"，认为是气血先后之病。此后，有以内外病因分者；有以脏腑与经络分者；有以本经与他经分者；有以外感与内伤分者，等等。其中比较公认的观点是，"是动"是由于本经脉变动而出现的各种病候，其病候彼此之间在病理上必然相互关联。"是主（某）所生病者"是指本经腧穴可主治之病证，可以是本经之病，亦可以旁及他经，病证范围较"是动"广，病候间不一定有病理上的联系。这种解释比较符合本篇经义。

经脉病证的辨证有寒、热、虚、实、陷下及不盛不虚六种，形成经脉辨证的基本形式。在本节中较为详细地分析了肺手太阴经脉"气盛有余"与"气虚"的虚实辨证，其中对"肩背痛"和小便异常的辨证分析可以启发临床辨证施治。

　　本节介绍的人迎寸口合诊法是虚实辨证的内容之一，一般而言，阴脉实证则见寸口脉大于人迎脉；阴脉不足则见寸口反小于人迎。阳脉实证则见人迎脉大于寸口脉；阳脉不足，则人迎反小于寸口。至于盛于多少倍，则反映虚实程度之不同。有关人迎寸口对比诊法在《灵枢·禁服》《终始》篇中亦有记载，可参见。

【原文】

　　503　大肠手阳明之脉，起于大指次指之端，循指上廉，出合谷两骨之间(1)，上入两筋之中(2)，循臂上廉，入肘外廉，上臑外前廉，上肩，出髃骨(3)之前廉，上出于柱骨之会上(4)，下入缺盆，络肺，下膈属大肠；其支者，从缺盆上颈贯(5)颊，入下齿中，还出挟口，交(5)人中，左之右，右之左，上挟(5)鼻孔。

　　是动则病齿痛，颈肿。是主津液所生病者(6)，目黄，口干，鼽衄(7)，喉痹(8)，肩前臑痛，大指次指痛不用。气有余，则当脉所过者热肿；虚者寒慄不复。为此诸病，盛则写之，虚则补之，热则疾之，寒则留之，陷下则灸之，不盛不虚，以经取之。盛者人迎大三倍于寸口，虚者人迎反小于寸口也。（《灵枢·经脉》）

【校注】

　　（1）合谷两骨之间：合谷在指第一掌骨与第二掌骨之间。合谷，穴名。

　　（2）两筋之中：指阳溪穴。该穴在腕部桡侧拇短伸肌腱与拇长伸肌腱的过腕关节处。

　　（3）髃骨：指肩胛骨与锁骨相连接处，亦是肩髃穴处。

　　（4）柱骨之会上：指肩胛骨上方颈骨隆起处的大椎穴。因诸阳经会于大椎，故称会上。

　　（5）贯、交、挟：经脉从中间穿过称贯；经脉彼此交叉谓交；经脉并行于两旁称挟。

　　（6）是主津液所生病者：大肠手阳明经腧穴主治津液病变所产生的病证。因大肠主津，且大肠与肺为表里，肺主气敷布津液，故大肠经腧穴主治津液所生病证。

　　（7）鼽（qiú 求）衄：鼻塞称鼽，鼻出血称衄。

　　（8）喉痹：为咽喉肿痛的统称。

【导读】

　　论述大肠手阳明经的循行路线，经脉病候及虚实寒热辨证，寸口人迎诊脉法及治疗原则。其中虚实寒热 辨证两端分明。"气有余则当脉所过者热肿，虚则寒慄不复"。这与临床实践相符合。邪热入结大肠，大肠燥热或燥屎内结，其经脉所过之处多见红、肿、热、痛、出血、干燥之证，如齿龈肿痛、颈痛、喉痹、鼽衄、便秘；而大肠气虚，阳气失于温运，则主津、传化水谷功能减退，出现肠鸣飧泄、畏寒怕冷；阳气不能养筋，则肩臂指端寒痛不休，麻木不仁。此虚实辨证颇有临床指导价值。

【原文】

　　504　胃足阳明之脉，起于鼻之(1)交頞中(2)，旁纳(3)太阳之脉，下循鼻外，入上齿中，还出挟口环(4)唇，下交承浆(5)，却(4)循颐(6)后下廉，出大迎(7)，循颊车⁽⁸⁾，上耳前，过⁽⁴⁾客主人⁽⁹⁾，循发际，至额颅；其支者，从大迎前下人迎，循喉咙，入缺盆，下膈，属胃络脾；其直⁽⁴⁾者，从缺盆下乳内廉，下挟脐，入气街中；其支者，起于胃口，下循腹里，下至气街⁽¹⁰⁾中而合⁽⁴⁾，以下髀关⁽¹¹⁾，抵⁽⁴⁾伏兔⁽¹¹⁾，下膝膑中，下循胫外廉，下足跗⁽¹²⁾，入中指内间；其叉者，下廉⁽¹³⁾三寸而别⁽⁴⁾，下入中指外间；其支者，别跗上，入大指间，出其端。

是动则病洒洒振寒⁽¹⁴⁾，善呻，数欠，颜⁽¹⁵⁾黑。病至则恶人与火，闻木声则惕然而惊，心欲动，独闭户塞牖而处，甚则欲上高而歌，弃衣而走，贲响⁽¹⁶⁾腹胀，是谓骭厥⁽¹⁷⁾。是主血所生病者⁽¹⁸⁾，狂疟温淫⁽¹⁹⁾汗出，鼽衄，口喎⁽²⁰⁾，唇胗⁽²¹⁾，颈肿，喉痹，大腹，水肿，膝膑肿痛；循膺乳、气街、股、伏兔、骭外廉、足跗上皆痛，中指不用，气盛则身以前皆热。其有余于胃，则消谷善饥，溺色黄；气不足则身以前皆寒栗，胃中寒则胀满。为此诸病，盛则写之，虚则补之，热则疾之，寒则留之，陷下则灸之，不盛不虚，以经取之。盛者人迎大三倍于寸口，虚者人迎反小于寸口也。（《灵枢·经脉》）

【校注】

（1）之：《太素》《脉经》《针灸甲乙经》《千金要方》中均无。

（2）頞（è遏）中：指鼻梁的凹陷处。頞，即鼻梁。

（3）纳：《针灸甲乙经》《铜人》《十四经发挥》均作"约"，有缠束的意思。

（4）环、却、过、直、合、抵、别：经脉环绕于某部四周称环；经脉进而退却称却；经脉通过支节的旁边称过；经脉直行的称直；两支相并称合；到达为抵；另出分支称别。

（5）承浆：穴名，位于下唇中央下方凹陷处，属任脉经。

（6）颐（yí宜）：口角后，腮的下方。

（7）大迎：穴名。位于下颌部咬肌止端的前缘处。

（8）颊车：穴名。位于下颌骨角的前上方，均属足阳明胃经。

（9）客主人：上关穴的别名，位于面部颧弓上缘微上方，距耳郭前缘一寸凹陷处，属足少阳胆经。

（10）气街：气冲穴的别名，位于腹正中线脐下五寸，旁开二寸处，属足阳明胃经。

（11）髀关、伏兔：均为穴名。髀关，位于大腿前外侧，属足阳明胃经。伏兔，别名外勾，位于大腿前外侧，肌肉隆起处。

（12）足跗：足背部。

（13）下廉：《甲乙》、《太素》均为"下膝"。

（14）洒洒（xiǎn显）振寒：形容寒栗貌。

（15）颜：指额部。

（16）贲响：肠鸣亢进。张介宾注："贲响，肠胃雷鸣也。"

（17）骭（gàn干）厥：指循行于足胫部的胃经气血逆乱。骭，小腿。

（18）是主血所生病者：足阳明胃主治血所生病证。因胃为水谷之海，主化生营血。故血之病可由阳明胃主治。张介宾注："中焦受谷，变化而赤为血，故阳明为多气多血之经，而主血所生病者。"

（19）温淫：指温热之邪淫泆漫延。

（20）口喎：口角歪斜。

（21）唇胗（zhěn 枕）：口唇部的疱疹。胗，同疹。

【导读】

讨论胃足阳明之脉的循行路线，经脉病候，虚实寒热辨证，寸口人迎脉诊法及治则。

胃足阳明之是动病证候，多为狂证，与《素问·阳明脉解》及《素问·厥论》中"阳明之厥"所描述的证候相类，提示古人认为精神状态异常不仅与心失神明相关，亦与阳明胃病变关系密切，而且其表现多为阳证、实证。故临床治疗狂证常用白虎汤、承气汤而取效，亦正说明这一机理。

"是主血所生病者"句主要针对血气生化无源的血虚病证和血热证而言，因"中焦受气取汁，变化而赤是谓血"（《灵枢·决气》）。若生化乏源则血虚，若邪入多气多血之乡则易热盛，《素问·阳明脉解》说："阳明主肉，其脉血气盛，邪客之则热。"故而多见血热病证。当然，胃阳明脉主血生病者，并非指主治所有的血病。故此主血所生病的功能，与心主血脉、肝藏血、脾统血之功能并无矛盾之处。

在"所生病"的病候中罗列了 14 种病候，这些病候有的与这条经脉循行部位经气逆乱有关，有的与阳明胃的功能障碍有关，均可从胃阳明经脉进行治疗，这正是《内经》中明确倡导的"异病同治"治疗思想的最好注释。

【原文】

505　脾足太阴之脉，起于大指之端，循指内侧白肉际（1），过核骨（2）后，上内踝前廉，上踹（3）内，循胫骨后，交出厥阴之前，上膝股内前廉，入腹，属脾，络胃，上膈，挟咽，连舌本（4），散舌下；其支者，复从胃别上膈，注心中。

是动则病舌本强，食则呕，胃脘痛，腹胀善噫，得后与气（5），则快然如衰，身体皆重。是主脾所生病者，舌本痛，体不能动摇，食不下，烦心，心下急痛，溏瘕泄（6），水闭，黄疸，不能卧，强立股膝内肿厥，足大指不用。为此诸病，盛则写之，虚则补之，热则疾之，寒则留之，陷下则灸之，不盛不虚，以经取之。盛者寸口大三倍于人迎，虚者寸口反小于人迎也。（《灵枢·经脉》）

【校注】

（1）白肉际，又称赤白肉际。手足两侧阴阳面分界处。

（2）核骨：足大指本节后，内侧突起的圆骨，形如果核，故名。

（3）踹（zhuān 专）：《针灸甲乙经》《太素》均作"腨"。腨，《说文》："腨，腓肠也。"即腓肠肌部，俗名小腿肚。

（4）舌本：即舌根。张介宾注："本，根也。"

（5）后与气：大便和矢气。后，大便。气，矢气，俗称放屁。

（6）溏瘕泄：指大便溏薄和痢疾的病证。溏，大便稀溏。瘕泄，此指痢疾。《难经·五十七难》："大瘕泄者，里急后重，数至圊而不能便。"

【导读】

阐述脾足太阴之脉的循行路线、经脉病候、治则及人迎寸口诊脉法。脾足太阴脉的是动病、所生病的证候以脾主运化的功能障碍或减退为主，其中强调"舌本痛"、"舌本强"，说明脾脉与舌本不仅有经脉上的联系，在病理上亦有密切相关。脾气不运，胃气上逆，舌本强，运动不利，兼见呕吐、善噫、胃痛等症；脾气阻滞，不通则痛，则舌本痛，食不下，心下急痛诸证层出。由此启发临床，见舌本病变，不必只从肾经经络阻滞分析，还可以从脾之经脉病变辨证。

【原文】

506　心手少阴之脉，起于心中，出属心系[1]，下膈络小肠；其支者，从心系上挟咽，系目系[2]；其直者，复从心系却上肺，下出腋下，下循臑内后廉，行太阴、心主[3]之后，下肘内，循臂内后廉，抵掌后锐骨[4]之端，入掌内后廉，循小指之内出其端。是动则病嗌干，心痛，渴而欲饮，是谓臂厥。是主心所生病者，目黄，胁痛，臑臂内后廉痛厥，掌中热痛。为此诸病，盛则写之，虚则补之，热则疾之，寒则留之，陷下则灸之，不盛不虚，以经取之。盛者寸口大再倍于人迎，虚者寸口反小于人迎也。（《灵枢·经脉》）

【校注】

（1）心系：指心与其他脏器相联系的脉络。

（2）目系：又名眼系、目本。眼球内连于脑的脉络。

（3）太阴、心主：即手太阴经和手厥阴经。

（4）锐骨：掌后小指侧的高骨。

【导读】

论述心手少阴之脉的循行路线、经脉病候、治则及本经的人迎寸口诊脉法。

其"是动病"和"所生病"之证候以心经火旺为主，显示心火旺盛，津液受损，经脉气逆而滞的病理。

"目黄"者，属于黄疸一类病证，上文脾足太阴之脉亦有黄疸之证。虽然二经均有黄疸出现，但病机可能不相同，此为心火亢盛所致，宜栀子黄连辈苦寒清心以治之；彼可见于脾经湿热，如《金匮要略·黄疸病脉证并治》中所说："脾色必黄，瘀热以行"。宜以栀子柏皮汤、茵陈蒿汤治之。合二者以观之，从中可得到"同病异治"的启示。

【原文】

507　小肠手太阳之脉，起于小指之端，循手外侧上腕，出踝[1]中，直上循臂骨下廉，出肘内侧两筋[2]之间，上循臑外后廉，出肩解[3]，绕肩胛，交肩上，入缺盆络心，循咽下膈，抵胃属小肠；其支者，从缺盆循颈上颊，至目锐眦[4]，却入耳中；其支者，别颊上𬇙抵鼻[5]，至目内眦，斜络于颧。

是动则病嗌痛颔(6)肿，不可以顾，肩似拔，臑似折。是主液所生病者(7)，耳聋，目黄颊肿，颈颔肩臑肘臂外后廉痛。为此诸病，盛则写之，虚则补之，热则疾之，寒则留之，陷下则灸之，不盛不虚，以经取之。盛者人迎大再倍于寸口，虚者人迎反小于寸口也。(《灵枢·经脉》)

【校注】

(1) 踝：掌后小指侧的高骨。

(2) 两筋：应据《针灸甲乙经》《太素》改为"两骨"。肘后内侧小海穴处。张介宾注："出肘内侧两骨间陷中，小海穴也。"

(3) 肩解：即肩与臂两骨相接处。

(4) 目锐眦（zì 自）：目锐眦，即眼外角。眦，眼角。

(5) 颥（zhuō 拙）：眼眶的下方，包括颧骨内连及上牙床的部位。

(6) 颔（hàn 憾）：指腮下。

(7) 是主液所生病者：手太阳小肠经腧穴主治水液代谢障碍所产生的病证。因小肠主受盛胃中腐熟后的水谷，再进一步消化和分别清浊，故参与水液代谢，而能主治水液代谢障碍所生之病。张介宾注："小肠主泌别清浊，病则水谷不分而流行无制，是主液所生病也"。

【导读】

论述小肠手太阳之脉的循行路线、经脉病候、治则及人迎寸口诊脉法。

手太阳小肠经的病候以肿痛为主，系心火亢盛，移热于小肠经所致，故为实热之证。"颔痛颊肿"是痄腮、发颐的主要证候，好发于小儿，本篇认为此候可见于手太阳小肠经、手阳明大肠经、足阳明胃经及下文的手足少阳经。提示治疗此病，不必局限于少阳经脉，仅用疏风清热之品，还可清心泻火，通导小肠之热；清热泻火以清阳明胃及大肠之热。

再如耳聋一症，小肠手太阳之脉入耳中，小肠经脉外感风热，可见耳聋、发热、嗌痛、目眵、小便黄赤等症，所以耳聋未必皆为肾亏，治疗耳聋须辨虚实，外感耳聋可从小肠经或少阳经辨治。

【原文】

508 膀胱足太阳之脉，起于目内眦，上额交巅(1)；其支者，从巅至耳上角；其直者，从巅入络脑，还出别下项，循肩髆(2)内，挟脊抵腰中，入循膂(3)，络肾属膀胱；其支者，从腰中下挟脊贯臀，入腘中；其支者，从髆内左右，别下贯胛，挟脊内，过髀枢(4)，循髀外，从后廉下合腘中，以下贯腨内，出外踝之后，循京骨(5)至小指外侧。

是动则病冲头痛(6)，目似脱，项似拔，脊痛，腰似折，髀不可以曲，腘如结(7)，腨如裂，是为踝厥(8)。是主筋所生病者(9)，痔、疟、狂、癫疾、头囟(10)项痛，目黄，泪出，鼽衄，项、背、腰、尻(11)、腘、腨、脚皆痛，小指不用。为此诸病，盛则写之，虚则补之，热则疾之，寒则留之，陷下则灸之，不盛不虚，以经取之。盛者人迎大再倍于寸口，虚者人迎反小于寸口也。(《灵枢·经

脉》)

【校注】

(1) 巅：指头顶正中点，当百会穴处。

(2) 肩髆（bó 搏）：髆，同膊，指肩胛。

(3) 膂（lǚ 旅）：指脊柱两侧的肌肉。张介宾注："挟脊两旁之肉曰膂。"

(4) 髀（bì 婢）枢：股骨上端的关节部位，相当于环跳穴处。

(5) 京骨：足小指外侧本节后突出的半圆骨。又穴名。

(6) 冲头痛：邪气上逆冲脑之头痛。张介宾注："本经脉上额交巅入络脑，故邪气上冲而为头痛。"

(7) 腘如结：指腘部筋脉有捆绑感，不能随意运动。

(8) 踝厥：因本经经气逆乱，从外踝部向上厥逆的病证，故称踝厥。

(9) 是主筋所生病者：太阳膀胱经主治筋脉所生的病证。因太阳经为诸阳主气，其阳气盛，《素问·生气通天论》说："阳气者，精则养神，柔则养筋。"所以主治筋脉所发生的病证。

(10) 头顖（xìn 信）：囟门。此指头顶部。

(11) 尻：尾骶骨处。

【导读】

阐述足太阳膀胱经脉循行部位、经脉病候、治则及人迎寸口脉诊。

膀胱足太阳经病候中最显著的证候是从头目、颈项，沿着经脉所过之处直至腰尻髀腘踹的疼痛及活动不利，此乃外感病初起的常见证候。目前临床对外感初起的骨节疼痛常用荆防败毒散之类，发散太阳经之寒邪；若因风寒湿入侵诸多骨节所致的痹证，用羌活胜湿汤类取效，所用药物大多入太阳经。

痔由湿热瘀血留滞下注所致，可从本经八髎、承山、承筋等穴治疗。癫疾狂证都表现为神志失常，《伤寒论》中膀胱蓄血证就有其人如狂的主证。衄多见于伤寒初起，若郁热较甚，则可见到鼻衄，徐灵胎认为此衄乃与邪从汗解者具有同样意义，俗称"红汗"。目黄说明黄疸与膀胱亦有关，仲景认为发黄有小便不利的症状，若小便自利，则黄从小便而去，故利膀胱通小便不失为治疗发黄的重要方法之一。

可见，病候虽多，但均可通过本经的腧穴和脏腑进行治疗，此亦《内经》异病同治范例之一。

【原文】

509　肾足少阴之脉，起于小指之下，邪走足心(1)，出于然谷(2)之下，循内踝之后，别入跟中，以上踹内，出腘内廉，上股内后廉，贯脊属肾，络膀胱；其直者，从肾上贯肝膈，入肺中，循喉咙，挟舌本；其支者，从肺出络心，注胸中。

是动则病饥不欲食，面如漆柴(3)，咳唾则有血，喝喝(4)而喘，坐而欲起，目睆睆⁽⁵⁾，如无所见，心如悬若饥状；气不足则善恐，心惕惕如人将捕之，是谓骨厥⁽⁶⁾。是主肾所生病者，口热舌干，咽肿上气，嗌干及痛，烦心，心痛，黄疸，肠澼，脊股内后廉痛，痿厥⁽⁷⁾，嗜卧，足下热而痛。为此诸病，盛则写之，虚则补之，热则疾之，寒则留之，陷下则灸之，不盛不虚，以经取之。灸则强食生肉，缓带披发，大杖重履而步⁽⁸⁾。盛者寸口大再倍于人迎，虚者寸口反小于人迎也。（《灵枢·经脉》）

【校注】

（1）邪走足心：斜着走向足心的涌泉穴。邪，与斜同。

（2）然谷：穴名，别名龙渊、然骨，属足少阴经，位于内踝前大骨下陷中。

（3）面如漆柴：形容面色憔悴，黯黑无光。漆柴，烧成焦黑的柴炭。

（4）喝喝：喘息声。

（5）睆睆（huāng 荒）：视物不清貌。

（6）骨厥：肾主骨，因本经经脉之气上逆而出现的证候，称为骨厥。

（7）痿厥：四肢痿弱逆冷的病证。

（8）灸则强食生肉，缓带披发，大杖重履而步：针灸之后增加营养，促使肌肉生长，并放宽衣带，散开头发，使形体舒展，手持大杖，脚着重履散步，使气血通畅。张介宾注："生肉，厚味也，味厚所以补精。缓带披发，大杖重履而步，节劳也，安静所以养气，诸经不言此法，而唯肾经言之者，以真阴所在，精为元气之根也。"

【导读】

论述足少阴之脉的循行部位、经脉病候、气不足的辨证、治则、本经虚实的人迎寸口脉诊以及养生方法。

本节不似上文肺手太阴经、大肠手阳明经、胃足阳明经等经脉论述中均有"气盛有余""气虚不足"的虚实辨证，此节只论"气不足"，而无"气有余"，这是耐人寻味的。观历代医家对足少阴肾之疾病大多从虚论治，说明这一理论符合客观实际，因而有临床指导价值。如外感热病，《伤寒论》中少阴病不论寒化热化均为虚证；温病后期，真阴被耗，责在肝肾阴虚；内伤杂病中往往久病及肾。但临床上并非肾无实证，如《灵枢·本神》曰："肾气虚则厥，实则胀"；临床见肾病水肿的寒实证和相火偏亢的肾热证，但治疗常用泻其他脏腑的方法而不直接泻肾。再者，肾虽亦有实证，但远少于虚证，故李东垣说："肾本无实，不可泻"。（《东垣十书·肾脏苦欲补写药味》）李濚云："肾无实不可泻，故无泻肾之药……人之五脏，惟肾无实"。（《身经通考·肾脏得病虚实横逆治法》）由此可见，对足少阴肾经疾病的辨证论治规律从病理角度看，肾病有虚实，而以虚为主；从治疗角度看，重在于补。可见此处言虚不言实，有深刻医理。

【原文】

510　心主手厥阴心包络之脉，起于胸中，出属心包络，下膈，历络三焦⁽¹⁾；其支者，循胸出胁，下腋三寸，上抵腋下，循臑内，行太阴少阴之间，入肘中，下臂，行两筋之间，入掌中，循中指出其端；其支者，别掌中，循小指次指⁽²⁾出其端。

是动则病手心热，臂肘挛急，腋肿，甚则胸胁支满，心中憺憺大动⁽³⁾，面赤目黄，喜笑不休。是主脉所生病者⁽⁴⁾，烦心，心痛，掌中热。为此诸病，盛则写之，虚则补之，热则疾之，寒则留之，陷下则灸之，不盛不虚，以经取之。盛者寸口大一倍于人迎，虚者寸口反小于人迎也。（《灵枢·经脉》）

【校注】

（1）历络三膲：依次联络上、中、下三焦。历，有经历的意思。膲、焦通用。

（2）小指次指：从小指数起的第二指，即无名指。

（3）心中憺憺（dàn 淡）大动：心中动悸，心神不安。憺憺，震撼，在此形容心慌、心悸。

（4）是主脉所生病者：心主手厥阴心包络之腧穴主治血脉病变所产生的病证。因心主血脉，诸脉皆属于心，心包络是心的外卫，代心受邪，故云主脉所生病。张志聪注："心主血而包络代君行令，故主脉，是主脉之包络所生病者。"

【导读】

论述心主手厥阴心包络之脉的循行部位、经脉病候、治则及本经虚实的人迎寸口脉诊。

心包络为心之城郭，具代心受邪之功能，故其病候有与心手少阴经病候相似之处，如心痛，掌中热（手心热），目黄，臂肘挛急，腋肿（属臂厥之类）等，均是心火亢盛的表现；但亦有心手少阴经病候未及的病候，如心中憺憺大动，喜笑不休，烦心等证，此为心火亢盛，神明被扰之象，此候不在心手少阴经脉中论述，盖因心包络（膻中）是"臣使之官，喜乐出焉"，故心神失守之候可在此表现于外。

【原文】

511　三焦手少阳之脉，起于小指次指之端，上出两指之间⁽¹⁾，循手表腕⁽²⁾，出臂外两骨⁽³⁾之间，上贯肘，循臑外上肩，而交出足少阳之后，入缺盆，布膻中，散落⁽⁴⁾心包，下膈，循属三焦；其支者，从膻中上出缺盆，上项，系耳后直上，出耳上角，以屈下颊至䪼；其支者，从耳后入耳中，出走耳前，过客主人前，交颊，至目锐眦。

是动则病耳聋浑浑焞焞⁽⁵⁾，嗌肿，喉痹。是主气所生病者⁽⁶⁾，汗出，目锐眦痛，颊痛，耳后肩臑肘臂外皆痛，小指次指不用。为此诸病，盛则写之，虚则补之，热则疾之，寒则留之，陷下则灸之，不盛不虚，以经取之。盛者人迎大一倍于寸口，虚者人迎反小于寸口也。（《灵枢·经脉》）

【校注】

（1）两指之间：指小指、无名指之间。

（2）手表腕：指手背腕关节处。手表，指手背。

（3）两骨：指前臂外侧尺骨和桡骨。

（4）落：《针灸甲乙经》《太素》均作"络"。

（5）浑浑焞焞（tūn 吞）：形容听觉模糊不清。张介宾注："浑浑焞焞，耳聋声也。"

（6）是主气所生病者：三焦手少阳之经腧穴可主治气病所产生的病证。《难经·三十九难》说："三焦者，水谷之道路，气之所终始"，并称三焦为"原气之别使，主持诸气。"故三焦手少阳之经可主治气之病证。

【导读】

论述三焦手少阳之脉的循行部位、经脉病候、治则及本经虚实的人迎寸口脉诊法。

嗌肿、喉痹之证在本篇中见于多处，除见于本经病证之外，还见于手阳明大肠经、足阳明胃经、手太阳小肠经、足少阴肾经等诸经病候。此证主要由于火热上冲所致，但火有虚实之分，实证如少阳三焦相火，阳明肠胃燥火，心肝阳热之火；虚火有因阴虚水不制火；或阳虚火不归元，责之于肾。张介宾对此论述甚详："辨此者，但察其从情志郁怒起者，多属少阴、厥阴；以口腹肥甘辛热而起者，多属阳明；凡患此者，多宜以实火论治。至若少阴之候，则非此之比，……若因酒色过度以致真阴亏损者，此肾中虚火上炎也，非壮水不可；又有火虚于下而格阳于上，此无根之火，即肾中之真寒证也，非温补命门不可"（《景岳全书·杂证谟》）。可见此证亦须明辨虚实，而后可行同病异治之法。

【原文】

512　胆足少阳之脉，起于目锐眦，上抵头角[1]，下耳后，循颈行手少阳之前，至肩上，却交出手少阳之后，入缺盆；其支者，从耳后入耳中，出走耳前，至目锐眦后；其支者，别锐眦，下大迎，合于手少阳，抵于𬼘，下加颊车[2]，下颈合缺盆以下胸中，贯膈络肝属胆，循胁里，出气街，绕毛际[3]，横入髀厌[4]中；其直者，从缺盆下腋，循胸过季胁，下合髀厌中，以下循髀阳[5]，出膝外廉，下外辅骨[6]之前，直下抵绝骨[7]之端，下出外踝之前，循足跗上，入小指次指之间；其支者，别跗上，入大指之间，循大指歧骨[8]内，出其端，还贯爪甲，出三毛[9]。

是动则病口苦，善太息[10]，心胁痛不能转侧，甚则面微有尘[11]，体无膏泽[12]，足外反热，是为阳厥[13]。是主骨所生病者[14]，头痛颔痛，目锐眦痛，缺盆中肿痛，腋下肿，马刀侠瘿[15]，汗出振寒，疟，胸胁肋髀膝外至胫绝骨外踝[16]前及诸节皆痛，小指次指不用。为此诸病，盛则写之，虚则补之，热则疾之，寒则留之，陷下则灸之，不盛不虚，以经取之。盛者人迎大一倍于寸口，虚者人迎反小于寸口也。（《灵枢·经脉》）

【校注】

（1）头角：即额角。

（2）下加颊车：向下经过颊车处。加，居其位之意。

（3）毛际：指耻骨部的阴毛处。

（4）髀厌：即髀枢。

（5）髀阳：大腿的外侧。

（6）外辅骨：即腓骨。

（7）绝骨：在外踝直上三寸许腓骨的凹陷处。

（8）大指歧骨：指足大趾、次趾间的骨缝。

（9）三毛：亦称丛毛、聚毛。此指足大趾爪甲后二节间背面有毛的部位。

（10）太息：即叹气。

（11）面微有尘：形容面色灰暗，像蒙了一层尘土一样。杨上善注："足少阳起面，热甚则头颅前热，故面尘色也。"

（12）体无膏泽：皮肤枯槁，失于润泽。

（13）阳厥：指足少阳之气厥逆引起的病证。

（14）是主骨所生病者：足少阳胆经可主治其经脉所过部位骨的病证。

（15）马刀侠瘿：即瘰疬。生于腋下，其形长，质坚硬，形似马刀，故名马刀；发于颈旁，形如贯珠的，称为侠瘿。两处病变常相关联，故马刀、侠瘿并称。

（16）外髁：《太素》作"外踝"。

【导读】

论述胆足少阳之脉的循行路线、经脉病候、治则及本经虚实的人迎寸口诊脉法。

"阳厥"之证有口苦善太息，心胁痛不能转侧，甚则面微有尘，体无膏泽等证候，是肝胆火旺，引动足少阳经气厥逆所致。《内经》中还有一处涉及"阳厥"病名，《素问·病能论》说："帝曰：有病怒狂者，此病安生？岐伯曰：阳气者，因暴折而难决，故善怒也，病名曰阳厥"，其病机亦与少阳有关，可见阳厥为少阳经病变，不仅有阳热之证，还可有阳狂表现。

【原文】

513　肝足厥阴之脉，起于大指丛毛之际，上循足跗上廉，去内踝一寸，二踝八寸，交出太阴之后，上腘内廉，循股阴⁽¹⁾入毛中，过阴器，抵小腹，挟胃属肝络胆，上贯膈，布胁肋，循喉咙之后，上入颃颡⁽²⁾，连目系，上出额，与督脉会于巅；其支者，从目系下颊里，环唇内；其支者，复从肝别贯膈，上注肺。

是动则病腰痛不可以俛仰⁽³⁾，丈夫㿉疝⁽⁴⁾，妇人少腹痛，甚则嗌干，面尘脱色。是主肝所生病者，胸满呕逆飧泄，狐疝⁽⁵⁾遗溺闭癃⁽⁶⁾。为此诸病，盛则写之，虚则补之，热则疾之，寒则留之，陷下则灸之，不盛不虚，以经取之。盛者寸口大一倍于人迎，虚者寸口反小于人迎也。（《灵枢·经脉》）

【校注】

（1）股阴：大腿内侧。

（2）颃颡（háng sǎng 航嗓）：咽后壁上的后鼻道。

（3）俛仰：身体前后俯仰。俛，同俯。

（4）㿗疝：疝气之一，睾丸肿痛下坠的病证。

（5）狐疝：俗称小肠气。症见腹股沟肿块时大时小，时上时下，如狐之出没无常，故名。

（6）闭癃：病证名。指排尿困难，点滴而下，甚则闭塞不通。

【导读】

论述肝足厥阴之脉的循行路线、经脉病候、治则及本经虚实的人迎寸口诊脉法。

十二经病候中有狐疝、㿗疝者，仅见本经一处。虽疝有多种，而历代医家对疝的论述均不离于足厥阴肝经。如张子和说："诸疝皆归肝经"，"为疝者必本之厥阴"（《儒门事亲·疝本肝经宜通勿塞论》）。故临床治疝总以理气疏肝为主。

此外本节提示医生，遗尿、闭癃等证并非只属肾与膀胱等脏腑病变，与肝经也有关，肝气痹阻亦可导致小便异常，故可启发临床治疗思路。

二、单元小结

1. 论述了十二经脉的循行路线，形成经脉运行如环无端的循环系统。

2. 分析经脉之气的虚实辨证，但肾足少阴之脉不论实证，提示肾多虚证。

3. 描述了十二经病候，"是动则病"与"是主（某）所生病者"，内容丰富，对临床"同病异治"、"异病同治"有深刻的启示。

4. 论述了人迎寸口诊断十二经虚实的脉法。

第六单元

百病始生

百病，多种疾病；始生，开始发生。《灵枢》有"百病始生"篇名。本单元主要讨论疾病发生、发展变化的机理，包括病因、发病、病机和传变等内容。

一、原文导读

【原文】

601　黄帝问于岐伯曰：夫百病之始生也，皆生于风雨寒暑，清湿$^{(1)}$喜怒。喜怒不节则伤藏，风雨则伤上，清湿则伤下，三部之气$^{(2)}$，所伤异类，愿闻其会$^{(3)}$。岐伯曰：三部之气各不同，或起于阴，或起于阳，请言其方$^{(4)}$。喜怒不节则伤藏，藏伤则病起于阴也；清湿袭虚$^{(5)}$，则病起于下；风雨袭虚，则病起于上，是谓三部。至于其淫泆$^{(6)}$，不可胜数。

黄帝曰：余固不能数，故问先师，愿卒闻其道。岐伯曰：风雨寒热，不得虚$^{(7)}$，邪不能独伤人。卒然逢疾风暴雨而不病者，盖无虚，故邪不能独伤人。此必因虚邪之风$^{(8)}$，与其身形，两虚相得，乃客其形$^{(9)}$，两实相逢，众人肉坚$^{(10)}$，其中于虚邪也，因于天时，与其身形，参以虚实，大病乃成$^{(11)}$。气有定舍，因处为名$^{(12)}$，上下中外，分为三员$^{(13)}$。（《灵枢·百病始生》）

【校注】

(1) 清湿：寒湿，指地之寒湿邪气。

(2) 三部之气：即伤于上部的风雨，伤于下部的清湿，伤于五脏的喜怒邪气。

(3) 会：会悟，领会，会通。

(4) 方：道理、规律。

(5) 袭虚：乘虚侵袭。

(6) 淫泆：浸淫传布。淫，浸淫。泆，同溢，有扩散之意。

(7) 不得虚：不遇到正气虚的机体。

(8) 虚邪之风：致病的异常气候。《灵枢·九宫八风》："风从其所居之乡来为实风，主生，长养万物；从其冲后来为虚风，主杀主害"。虚邪，虚风之邪；气候异常为虚风，气候正常为实风。

(9) 两虚相得，乃客其形：虚邪遇到正气虚弱之人，则会留滞于人体而发病。两虚，虚邪之风与正气虚弱的机体；相得，相逢、相遇。

(10) 两实相逢，众人肉坚：正气充实的人在正常的气候下，就会身体健康。两实，一指正气充实，一指实风。实风，见《灵枢·九宫八风》。

（11）参以虚实，大病乃成：杨上善注："参，合也。虚者，形虚也；实者，邪气盛实也。两者相合，故大病成也。"

（12）气有定舍，因处为名：邪气伤人有一定的部位，根据不同部位而确定其病名。气，指邪气。定舍，停留之处。因，凭借、根据。

（13）上下中外，分为三员：马莳注："盖人身大体自纵而言之，则以上中下为三部；自横而言之，则以在表、在里、半表半里为三部，故谓之上下中外之三员也。"

【导读】

1. 论述病因分类及其与发病部位的关系

本节将致病因素分为三类：一者天之风雨寒暑，易伤人身上部；二者地之清湿，易伤人身下部；三者喜怒不节，易伤内脏。邪气不同，伤人途径也不同。七情伤人，直接引起在内的五脏气机变化，故曰起于阴；天、地邪气伤人，从在外肌肤而入，故曰起于阳。在起于阳的天、地邪气中又有伤于上、伤于下的不同。所谓"上"，有上部、外部之义，又因天阳主动，故风雨邪气伤人，症状初起多有上半身症状突出的表证；所谓"下"，有下部、在里之义，又因地阴主静，清湿邪气伤人，多无明显的表证，多停留于肌肉筋脉，传变较慢。

2. 将病因分为天、地、人三类，是《内经》一贯的学术思想

《素问·阴阳应象大论》云："天之邪气，感则害人五藏；水谷之寒热，感则害于六府，地之湿气，感则害皮肉筋脉"。这里的"水谷寒热"与本节的"喜怒不节"，概指人的社会生活、饮食起居及精神情志活动等因素，即"人事"。

3. 阐发外感病发病机理，强调正气在发病中的重要性

在三部之气中，天之邪气风雨寒暑为病尤为多见，所以本节重点论述风雨寒暑的发病机理。"风雨寒热，不得虚，邪不能独伤人"，虽有虚风邪气，只要人体正气不虚，就不能单独使人发病；"两虚相得，乃客其形"，只有当人体正气内虚时，虚风邪气才能产生致病作用，形成外感病，从而阐明了风雨寒热邪气发病的机理，既突出邪气的致病作用，又强调正气的主导地位。这里须防止对"盖无虚，故邪不能独伤人"的误解，不能认为只要"正气存内"，便是"邪不可干"。其实《内经》也十分强调"避其毒气"（《素问·刺法论》）、"虚邪贼风，避之有时"（《素问·上古天真论》），因此，我们要正确认识《内经》的发病观，全面认识正气、邪气在发病中的意义，不可断章取义。

【原文】

602　是故虚邪之中人也，始于皮肤，皮肤缓(1)则腠理开，开则邪从毛发入，入则抵深，深则毛发立，毛发立则淅然(2)，故皮肤痛。留而不去，则传舍于络脉，在络之时，痛于肌肉，其痛之时息(3)，大经乃代(4)。留而不去，传舍于经。在经之时，洒淅喜惊(5)。留而不去，传舍于输(6)。在输之时，六经不通，四支则支节痛，腰脊乃强。留而不去，传舍于伏冲之脉(7)，在伏冲之时，体重身痛。留而不去，传舍于肠胃，在肠胃之时，贲响(8)腹胀，多寒则肠鸣飧泄，食不化；多热则溏出麋(9)。留而不去，传舍于肠胃之外，募原(10)之间，留著于脉。稽留而不去，息而成积⁽¹¹⁾。或著孙脉，或著络脉，或著经脉，或著输脉，或著于伏冲之脉，或著于膂筋⁽¹²⁾，或著于肠胃之募原，上连于缓筋⁽¹³⁾。邪气淫泆，不可胜论⁽¹⁴⁾。(《灵枢·百病始生》)

【校注】

(1) 皮肤缓：缓者，不坚也，此指表虚。张介宾注："表虚则皮肤缓，故邪得乘之"。

(2) 淅然：形容怕冷的样子。

(3) 其痛之时息：指疼痛时作时止。《针灸甲乙经》作"其病时痛时息"。

(4) 大经乃代：指邪气由络脉深入经脉，经脉接替络脉受邪。大经，指经脉，与络脉相对而言。

(5) 喜惊：指容易发生寒慄而不能自制，犹如受了惊恐一样。喜，易也。

(6) 输：张志聪注："输者，转输血气之经脉"。亦即下文之"输脉"。

(7) 伏冲之脉：即冲脉，此指冲脉之循行靠近脊柱里面者。

(8) 贲响：有气攻冲而嗚响。贲同奔。

(9) 溏出麋：热性泻痢。溏，大便稀溏。麋，同糜，指大便糜烂腐败，恶臭难闻。

(10) 募原：又称膜原。张志聪注："募原者，肠胃外之膏膜"。

(11) 息而成积：逐渐长成积块肿物。息，生长的意思。

(12) 膂 (lǔ吕) 筋：附于脊膂之筋。

(13) 缓筋：循于腹内之筋，指足阳明之筋。

(14) 邪气淫泆，不可胜论：张介宾注："邪气所著则留而为病，无处不到，故淫泆不可胜数。"

【导读】

论述外感虚风贼邪所致疾病的一般传变规律，即由表入里，由浅入深，最后发生"积"。在传变过程中，因邪气所在部位不同，而有不同的症状，其过程如图6-1所示。

外感病传变规律的论述，意义有二：其一，传变过程不仅有早期、中期、晚期的含义，而且示以不同部位，对确立治则治法有指导意义，如邪在皮毛，当以表散；邪在经脉，当通经脉；若邪气入里，则当从里泄邪。其二，由于疾病的传变是由表入里，逐次加重，故宜早期治疗，防止其传变；若待"邪气淫泆"而治，必贻误时机，预后不良。

【原文】

603　黄帝曰：愿尽闻其所由然。岐伯曰：其著孙络之脉而成积者，其积往来上下，臂手孙络之居⁽¹⁾也，浮而缓⁽²⁾，不能句积而止之⁽³⁾，故往来移行肠胃之间，水凑渗注灌，濯濯有音⁽⁴⁾，有寒则膜膜满雷引，故时切痛⁽⁵⁾。其著于阳明之经，则挟脐而居，饱食则益大，饥则益小⁽⁶⁾。其著于缓筋也，似阳明之积，饱食则痛，饥则安⁽⁷⁾。其著于肠胃之募原也，痛而外连于缓筋，饱食则安，饥则痛⁽⁸⁾。其著于伏冲之脉者，揣之应手而动，发手则热气下于两股，如汤沃之状⁽⁹⁾。其著于膂筋，在肠后者，饥则积见，饱则积不见，按之不得。其著于输

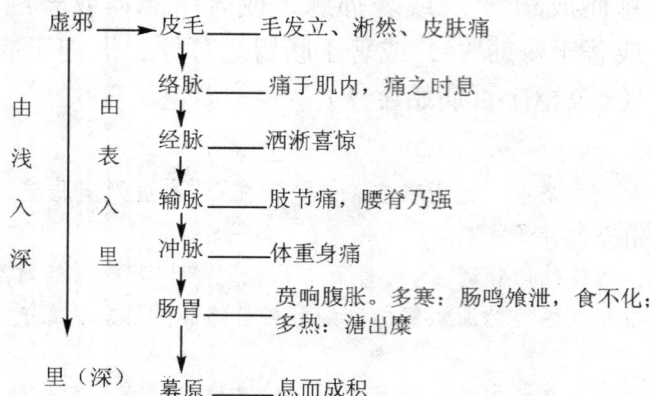

图 6-1 外邪入侵传变示意图

之脉者，闭塞不通，津液不下，孔窍干壅[10]。此邪气之从外入内，从上下也。

黄帝曰：积之始生，至其已成，奈何？岐伯曰：积之始生，得寒乃生，厥乃成积[11]也。黄帝曰：其成积奈何？岐伯曰：厥气生足悗[12]，悗生胫寒，胫寒则血脉凝涩，血脉凝涩则寒气上入于肠胃，入于肠胃则䐜胀，䐜胀则肠外之汁沫迫聚不得散[13]，日以成积。卒然多食饮则肠满[14]，起居不节，用力过度则络脉伤。阳络伤则血外溢，血外溢则衄血[15]；阴络伤则血内溢，血内溢则后血[16]。肠胃之络伤，则血溢于肠外，肠外有寒，汁沫与血相抟，则并合凝聚不得散，而积成矣。卒然外中于寒，若内伤于忧怒，则气上逆，气上逆则六输不通，温气[17]不行，凝血蕴里[18]而不散，津液涩渗，著而不去，而积皆成矣。（《灵枢·百病始生》）

【校注】

（1）臂手孙络之居：言积聚著于孙络之处，即为孙络之积。臂手，《针灸甲乙经》作"擘乎"，擘，通"辟"。辟，聚也。乎，于也。居，犹处也。观本节所列诸积，病位皆在腹腔，并未涉及手臂，故可从《针灸甲乙经》。

（2）浮而缓：指孙络浮浅而松缓。

（3）不能句积而止之：句，《针灸甲乙经》作"拘"，可从。拘积，有约束积块之意。止，留止，固定之意。张志聪注："不能拘束其积而止之"。

（4）水凑渗注灌，濯濯有音：水液汇聚渗流，往来冲激，发出濯濯之声。

（5）䐜䐜满雷引，故时切痛：寒凝气滞，腹痛而肠鸣。䐜䐜满，《针灸甲乙经》作"䐜满"，可从。雷，指肠鸣，引，收引。切痛，急剧疼痛。

（6）饱食则益大，饥则益小：足阳明属胃，受水谷之气，故其挟脐之积，饱则大，饥则小。

（7）饱食则痛，饥则安：缓筋在肌肉之间，饱则气壅故痛；饥则气退，故安。

（8）饱食则安，饥则痛：肠胃募原痛连缓筋，饱则内充外舒，故安；饥则反是，故痛。

（9）如汤沃之状：汤沃之状，如用热水浇灌。

（10）孔窍干壅：指皮毛孔窍干燥壅塞。此因积著于输之脉，脉道闭塞不通，津液不布之故。

（11）厥乃成积：此概括成积原因，是寒气从足上逆，凝滞气血津液，逐渐形成积块。

（12）厥气生足悗：寒逆之气起于足悗。悗，同闷。足悗，指足部出现疼痠、活动不便等症。

（13）肠外之汁沫迫聚不得散：谓迫使肠外的津液结聚而不得布散。汁沫，指津液。

（14）卒然多食饮则肠满：即暴饮暴食致肠胃胀满。

（15）血外溢则衄血：阳络损伤则血溢于外，出现各种衄血症状。衄血，指广泛见于肌表和上部之出血，如肌衄、鼻衄、齿衄、目衄等。

（16）血内溢则后血：肠腔里面的络脉损伤，血溢于肠道之内，而为便血之症。后血，这里指大便出血。

（17）温气：这里指阳气。

（18）凝血蕴里：凝结之血聚积包裹在一起而不能消散。蕴，蓄积也。里，繁体字作"裹"，《针灸甲乙经》《太素》均作"裹"。

【导读】

不同部位积病的症状表现：积在脉络，因脉络浮浅而松弛，其活动度相对较大，可"往来上下"移动；积在冲脉，则"揣之应手而动"；积在阳明、募原、缓筋、膂筋等，则饱后或益大、或痛、或安、或不见，饥则或益小、或安、或痛、或积见；若积在输脉，则孔窍干燥壅塞。

这种根据积的活动度、与进食的关系、应手的搏动感等病症特点判别积病部位的方法，为积的鉴别诊断开了先河，为积的分类和辨证也提供了理论根据，并丰富了腹诊的内容。

成积的病理过程，强调寒邪是积病的重要原因。寒为阴邪，其性凝滞收引，而人身气血"喜温而恶寒，寒则泣不能流，温则消而去之"（《素问·调经论》），寒邪逆入肠胃，则使其血脉凝涩与痰湿搏结，日久成积。在成积的原因方面，或暴饮暴食，肠胃壅满，脉络弛纵而血聚；或用力过度，胃肠络脉受伤，血溢于肠外则血瘀，瘀血与寒邪、痰湿搏结而成积。或伤于忧怒，内脏气机逆乱，经气不畅，阳气不化，营血、津液运行障碍，结聚而成积。总之，寒邪侵袭、七情不和、饮食失调、起居不节、用力过度，是成积病因；病机则是寒邪、气滞、血瘀、津液凝涩，积聚而不散。说明积证的形成，是一个慢性病理过程，寒凝、气滞、血瘀、津停，四者互为因果，对后世关于肿瘤病理及治则治法的研究，颇有启发。

【原文】

604 黄帝曰：其生于阴⁽¹⁾者，奈何？岐伯曰：忧思伤心；重寒伤肺；忿怒伤肝；醉以入房，汗出当风，伤脾；用力过度，若入房汗出浴，则伤肾。此内外三部之所生病者也。

黄帝曰：善。治之奈何？岐伯答曰：察其所痛，以知其应⁽²⁾，有余不足，

当补则补，当写则写，毋逆天时，是谓至治。(《灵枢·百病始生》)

【校注】

(1) 其生于阴者：与前"病起于阴"同义，指病起于内脏。

(2) 察其所痛，以知其应：审察病症的部位、性质，即可知相应的内在病变。痛，此泛指外现症状。

【导读】

本节先论内伤五脏的病因。需要指出的是，致病之邪常非单一，而是多种病邪复合出现的。本节论及易伤五脏的病因组合，如形寒、饮冷易伤肺，醉后入房、汗出当风伤脾，说明内外合邪易伤及内脏，病起于阴。此外，五脏疾病的致病原因各有其特点，如心肝多见情志所伤，肺多伤于外内寒邪，脾多伤于饮食不节，肾多伤于劳倦、房劳等，为后世脏腑辨证提供了依据。

本节提出的"至治"，启示在审病定治时，既要考虑全面，又要抓其要点。首先要"察其所痛"，即详察病位，结合本篇所论，当先明病起于阴、起于阳，起于上、起于下，以定病因病位的治疗。其次注意正邪关系，即"有余不足，当补则补，当写则写"。此外，还要考虑到天人相应的问题，要"毋逆天时"，因时制宜。

【原文】

605　黄帝曰：夫自古通天⁽¹⁾者，生之本，本于阴阳。天地之间，六合⁽²⁾之内，其气九州⁽³⁾、九窍、五藏、十二节⁽⁴⁾，皆通乎天气。其生五⁽⁵⁾，其气三⁽⁶⁾，数犯此⁽⁷⁾者，则邪气伤人，此寿命之本也。苍天⁽⁸⁾之气，清净则志意治⁽⁹⁾，顺之则阳气固，虽有贼邪，弗能害也，此因时之序⁽¹⁰⁾。故圣人传精神⁽¹¹⁾，服天气⁽¹²⁾，而通神明⁽¹³⁾。失之，则内闭九窍，外壅肌肉，卫气⁽¹⁴⁾散解，此谓自伤，气之削⁽¹⁵⁾也。(《素问·生气通天论》)

【校注】

(1) 通天：意为人与天地自然息息相通。

(2) 六合：王冰注："谓四方上下也。"即指宇宙。

(3) 九州：王冰注："九州，谓冀、兖、青、徐、扬、荆、豫、梁、雍也。"俞樾《内经辨言》谓："九州即九窍……古谓窍为州。"此处"九州"与下文"九窍"重复，属于衍文。

(4) 十二节：即人体左右两侧的肩、肘、腕、髋、膝、踝十二个大关节。

(5) 其生五：意为阴阳二气衍生木、火、土、金、水五行。其，此指阴阳。

(6) 其气三：指阴阳二气各分为三，即三阴三阳之气。

(7) 此：指代人身阴阳之气与自然界相通应的规律。

(8) 苍天：指天空。张介宾注："天色深玄，故曰苍天。"

(9) 志意治：指人的精神活动正常。

(10) 因时之序：根据四时之气变化之序。

（11）传精神：即精神专一之意。《内经辨言》注："传，读为抟，聚也。"

（12）服天气：顺应自然界阴阳之气的变化。服，顺也。

（13）通神明：达到天人阴阳变化协调统一。神明，指阴阳的变化。

（14）卫气：此指卫阳之气。

（15）削：减弱。

【导读】

提出"生气通天"的论断，并从以下三个方面作了论证：一是生命本源于自然界阴阳二气。《素问·宝命全形论》说："人生于地，悬命于天，天地合气，命之曰人。"在中国古代哲学看来，气是宇宙万物的本源，也是人类生命的物质基础，人和万物一样，都是天地阴阳二气的产物。因而，人体生命活动依赖天地阴阳二气来维持，如《素问·六节藏象论》说："天食人以五气，地食人以五味。"人类不断地从自然界获取赖以生存的物质，以维持其生命。正由于此，篇首便开宗明义地指出："生之本，本于阴阳。"二是生命活动与自然界阴阳之气相通应。人由天地阴阳之气所化生，在长期的演化过程中，人体的生命活动形成了与自然界阴阳消长变化相似的节律，表现出与四时变化相通的关系，自然界阴阳变化的一般规律，也就是人体生命活动的基本法则。诚如《素问·宝命全形论》所说："人以天地之气生，四时之法成。"这种天人同源、同道的认识，是《内经》的基本学术思想之一。三是基于上述认识，原文提出养生必须顺应自然，主动、自觉地适应自然变化，做到"传精神，服天气，而通神明"。反之，若违背了"四时之序"，就会损伤人体的正气，使阴阳之气失调，阳气不固，抵抗力减弱，即"生气"削弱，易受邪气侵袭，而发生"内闭九窍"、"外壅肌肉"等多种病变。这种顺应四时阴阳变化规律，主动调养身体的思想，也是《内经》养生防病的一贯主张。

【原文】

606 阳气者，若天与日，失其所(1)则折寿而不彰(2)，故天运(3)当以日光明。是故阳因(4)而上，卫外者也。因于寒，欲如运枢(5)，起居如惊(6)，神气乃浮(7)。因于暑，汗，烦则喘喝(8)，静则多言(9)，体若燔炭，汗出而散(10)。因于湿，首如裹(11)，湿热不攘(12)，大筋緛短，小筋弛长(13)，緛短为拘，弛长为痿。因于气(14)，为肿，四维相代(15)，阳气乃竭。阳气者，烦劳则张(16)，精绝，辟积(17)于夏，使人煎厥(18)。目盲不可以视，耳闭不可以听，溃溃乎若坏都(19)，汩汩(20)乎不可止。阳气者，大怒则形气绝(21)，而血菀(22)于上，使人薄厥(23)。有伤于筋，纵，其若不容(24)。汗出偏沮(25)，使人偏枯(26)。汗出见湿，乃生痤痱(27)。高粱之变，足生大丁(28)，受如持虚(29)。劳汗当风，寒薄为皶(30)，郁乃痤。阳气者，精则养神，柔则养筋(31)。开阖不得(32)，寒气从之，乃生大偻(33)。陷脉为瘘(34)，留连肉腠。俞气化薄(35)，传为善畏，及为惊骇(36)。营气不从，逆于肉理，乃生痈肿(37)。魄汗(38)未尽，形弱而气烁，穴俞以闭，发为风疟。故风者，百病之始也，清静则肉腠闭拒，虽有大风苛毒(39)，弗之能害，此因时之序也。故病久则传化，上下不并⁽⁴⁰⁾，良医弗为。故阳畜⁽⁴¹⁾积病死，而阳气当隔，隔者当写⁽⁴²⁾，不亟正治，粗⁽⁴³⁾乃败之。故阳气者，一日而主外，平旦人气⁽⁴⁴⁾生，日中而阳气隆，日西而阳气已虚，气门⁽⁴⁵⁾乃闭。是故暮而收拒，无扰筋骨，无见雾露，反此三时⁽⁴⁶⁾，形乃困薄⁽⁴⁷⁾。(《素问·生气通天论》)

【校注】

(1) 所：《太素》"所"作"行"。可参。

(2) 折寿而不彰：指人的寿命夭折而不彰著于世。

(3) 天运：天体的运行。

(4) 因：顺应，依顺之意。

(5) 运枢：转动的门轴。比喻人体阳气的卫外作用，有如户枢那样主司肌表腠理的开阖。

(6) 起居如惊：言生活作息没有正常的规律。起居，泛指生活作息。惊，卒暴之意。

(7) 神气乃浮：指阳气开合失序而浮散。吴崑将"欲如运枢，起居如惊，神气乃浮"三句移至"阳因而上，卫外者也"句下，并将"体若燔炭，汗出而散"二句移至"因于寒"句后。如此，则文通理顺，可参。

(8) 烦则喘喝：指暑热内盛导致烦躁，喘声喝喝。

(9) 静则多言：指暑热伤及心神所致的神昏、多言。

(10) 体若燔炭，汗出而散：身体发热如燃烧之炭火，如有汗出，则热随汗而外散。

(11) 首如裹：指头部沉重不爽，如有物包蒙。

(12) 攘(rǎng 壤)：消除，去除。

(13) 大筋緛(ruǎn 软)短，小筋弛长：此为互文，意为大筋、小筋或者收缩拘急，或者松弛不用。緛，收缩。弛，松弛，弛缓。

(14) 气：指风气。高世栻注："气，犹风也。《阴阳应象》云：'阳之气以天地之疾风名之。'故不言风而言气。"

(15) 四维相代：意为寒、暑、湿、气(风)四种邪气更替伤人。四，指上文风、寒、暑、湿四种邪气。维，即维系。代，更代。

(16) 烦劳则张：烦劳，同义复词，即过劳。《广雅·释诂一》："烦，劳也。"张，亢盛，过盛。

(17) 辟积：衣服上的褶子，引申为重复。"辟"，通"襞"，衣服褶子。

(18) 煎厥：古病名。阳气亢盛，煎熬阴精，阴虚阳亢，逢夏季之盛阳，亢阳无制所致阳气上逆昏厥的病症。

(19) 溃溃乎若坏都：溃溃，形容河堤决口的样子。都，水泽所聚，此指堤防。

(20) 汩汩(gǔ 古)：水势急流的样子。

(21) 形气绝：马莳注："形气经络，阻绝不通。"

(22) 菀(yù 玉)：通"郁"，郁结。

(23) 薄厥：古病名。指因大怒而气血上冲，脏腑经脉之气阻绝不通所导致的昏厥病证。

"薄"，通"暴"，突然。

（24）其若不容：指肢体不能随意运动。若，乃。"容"，通"用"。

（25）汗出偏沮（jǔ举）：意为应汗出而半身无汗。沮，阻止。

（26）偏枯：半身不遂，偏瘫。

（27）痤（cuō错）痱（fèi费）：痤，疖子。痱，即汗疹，俗名痱子。

（28）高梁之变，足生大丁：意为过食肥甘厚味之品，会使人发生疔疮。"高"，通"膏"，肥肉。"梁"，通"粱"，即精细的食物。变，灾变，害处。足，能够。"丁"，通"疔"。

（29）受如持虚：意为招致疾病就像拿着空虚的器皿受纳东西一样容易。

（30）皶（zhā渣）：粉刺。

（31）精则养神，柔则养筋：当作"养神则精，养筋则柔"解。精，指精神爽慧；柔，即筋脉柔和，活动自如。

（32）开阖（hé和）不得：谓腠理汗孔开合失时。

（33）大偻（lǚ吕）：腰背和下肢弯曲而不能直起之病。

（34）瘘（lòu漏）：疮疡溃破日久不愈，漏下脓水的瘘管。

（35）俞气化薄：邪气从腧穴传入而内迫五脏。"俞"，通"腧"，腧穴。化，传化，有传入之意。"薄"，通"迫"，逼迫。

（36）传为善畏，及为惊骇：发展为易恐及惊骇的病证。

（37）营气不从，逆于肉理，乃生痈肿：楼英《医学纲目》曰："此十二字，应移在'寒气从之'句后。夫阳气因失卫而寒气从之为偻，然后营气逆而为痈肿。痈肿失治，然后陷脉为瘘，而留连肉腠焉。"可参。

（38）魄汗：即体汗。《礼记·祭义疏》："魄，体也。"

（39）大风苛毒：泛指致病作用剧烈的外来邪气。苛，大，强，厉害。

（40）上下不并：指阴阳之气发生壅塞阻隔而不能互相交通。并，王冰注："气交通也。"

（41）畜：同"蓄"，蓄积，积聚。

（42）写：通"泻"，指斥泻法治疗。

（43）粗：指粗工，医疗水平较差的医生。

（44）人气：此指阳气。

（45）气门：即汗孔。

（46）三时：指上文的平旦、日中、日西三个时段。姚止庵注："平旦与日中，气行于阳，可动则动；日西气行于阴，当静则静。如动静乖违，则气弱而形坏也。"

（47）困薄：困乏虚损之意。

【导读】

经文首先以取象类比的方法，借用自然界太阳的形象说明了阳气在人体的重要性，继则从生理、病理、治疗、养生等方面对阳气作了系统论述。

1. 阳气在人体生命活动中的重要作用

本文将人体的阳气比作自然界的太阳，认为天体的运行不息，是靠太阳的光明，人的生命活动，依赖阳气的温养。若阳气虚损或失去正常的运行规律，就会使体力衰败，抵抗力下降，外感内伤诸邪侵犯人体，发生诸多疾病，甚至缩短寿命，因而保持阳气的充沛及正常运行，在防病保健中有重要的作用，这些认识为后世重视阳气学派的创立与发展，提供了理论依据。如张介宾《类经·疾病类》云："然则天之阳气，惟日为本，天无此日，则昼夜无分，四时失序，万物不彰矣。其在于人，则自表自里，自上自下，亦惟此阳气而已。人而无阳，犹天之无日，欲保天年，其可得乎！《内经》一百六十二篇，天人大义，此其最要者也，不可不详察之。"

2. 阳气的生理

本篇以太阳与天体的关系为天然模型，推论出人体阳气的生理功能及运行规律。阳气的生理功能，可概括为两个方面：一是气化温养功能。阳气能温养全身，推动脏腑经络的功能活动，并把来自外界的物质，化生为人体的精微物质，推动精微物质运行输布以充养全身，维持人的生命活动。人之神得阳气之温养，才能保持正常的意识思维活动。筋得阳气温养，才能弛张自如，使肢体运动灵活。二是卫外御邪功能。阳气具有固护肌表，司腠理开合，抗御外邪侵袭的重要作用。故阳气充盛，则腠理固密，虽有致病邪气侵袭，亦不易发病。反之，若阳气虚弱，卫外御邪功能低下，则易致六淫病邪等侵袭而发病。关于阳气的昼夜消长规律，本文从"生气通天"的观点出发，认为人身阳气有与自然界太阳升降变化相似的规律，在一昼夜中，平旦阳气生发，日中阳气隆盛，日西阳气虚衰，夜间阳气潜藏内敛。这种人身阳气与自然界阴阳消长同步的认识，对指导养生防病有重要意义。

3. 阳气的病理

由于阳气在人体有着温煦、气化、推动、防御等诸多功能，所以阳气受损，功能失常，则百病丛生，从病理角度进一步说明了阳气在人体的重要性。

（1）阳失卫外

阳气失于卫外作用，则时令邪气乘虚侵入。四时感邪不同，发生不同的病证。寒邪外束，阳气被郁，邪正交争于肌表，症见发热体若燔炭，并伴恶寒、无汗、脉浮紧等。此邪在表，若有汗出，则热随汗泄。暑邪外袭，因暑为阳邪，其性炎热，逼津外出，扰动心肺，故汗多心烦、喘喝有声。暑热内扰神明，神识昏乱，则见神昏，多言。湿为阴邪，其性重浊，易困遏清阳，阻滞气机。感受湿邪，使清阳之气受阻，不能上达头面，则见头重而胀，甚至昏蒙，如以物包裹之状。湿邪中人，郁而化热，湿热交并，阻滞筋脉，气血不能通达濡润，致使筋失所养，或为短缩而拘急，或为松弛而萎缓不用，从而表现为肢体运动障碍之类病证。风邪外袭，肺肾功能失调，行水、主水功能失司，出现头面甚或全身水肿，《素问·水热穴论》·称之为风水。

（2）阳亢阴竭

本文指出煎厥由于过度繁劳，阳气亢盛，张而不弛，煎灼阴液而阴亏，加之夏季复感暑热，耗伤阴精，则阴愈虚而阳愈亢，亢阳无制，气逆而昏厥。这种病证来势突然，病情凶险，因而本篇形容为"溃溃乎若坏都，汨汨乎不可止"。同时由于意识丧失，故耳目亦失于聪明。此病类似于暑厥，张介宾《景岳全书·厥逆》言："煎厥者，即热厥之类，其因烦劳而病积于夏，亦今云暑风之属也。"

（3）阳气逆乱

《素问·举痛论》说："怒则气上。"大怒则阳气上逆，血随气涌，临床可见面红耳赤，脉络怒张，神情激奋；若气血逆乱加重，可出现突然昏厥。正如《素问·调经论》所说："血之与气，并走于上则为大厥，厥则暴死。"由于肝主筋，气血上逆郁积于上，筋脉失于濡养，导致筋脉弛纵，肌肉枯萎，四肢不能随意运动，甚则出现半身不遂之症。此病类似于后世的"中风"。如张锡纯《医学衷中参西录·内外中风方》说："内中风之证，曾见于《内经》。而《内经》初不名为内中风，亦不名为脑充血，而实名之为煎厥、大厥、薄厥。"

（4）阳气偏阻

《素问·阴阳别论》言："阳加于阴谓之汗。"认为人身汗出，有赖于阳气之蒸化。若"汗出偏沮"，见于躯体一侧，说明阳气运行不畅，不能温养全身，则可能导致气虚血瘀之半身不遂。验之临床，某些患者早期出现半身麻木、不温、汗出等，可能是中风的先兆症状。

（5）阳热蓄积

膏粱厚味，易助湿生痰生热，生热则使人体内阳热蓄积；痰湿又易阻遏阳气，郁积化热。《灵枢·痈疽》说："热盛则肉腐，肉腐则为脓。"从而发为疔疮。或因多食肥甘厚味食物，"肥者令人内热，甘者令人中满，故其气上溢，转为消渴"（《素问·奇病论》），由消渴而引发疔疮。

（6）阳气郁遏

劳作时阳气动而疏泄，汗孔开张，易汗出。若骤遇湿气、冷风之类，则阳气猝然凝滞，汗孔闭合，汗泄不畅，结于肌腠，而导致疖、汗疹、粉刺之类皮肤病。如王冰注说："阳气发泄，寒水制之，热怫内余，郁于皮里，甚为痤疖，微作痱疮。"

（7）阳虚邪恋

若阳气开合失司，外邪入侵，久留不去，损伤阳气，则易致阳虚邪恋的诸种病证。如阳虚寒邪入侵，筋失温养而拘急，则可致背曲不能直立的大偻病。寒邪凝滞，使营卫失调，凝阻于肌肉之间，则可发为痈肿；若寒邪深陷经脉，气血凝滞，久则经脉败漏，积久发为溃疡，形成瘘管，脓水时漏，久不收口；寒邪留连肉腠，由腧穴内传五脏，脏病神失所主，则可见种种情志症状；若阳气素虚，卫表不固，汗出不止，风寒乘虚而入，正虚邪陷，不能外达，则可发为风疟之病。

4. 阳气病变的预后及治疗

阳气失常的各种病证，若治不及时，或治不得法，则可进一步发生传变，或令阳气蓄积不行，上下不相交通，阴阳否隔不通，预后不佳。对此，"隔者当写"，须急以逋泻之法，消散邪气，使人体上下通利，阳气恢复正常。如《伤寒论》中邪热入里，结于中焦，气机怫郁，阻遏阳气流通，出现热深厥深，甚至神昏谵语者，即属此类，治当通里攻下，以交通阴阳，则阳回厥除，可望向愈。

5. 阳气的护养

本文指出人养生要按照自然界阴阳消长变化调节起居活动，以保持阳气的充沛及正常的消长节律，所谓"是故暮而收拒，无扰筋骨，无见雾露"，即强调在傍晚阳气收敛，腠理闭拒之际，要减少活动，以避免因过度活动影响阳气闭藏而出现失调与虚弱。若违背了阳气的日节律变化，使人体阳气昼夜节律紊乱，功能失常，就会发生疾病，所谓"反此三时，形乃困薄"。说明顺应自然阴阳消长变化是养生防病的一个重要方面。

【原文】

607　岐伯曰：阴者，藏精而起亟$^{(1)}$也；阳者，卫外而为固也。阴不胜其阳，则脉流薄疾$^{(2)}$，并乃狂$^{(3)}$。阳不胜其阴，则五藏气争$^{(4)}$，九窍不通。是以圣人陈$^{(5)}$阴阳，筋脉和同，骨髓坚固，气血皆从。如是则内外调和，邪不能害，耳目聪明，气立如故$^{(6)}$。风客淫气$^{(7)}$，精乃亡，邪伤肝也。因而$^{(8)}$饱食，筋脉横解$^{(9)}$，肠澼为痔$^{(10)}$。因而大饮$^{(11)}$，则气逆。因而强力$^{(12)}$，肾气乃伤，高骨$^{(13)}$乃坏。凡阴阳之要，阳密乃固$^{(14)}$，两者不和，若春无秋，若冬无夏，因而和之，是谓圣度。故阳强不能密，阴气乃绝；阴平阳秘$^{(15)}$，精神乃治；阴阳离决，精气乃绝。因于露风$^{(16)}$，乃生寒热。是以春伤于风，邪气留连，乃为洞泄$^{(17)}$；夏伤于暑，秋为痎疟$^{(18)}$；秋伤于湿，上逆而咳，发为痿厥；冬伤于寒，春必温病。四时之气，更伤五藏$^{(19)}$。（《素问·生气通天论》）

【校注】

（1）起亟（qì 气）：指阴精不断地起而与阳气相应。亟，频数。

（2）脉流薄疾：指脉中气血流动急迫迅速。"薄"，通"迫"。

（3）并乃狂：即阳邪入于阳分，阳热内盛，扰乱神明而发为狂病。并，交并，合并，引申为聚合之意。

（4）五藏气争：指五脏功能失调，气机失和。

（5）陈：此作调和、协调解。

（6）气立如故：指脏腑经络之气运行如常。《吕氏春秋·贵因》高诱注："立，犹行也"。

（7）风客淫气：风邪自外侵入人体，逐渐伤损精气。淫，浸淫，逐渐侵害。

（8）因而：承上文之词。张介宾注："此下三节，皆兼上文'风客淫气'而言"。

（9）筋脉横解：即筋脉纵弛不收。横，放纵也。"解"，通"懈"，松弛也。

（10）肠澼为痔：肠澼，即下利便脓血之类疾病。为，犹与也。痔，即痔疮。

（11）大饮：指饮酒过度。

（12）强力：过度或勉强用力，包括劳力和房劳太过。

（13）高骨：腰间脊骨。

（14）阳密乃固：意为阳气致密于外，阴精才能固守于内。另杨上善《太素》作"阴密阳固"，可参。

（15）阴平阳秘：互文句，即阴阳平秘，阴阳平和协调之意。秘，通"密"，致密。

（16）露风：即感受风邪。露，此处可作触冒解。

（17）洞泄：指水谷不化，下利无度的重度泄泻。

（18）痎疟：疟疾的总称。

（19）四时之气，更伤五藏：四时之气失调，更替伤害五脏。

【导读】

本节继上文论阳气之后，进一步阐述阳气与阴精的关系。首先论述了阴阳平和协调的内在基础，一是阴阳的互根互用。原文用"藏精"和"卫外"分别概括人体阴精和阳气的主要功能，以"起亟"和"为固"说明两者的相互为用的关系。阴藏精，须阳气推动，又为化生阳气提供物质和能量；阳卫外，须阴精化气，又为阴精起推动和固卫作用。二者相互为用，保持阴阳的平和协调，维持正常的生命活动。诚如张介宾在《景岳全书·本草正》"地黄"项下说："阴阳之理，原自互根，彼此相须，缺一不可，无阳则阴无以生，无阴则阳无以化"。若阴阳互根互用之关系失常，则会导致阴损及阳、阳损及阴的阴阳互损的病理变化，甚则"阴阳离决，精气乃绝"，而危及生命。二是阴阳的相互制约。对立制约是阴阳相互作用的形式之一，是维持阴阳平和协调的重要保障。阴阳之间制约关系的失调，可表现为制约不及或制约太过两个方面。如阴虚不能制约阳气，可形成阳热内盛，使脉流疾速，甚则热邪并入阳分，心神受扰而发狂乱之症。反之，阳虚不能制约阴气，则可形成阴寒内盛，五脏气机升降失调的病变。三是阳气在阴阳平和协调中的主导作用。原文强调只有阳气致密，阴气才能固守，从而保持阴阳的协调平和；若"阳强不能密"，则"阴气乃绝"，阴阳平和协调关系就会遭到破坏。此亦是本篇重视阳气思想的再次体现。

《内经》对阴阳平和协调关系，以"阴平阳秘，精神乃治"来表述。阴精宁静不耗，阳气固密不散，阴阳双方保持动态平衡，才能使人精神旺盛，生命活动正常。故李中梓《内经知要·阴阳》说："阴血平静于内，阳气秘密于外，阴能养精，阳能养神，精足神全，命之曰治。"若阴阳动态平衡被破坏，任何一方出现偏盛偏衰，即为病态。原文并以四季变化为喻作了形象说明，指出："两者不和，若春无秋，若冬无夏。"若发展到"阴阳离决"的地步，就会导致"精气乃绝"的严重后果。说明阴阳之平和协调与否，关系到人体的健康与疾病、生存与死亡。

其次，阐述了"四时之气，更伤五藏"的发病观。天人阴阳相应，人以五脏阴阳通应天之四时阴阳，四时阴阳失调而为邪气，人感之则伤及五脏。本节主要论述邪气伏而后发伤脏的发病情况。如春季感受风邪，春气不生，则夏气不长，至夏而发为"洞泄"之病；夏季感受暑邪，伏于体内，到秋天又感风寒，外邪引动内邪，正邪相争，出现寒热交作之疟疾；秋天感受湿邪，湿伏不发，困脾伤阳，使脾失健运，痰湿内生而阻肺，遇冬寒引发而生咳嗽，或湿邪浸淫，损伤筋骨而生痿病；冬季感受寒邪，寒伏郁久化热，至春阳气升发，再感新邪，则易发春温之病。这种邪气伏而后发的发病思想，为后世温病"伏邪"学说奠定了基础。

【原文】

608　阴之所生，本在五味[(1)]；阴之五宫[(2)]，伤在五味。是故味过于酸，肝气以津[(3)]，脾气乃绝；味过于咸，大骨[(4)]气劳，短肌[(5)]，心气抑；味过于甘[(6)]，心气喘满[7]，色黑，肾气不衡；味过于苦[8]，脾气不濡[9]，胃气乃厚[10]；味过于辛，筋脉沮弛[11]，精神乃央[12]。是故谨和五味，骨正筋柔，气血以流，腠理以密，如是则骨气以精[13]，谨道如法[14]，长有天命。（《素问·生气通天论》）

【校注】

（1）五味：即酸、苦、甘、辛、咸，此泛指饮食物。

（2）五宫：五脏。

（3）肝气以津：以，犹乃也。津，溢也，有过盛之意。

（4）大骨：腰间脊骨。

（5）短肌：肌肉短缩。

（6）甘：《太素》作"苦"，可参。

（7）喘满：喘，此指心跳急促。满，通懑，烦闷。

（8）苦：《太素》作"甘"，可参。

（9）脾气不濡：即脾气湿滞不运。《太素》无"不"字。濡，湿滞。

（10）厚：即胀满。

（11）沮弛：筋脉弛缓败坏。沮，衰败，败坏。

（12）央：通"殃"，损伤。

（13）骨气以精：言骨、筋、气、血、腠理等均得五味滋养而强盛。骨气，泛指上文之骨、筋、气、血、腠理。精，强盛。

（14）谨道如法：谓谨行如法。道，行也。

【导读】

本节论阴精，认为饮食五味是化生阴精的物质基础，是五脏精气之源。但若五味偏嗜，则又可因其阴阳偏性而破坏人体阴阳平和协调，使五脏受损而发病。并根据五行理论，阐述了五味偏嗜伤人的病理变化。其中，酸入肝，过食酸则肝气偏盛，肝旺乘脾，使脾气衰弱。咸入肾，过食咸则肾气受损，不能生髓充骨而生骨病；肾气不足，水湿内生，水气凌心则心气抑郁；火不暖土，脾运失职，气血化生不足，肌肉失养而消瘦短缩。苦入心，过食苦则心气不足，鼓动无力，而见心胸喘满；心火不足，肾水乘之，寒凝血瘀，而见面黑无泽。甘入脾，过食甘则脾气湿滞，运化失常，并致胃气壅滞。辛入肺，过食辛则发散过度，津液耗伤，不能润养筋脉，发为挛急或弛纵；久则气耗神萎。所以，养生要注意谨和五味，方能保持阴阳和平而长有天命。

【原文】

609 五藏受气于其所生[1]，传之于其所胜[2]，气舍于其所生[3]，死于其所不胜[4]。病之且死，必先传行，至其所不胜，病乃死。此言气之逆行[5]也，故死。肝受气于心，传之于脾，气舍于肾，至肺而死；心受气于脾，传之于肺，气舍于肝，至肾而死；脾受气于肺，传之于肾，气舍于心，至肝而死；肺受气于肾，传之于肝，气舍于脾，至心而死；肾受气于肝，传之于心，气舍于肺，至脾而死。此皆逆死也。一日一夜五分之，此所以占死生之早暮⁽⁶⁾也。

黄帝曰：五藏相通，移皆有次⁽⁷⁾，五藏有病，则各传其所胜⁽⁸⁾。不治，法三月若六月，若三日若六日，传五藏而当死⁽⁹⁾，是顺传所胜之次。故曰：别于阳者，知病从来⁽¹⁰⁾；别于阴者，知死生之期⁽¹¹⁾。言知至其所困而死⁽¹²⁾。

是故风者，百病之长⁽¹³⁾也。今风寒客于人，使人毫毛毕直，皮肤闭而为热⁽¹⁴⁾，当是之时，可汗而发也。或痹不仁、肿痛⁽¹⁵⁾，当是之时，可汤熨及火灸刺⁽¹⁶⁾而去之。弗治，病入舍于肺，名曰肺痹⁽¹⁷⁾，发咳上气。弗治，肺即传而行之肝，病名曰肝痹，一名曰厥⁽¹⁸⁾，胁痛出食，当是之时，可按⁽¹⁹⁾若刺耳。弗治，肝传之脾，病名曰脾风⁽²⁰⁾，发瘅，腹中热，烦心，出黄，当此之时，可按可药可浴。弗治，脾传之肾，病名曰疝瘕⁽²¹⁾，少腹冤热而痛，出白，一名曰蛊⁽²²⁾，当此之时，可按可药。弗治，肾传之心，病筋脉相引而急，病名曰瘛⁽²³⁾，当此之时，可灸可药。弗治，满十日，法当死⁽²⁴⁾。肾因传之心，心即复反传而行之肺，发寒热，法当三岁死⁽²⁵⁾，此病之次也⁽²⁶⁾。（《素问·玉机真藏论》）

【校注】

(1) 受气于其所生：受气，遭受病气。其所生，指我生之脏。

(2) 其所胜：指我克之脏。

(3) 气舍于其所生：舍，留止。其所生，指生我之脏，与上文"其所生"不同。又，俞樾《内经辨言》认为此句衍"其"字，则"所生"者其母也。

(4) 其所不胜：指克我之脏。

(5) 气之逆行：指上文所言五脏病气传变"受气于其所生"、"气舍于（其）所生"、"死于其所不胜"，是从子病传母，再传至克我之脏。这种传变次序，与"传之于其所胜"，即本篇所说的"顺传所胜之次"相逆，故云"逆行"。下文"此皆逆死"，与此同义。

(6) 一日一夜五分之，此所以占死生之早暮：将一日一夜分作五个时段，分属五行五脏，依生克次序可以推测死亡时辰。占，预测。早暮，犹言早晚。生，新校正云："按《针灸甲乙经》'生'作'者'字"。义长。

(7) 移皆有次：移，病气传移、传变；次，次序、规律。

(8) 各传其所胜：按五行相克次序传变，即下文"顺传所胜之次"。

(9) 法三月若六月，若三日若六日，传五藏而当死：张介宾注："病不早治，必至相传。远则三月、六月，近则三日、六日，五藏传遍，于法当死"。法，则也，作规律解。若，或然之词，犹言或者。

(10) 别于阳者，知病从来：能区别一般病脉，便知病源。阳，指有胃气的脉象。

(11) 别于阴者，知死生之期：能区别真脏脉，便可以计算出患者的死亡时间。阴，这里指真脏脉。

(12) 言知至其所困而死：此接上文言"死生之期"，预期是"死于其所不胜"。知，

《针灸甲乙经》无此字，可从。所困，指所不胜的脏气当旺之时令。

（13）风者，百病之长：风为六淫之首，常为外邪致病的先导，又善行数变，故以"百病之长"名之。长，首也。

（14）皮肤闭而为热：寒邪束表，皮肤腠理闭塞，阳气内郁，因而发热。

（15）痹不仁、肿痛：风寒留舍于脉络，络血凝涩而运行不畅，因而肌肤麻痹不仁、肿胀疼痛。

（16）汤熨（wèi 畏）及火灸刺：汤，以热水洗浴。熨，以布包裹热药温熨肌表。火灸，以火熏灼。刺，针刺。

（17）肺痹：以下文所述"发咳上气"为主症，肺气闭塞不通的病证。

（18）肝痹，一名曰厥：张介宾注："肝气善逆，故一名曰厥"。其症状以下文"胁痛出食"为主症。

（19）可按：张志聪注："按者，按摩导引也。木郁欲达，故按而导之"。

（20）脾风：王冰注："肝气应风，木胜脾土，土受风气，故曰脾风，盖为风气通肝而为名也"。以下文所述"发瘅，腹中热，烦心，出黄"为主症。

（21）疝瘕：以下文所述"少腹冤热而痛，出白"为主证的病证。冤热，烦热。出白，尿白浊。

（22）蛊（gǔ 骨）：原义为毒虫，此为病证名。张介宾注："热结不散，亏蚀真阴，如虫之吸血，故亦名曰蛊"。

（23）瘛（chì 赤）：即筋脉抽搐拘急的病证。张志聪注："心主血脉而属火，火热盛则筋脉燥缩而手足拘急也。"

（24）满十日，法当死：吴崑注："满十日则十天干一周，五脏生意皆息，故死。"

（25）法当三岁死：滑寿认为"三岁"当作"三日"，注："及肾传之心，心复传肺，正所谓一脏不受再伤者也，又可延之三岁乎？"

（26）此病之次也：高世栻注："上文五藏相通，移皆有次者，相生之次也；此病之次，乃相胜之次也。"

【导读】

此论述五脏疾病传变的原理、方式及其预后。

"五藏相通，移皆有次"论传变原理。人之生命体是有机联系的统一整体，其生命活动的主体五脏，在生理上相互联系、相互制约，在病理上也是相互影响、传移演化的，《内经》称之为传变或传化，并认为有规律可循。本篇从五行生克制化角度提出并讨论了两种传变方式。一种是"顺传所胜之次"，如肝病传脾，脾病传肾，肾病传心，心病传肺，肺病复传于肝，则五脏传遍，脏气衰竭而死。由于这种传变本于五脏五行生克顺行次序进行，故称顺传。另一种是"气之逆行"，如肝受病气于心，病气留舍于肾，病气传至肺则死。由于这种传变逆于五脏五行生克次序，又与上述顺传次序相反，故称逆传。本篇有云："神转不回，回则不转，乃失其机"。说明这种传变方式对于脏气伤损更甚。

关于"一日一夜五分之"以预测"死生之早暮"，则涉及《内经》生命节律问题，如《素问·藏气法时论》："肝病者，平旦慧，下晡甚，夜半静"。平旦、下晡、夜半是一天不同时段的古称，后世则以十二时辰划分。除此之外，该篇还有五脏疾病间甚的年周期、旬周期，可供诊断参考。

本段最后举风邪侵入人体，病及五脏为例，论五脏疾病"顺传所胜之次"，由肺及肝、及脾、及肾、及心，心病再传至肺，则为五脏传遍。而一脏不再伤，故危。同时，也提示医生对于疾病要做到及时诊断，及时治疗，根据病情需要，采取治疗措施。原文举出针刺、火灸、按摩、药物、汤浴、热熨等疗法，其目的在于驱邪外出，恢复正气。其中重要的学术思想，是在掌握五脏疾病传变规律的基础上，预先采取措施，防止传变，此即"治未病"的另一含义，如《素问·刺热》云："病虽未发，见赤色而刺之，名曰治未病"。《难经》则有"见肝之病，则知肝当传之于脾，故先实其脾气，无令得受肝之邪"的说法，是对本段关于五脏疾病传变理论的应用与发挥。

【原文】

610　然其卒发者[1]，不必治于传，或其传化有不以次。不以次入者[2]，忧恐悲喜怒，令不得以其次，故令人有大病矣。因而喜大虚则肾气乘矣[3]，怒则肝气乘[4]矣，悲则肺气乘矣，恐则脾气乘矣，忧则心气乘矣，此其道也。故病有五，五五二十五变[5]，及其传化。传，乘之名[6]也。（《素问·玉机真藏论》）

【校注】

（1）卒发者：猝然而起的疾病，即暴发的急病。

（2）不以次入者：指影响疾病不以次相传的因素，如下文所举情志因素。

（3）喜大虚则肾气乘矣：大喜过望，心气太缓以至于涣散，心气虚则肾邪乘之，此即《素问·六节藏象论》所谓不及则"所不胜薄之"，水胜火也。

（4）怒则肝气乘：怒则肝邪乘脾，此即《素问·六节藏象论》所谓太过则"乘所胜"，木胜土也。

（5）病有五，五五二十五变：张介宾注："藏有五，而五藏之传又能各兼五藏，则有二十五变。"

（6）传，乘之名：传指以此传彼，乘则恃强凌弱，而正气旺则不受邪，故传与乘的含义相同。

【导读】

前文论及五脏疾病的传变有一定规律可循，并提出两种传变方式。然而临床患者的病情千变万化，难与上述传变模式完全吻合，为探讨其原因，《内经》又提出影响传变的因素。正是由于这些因素的存在和干扰，才打乱了传变次序。影响传变的因素非常复杂，本篇提出其中的两种，一是"卒发者"，如后文"急虚身中卒至，五藏绝闭，脉道不通，气不往来，譬如堕溺，不可为期"。高空堕坠与溺水之类的伤害，使得人体气机暴闭或元气暴脱，往往瞬间死亡，不能传变。姚止庵举出伤寒直中、中风眩仆、杂病厥逆亦属此类，可供参考。二是疾病过程中过激情志的干扰，即"忧恐悲喜怒，令不得以其次"。此外，《内经》还提出实不受邪的思想，如《灵枢·邪气藏府病形》"邪入于阴经，则其藏气实，邪入而不能客，故还之于府"。这些论述，对临床病证的正确诊断和治疗都有重要意义。

【原文】

611 余知百病生于气⁽¹⁾也，怒则气上，喜则气缓，悲则气消，恐则气下，寒则气收，炅则气泄，惊则气乱，劳则气耗，思则气结。九气不同，何病之生？岐伯曰：怒则气逆，甚则呕血及飧泄⁽²⁾，故气上⁽³⁾矣。喜则气和志达，荣卫通利，故气缓⁽⁴⁾矣。悲则心系急，肺布叶举，而上焦不通，荣卫不散，热气在中，故气消⁽⁵⁾矣。恐则精却⁽⁶⁾，却则上焦闭，闭则气还，还则下焦胀，故气不行⁽⁷⁾矣。寒则腠理闭，气不行，故气收⁽⁸⁾矣。炅则腠理开，荣卫通，汗大泄，故气泄⁽⁹⁾。惊则心无所倚，神无所归，虑无所定⁽¹⁰⁾，故气乱矣。劳则喘息汗出，外内皆越，故气耗⁽¹¹⁾矣。思则心有所存，神有所归，正气留而不行，故气结⁽¹²⁾矣。（《素问·举痛论》）

【校注】

（1）百病生于气：张介宾注："气之在人，和则为正气，不和则为邪气，凡表里虚实，逆顺缓急，无不因气而至，故百病皆生于气。"气，此指气机失调。

（2）飧泄：《针灸甲乙经》《太素》均作"食而气逆"，义得。

（3）气上：肝志为怒，其脏位于膈下，大怒则扰动肝气，肝气从下向上冲逆，是谓气上。其症状是呕血，气逼血升之故；飧泄，肝气乘脾之故。

（4）气缓：喜乐而气和志达，荣卫通利，是气机和缓的正常生理状态，但暴喜则可使心气过缓，以至涣散不收而为病。张琦注："九气皆以病言，缓当为缓散不收之意。"

（5）气消：悲生于心使心系拘急，心肺同居上焦，心系急则肺叶上举，阻遏上焦营卫之气的宣发，气郁生热，热消心肺精气，故云气消。消，通销，销烁之义。

（6）精却：肾精不能上承而下陷的病理过程。却，退也。

（7）气不行：肾位于下焦，其气主升交于上焦。今恐致精却则气陷而无升，故肾气不上而下行。《新校正》云："详'气不行'当为'气下行'也"。与上文"恐则气下"合。

（8）气收：寒性主收，使腠理闭塞，则营卫之气收敛而不畅行。收，收敛。

（9）气泄：指营卫津液之气随汗而耗泄。

（10）心无所倚，神无所归，虑无所定：大惊则心气动荡不宁，心神不能内守，而思虑无所安定。倚，依赖、倚仗。归，回、返也。定，安定、平定。

（11）外内皆越，故气耗：喘则肺气散失而内气越，汗出营卫散失而外气越，因而气为之耗散。越，散越、散失。

（12）气结：杨上善注："专思一事，则气驻一物，所以神务一物之中，心神引气而聚，故结而为病也。"结，结聚。

【导读】

本段从外感邪气、情志过激、过劳所伤之"九气为病"，论述"百病生于气"的发病学观点，认为气机失调是疾病发生的基本机理，这一观点具有很高的理论价值和临床意义。

气，又称精气，本是中国古代哲学概念，《内经》引入医学，解释人的生理、病理现象，因而又成为中医学的重要概念与术语。《素问·六微旨大论》云："升降出入，无器不有""非出入则无以生长壮老已，非升降则无以生长化收藏"。气的升降出入运动是人生命活动的基本形式；"出入废则神机化灭，升降息则气立孤危"，则气的逆乱失调即成为中医论病的基本内容。它从气的运动和畅与失调立论探求生命活动规律，在理论上具有中医学的鲜明特色。

九气为病，各有特点，原文"气上""气下""气泄""气结"等，正是对这些特点的高度概括，为临床诊断不同因素致病及其病机特点，进而制定相应的治疗法则以及组方、遣药，具有指导作用。如"气上"可出现面红目赤、口苦、耳鸣耳聋、头目眩晕，甚至呕血等一系列肝气上逆的证候表现，治法是平肝降逆；"气下"可表现为面色苍白、少腹胀满、二便失禁、滑精、带下等精气下陷证候，即可补肾固精兼以升举。

在九气为病中，属于情志因素者占六种，突出了情志因素的重要性。同时也提示情志因素致病，其基本病机是气机逆乱失调，这就为诊治情志病指出了方向。

【原文】

612　经言[1]阳虚则外寒，阴虚则内热，阳盛则外热，阴盛则内寒。余已闻之矣，不知其所由然也。岐伯曰：阳受气于上焦[2]，以温皮肤分肉之间，今寒气在外，则上焦不通[3]，上焦不通则寒气独留于外，故寒栗。帝曰：阴虚生内热奈何？岐伯曰：有所劳倦，形气衰少，谷气不盛[4]，上焦不行，下脘不通[5]，胃气热，热气熏胸中，故内热[6]。帝曰：阳盛生外热奈何？岐伯曰：上焦不通利，则皮肤致密，腠理闭塞，玄府[7]不通，卫气不得泄越[8]，故外热。帝曰：阴盛生内寒奈何？岐伯曰：厥气[9]上逆，寒气积于胸中而不写，不写则温气去[10]，寒独留，则血凝泣，凝则脉不通，其脉盛大以涩[11]，故中寒。（《素问·调经论》）

【校注】

(1) 经言：指《内经》之前的医经所论。

(2) 阳受气于上焦：卫阳从上焦输布而来。阳，卫阳之气。

(3) 寒气在外，则上焦不通：寒邪从外侵入，凝闭上焦宣发卫阳之道。

(4) 有所劳倦，形气衰少，谷气不盛：饮食劳倦则伤脾，脾气主水谷精气之转输，脾伤则不运精气，以至谷气不盛，形体日见瘦弱，身倦乏力。

(5) 上焦不行，下脘不通：由于脾伤失于健运，则清气不升，浊气不降。清气不升于上，称上焦不行；浊气不降于下，即下脘不通。

(6) 胃气热，热气熏胸中，故内热：胃司降浊，今浊气不降而留滞，则反上逆而熏于胸中，于是郁而生热。

(7) 玄府：汗孔。

(8) 卫气不得泄越：卫阳之气郁闭而不能宣泄，普煦肌肤。

(9) 厥气：下焦阴寒厥逆之气。

（10）温气去：此言寒邪伤阳，阴寒偏胜。温气，血脉中固有的温热之气，即阳气。

（11）脉盛大以涩：阴寒偏胜，脉象紧而有力。

【导读】

"阳虚则外寒，阴虚则内热，阳盛则外热，阴盛则内寒"，以阴阳为总纲，从致病因素干扰经脉，气血输布失调，论述内外寒热的虚实机理，给后世以极大的启发，为中医学"八纲辨证"奠定了基础。但由于医学理论的发展，古今含义不尽相同。

所论"阳虚则外寒"是寒邪阻遏卫阳之气，卫阳不能达于肌表以司温煦之职，寒邪独留体表而恶寒。与现今所说因阳虚而恶寒的里证、虚证，有病位表里、病性虚实的差别。

所论"阴虚则内热"是劳倦伤脾，脾为牝脏属阴，脾虚则清阳不升，浊阴不降，谷气留而不行，郁久化热所生之内热，实乃气虚发热。与现今所说阴虚火旺的内热，有气虚、阴虚的性质差别。

所论"阳盛则外热"是感受外寒之后，腠理闭塞，卫气郁遏而致的肌表发热，范围仅限于表。与现今所说包括表热、里热、表里俱热在内的阳热亢盛的各种热证，有范围大小的差别。

所论"阴盛则内寒"是指阴寒上逆，积于胸中，损伤胸阳的内寒证，仅限于胸中。与现今所说一切脏腑受寒后的内寒证，亦有范围大小的差别。

【原文】

613　帝曰：善。夫百病之生也，皆生于风寒暑湿燥火，以之化之变⁽¹⁾也。经言盛者写之，虚者补之，余锡以方士⁽²⁾，而方士用之尚未能十全。余欲令要道必行，桴鼓相应，犹拔刺雪污，工巧神圣，可得闻乎？岐伯曰：审察病机⁽³⁾，无失气宜⁽⁴⁾。此之谓也。

帝曰：愿闻病机何如？岐伯曰：诸风掉眩，皆属于肝⁽⁵⁾。诸寒收引⁽⁶⁾，皆属于肾。诸气膹郁⁽⁷⁾，皆属于肺。诸湿肿满⁽⁸⁾，皆属于脾。诸热瞀瘈⁽⁹⁾，皆属于火。诸痛痒⁽¹⁰⁾疮，皆属于心。诸厥固泄⁽¹¹⁾，皆属于下。诸痿喘呕，皆属于上。诸禁鼓栗⁽¹²⁾，如丧神守⁽¹³⁾，皆属于火。诸痉项强⁽¹⁴⁾，皆属于湿。诸逆冲上⁽¹⁵⁾，皆属于火。诸胀腹大⁽¹⁶⁾，皆属于热。诸躁狂越⁽¹⁷⁾，皆属于火。诸暴强直⁽¹⁸⁾，皆属于风。诸病有声，鼓之如鼓⁽¹⁹⁾，皆属于热。诸病胕肿⁽²⁰⁾，疼酸惊骇，皆属于火。诸转反戾⁽²¹⁾，水液⁽²²⁾混浊，皆属于热。诸病水液，澄澈清冷⁽²³⁾，皆属于寒。诸呕吐酸，暴注下迫⁽²⁴⁾，皆属于热。故《大要》⁽²⁵⁾曰：谨守病机，各司其属⁽²⁶⁾，有者求之，无者求之⁽²⁷⁾，盛者责之，虚者责之⁽²⁸⁾，必先五胜⁽²⁹⁾，疏其血气，令其调达，而致和平。此之谓也。（《素问·至真要大论》）

【校注】

（1）之化之变：同"之变化"之义，指六气的异常变化。

（2）锡以方士：赐予医生。锡，同赐。方士，方术之士，此指医生。

（3）病机：疾病发生、发展变化的机理。张介宾注："机者，要也，变也，病变之所由出也"。

(4) 气宜：六气各有主时之宜，这里指的是六气主时的规律。

(5) 诸风掉眩，皆属于肝：谓众多肢体搐动震摇、头目眩晕之风类病证，其病机多属于肝。诸，众也，不定的多数。风，这里用以概括掉眩病证具有风类特点。掉，摇也，此指肢体动摇，如肌肉痉挛、震颤之类症状。皆，亦作"大多"解。

(6) 收引：指肢体踡缩、屈曲不伸的症状。收，收缩。引，牵引、拘急。

(7) 膹（fèn 愤）郁：膹，同贲，此指气逆喘急。郁，拂郁，此指胸部胀闷。

(8) 肿满：即肌肤肿胀，腹部胀满。

(9) 瞀（mào 茂）瘛（chì 翅）：瞀，昏糊也。瘛，抽搐也，《素问·玉机真藏论》："筋脉相引而急，病名曰瘛。"

(10) 疿：《说文》："疡也"。即疮疡。

(11) 厥固泄：厥，指手足逆冷或手足心发热的厥证。固，指二便固闭不通。泄，指二便泻利不禁。

(12) 禁鼓栗：禁，通噤，口噤不开。鼓栗，鼓颔战栗，形容恶寒之甚。

(13) 如丧神守：犹如失去神明之主持，不能控制自身的动作。

(14) 痓项强：痓，病名。症见筋脉拘急，身体强直，牙关紧闭等。项强，颈项强直，转动不灵。

(15) 诸逆冲上：各种气机急促上逆的症状，如急性呕吐、吐血、呃逆等。

(16) 胀腹大：指腹部膨满胀大之症。

(17) 躁狂越：躁，手足躁扰，坐卧不宁。狂，神志狂乱。越，言行举止，乖乱失常。

(18) 暴强直：暴，猝然。强直，筋脉拘挛，身体强直不能屈伸。

(19) 病有声，鼓之如鼓：病有声，指因病发出声响的症状。鼓之如鼓，腹胀敲之如鼓响。

(20) 胕肿：皮肉肿胀溃烂。胕，同腐。

(21) 转反戾：指筋脉拘挛所致的多种症状。转，身体左右扭转。反，角弓反张。戾，身曲不直，如犬出户下。

(22) 水液：指由体内排出的各种液体。

(23) 澄澈清冷：形容水液清稀透明而寒凉。

(24) 暴注下迫：暴注，急剧的腹泻。下迫，下利窘迫，即里急后重。

(25)《大要》：古代医学文献。

(26) 各司其属：掌握各种病象的病机归属。司，掌握。属，归属、隶属、主属，即病机。

(27) 有者求之，无者求之：有此症当探求其机理，无彼症亦应探其因，务求与病机相契合。有者、无者，指与病机相应之症的有无。求之，探求、辨别。

(28) 盛者责之，虚者责之：盛实者，当责究其邪气致病情况；虚弱者，当责究其正气不足的情况。盛者，邪气实；虚者，正气不足。责之，追究、分析。

(29) 必先五胜：先要掌握天之五气和人之五脏之气的偏盛偏衰。五胜，五行之气更替相胜，而人五脏之气与之相应，故常将两者联系起来分析。

【导读】

本节论病机。其内容是，首先提出审察外邪感发疾病病机的重要性，其次举例十九种病证示范分析病机方法，最后总括分析病机的基本原则，为中医临床辨证论治奠定了理论基础。

1. 掌握病机的重要性

本节指出，一般医生虽然熟谙六气致病之理，亦掌握"盛者写之，虚者补之"的治疗大法，为何不能取效十全？其原因就是未能"审察病机"。

所谓病机，就是疾病发生、发展与变化的机理，内容应包括病因、病理、病性、病位等。它概括地反映了人体内部阴阳失调、正邪交争、升降失常等一系列矛盾运动，是中医认识疾病的主要着眼点。从辨证施治的内容看，应包括理、法、方、药四个方面，其中"理"置于第一位，所谓"理"，就是指病因病理，即辨析病机，它是立法选方的依据。《神农本草经》说："欲疗病，先察其源，先候病机"。从辨证施治的全过程来说，辨析病机是辨证的关键。

2. 病机十九条分析

（1）五脏病机

①诸风掉眩，皆属于肝：肝为风木之脏，其病多化风。肝藏血，主身之筋膜，开窍于目，其有病变则木失滋荣，伤及所合之筋，所主之目窍，则见肢体摇摆震颤，目眩头晕。

②诸寒收引，皆属于肾：肾为寒水之脏，主温煦蒸腾气化，若其功能虚衰，则失其温化之职，气血凝敛，筋脉失养，故筋脉拘急，肢体踡缩，关节屈伸不利。

③诸气膹郁，皆属于肺：肺主气，司呼吸，故气之为病，首责于肺。肺病宣降失常，气壅郁于胸或上逆，则见呼吸喘息，胸中窒闷，痞塞不通。

④诸湿肿满，皆属于脾：脾为湿土之脏，主运化水湿，主四肢，应大腹，若脾失健运，水津失布，内聚中焦或泛溢肌肤，则见脘腹胀满，四肢浮肿。

⑤诸痛痒疮，皆属于心：疮疡，包括痈、疽、疖、疔、丹毒等，肿痛是其主要症状。心为阳脏，在五行属火，主身之血脉，若心火亢盛，火热郁炽于血脉，则腐蚀局部肌肤，形成痈肿疮疡。

（2）上下病机

①诸痿喘呕，皆属于上：肺位上焦，为心之华盖，主宣降，向全身敷布精血津液，《素问·痿论》说"五藏因肺热叶焦，发为痿躄"；上焦起于胃上口，胃主降浊，胃失和降，其气上逆则呕；肺失清肃，其气上逆则喘。

②诸厥固泄，皆属于下：《素问·厥论》云："阳气衰于下则为寒厥，阴气衰于下则为热厥"，下指足部经脉，又《灵枢·本神》说"肾气虚则厥"，与肾相关。肾、膀胱、大肠皆位于下焦，肾主二阴，司二便，其盛衰之变，影响或及膀胱气化，或及大肠传导，则可见二便不通、二便泻利不禁等症状。

（3）六气病机

①诸暴强直，皆属于风：风邪内袭，伤肝及筋，故多见颈项、躯干、四肢关节等出现拘

急抽搐、强直不柔之症。风性善行数变，急暴突然为其致病特点。

②诸病水液，澄澈清冷，皆属于寒：寒邪伤阳，阳虚失于温化，故病人液体分泌物或排泄物，呈澄澈稀薄清冷特点，如痰涎清稀、小便清长、大便稀薄、带下清冷、脓液稀淡无臭等。

③诸痉项强，皆属于湿：湿为阴邪，其性黏滞，最易阻遏气机，气阻则津液不布，筋脉失却润养，故可筋脉拘急而见项强不舒、屈颈困难乃至身体强直、角弓反张等症。

④诸热瞀瘛，皆属于火：火为热之极，火盛则身热；心藏神，火热扰心，蒙蔽心窍，则神识昏糊；火灼阴血，筋脉失养，可见肢体抽掣。

⑤诸禁鼓栗，如丧神守，皆属于火：火热郁闭，不得外达，阳盛格阴，故外现口噤、鼓颌、战栗等寒盛症状，而病人不能自控，即真热假寒证。

⑥诸逆冲上，皆属于火：火性炎上，扰动气机，可引起脏腑气机向上冲逆，如胃热气逆则呕哕等。

⑦诸躁狂越，皆属于火：心主神属火，火性属阳主动，火盛扰神，神志错乱，则狂言骂詈，殴人毁物，行为失常；火盛于四肢，则烦躁不宁，甚至逾垣上屋。

⑧诸病胕肿，疼酸惊骇，皆属于火：火热壅滞于血脉，血热肉腐，令患处红肿溃烂，疼痛或酸楚；内迫脏腑，扰神则惊骇不宁。

⑨诸胀腹大，皆属于热：外感邪热传里，壅结胃肠，致气机升降失常，热结腑实，可见腹部胀满膨隆，疼痛拒按，大便难下。

⑩诸病有声，鼓之如鼓，皆属于热：无形之热积聚而壅滞胃肠，气机不利，传化迟滞，故症见肠鸣有声，腹胀中空叩之如鼓。

⑪诸转反戾，水液浑浊，皆属于热：热灼筋脉或热伤津血，筋脉失养，即出现筋脉拘挛、扭转，身躯曲而不直，甚至角弓反张等症。热盛煎熬津液，则涕、唾、痰、尿、带下等液体排泄物黄赤浑浊。

⑫诸呕吐酸，暴注下迫，皆属于热：胆热犯胃，或食积化热，胃失和降而上逆，则见呕吐酸腐或吞酸。热走肠间，传化失常，则腹泻；热性阳动，故其特点多表现为暴泻如注，势如喷射；热邪纠合湿浊，热急湿缓，则肛门灼热窘迫，欲便而不爽，里急后重，粪便秽臭。

3. 病机分析法

本节概括病机辨识之法，主要精神是从临床病象入手，结合藏象理论，分析病象，辨识其病变的原因、性质、部位及邪正交争的态势。

（1）"谨守病机，各司其属"：主要是根据藏象理论五脏六气的特性、特点，运用类比方法，辨识病象，探求其发生原因、病变部位与性质等。如肝为风木之脏，其病多化风，而风气属阳，性动，故肢体动摇、头目眩晕等病象类风而病机多属于肝。又如火邪属阳，其性炎上、急迫，有亢张、灼物、耗液等特点，故其为病多致高热，伤神而神昏、狂乱，伤筋而拘挛抽搐，伤血而生痈肿，病象多向上冲逆急暴等。

（2）"有者求之，无者求之"：有此证、无彼证，均要求其所以，即对临床出现的症状，应当同中求异、异中求同、异同互证，以与病机相契合。如筋脉拘挛之症，病机有属肝、属肾，因风、因湿、因火热的不同，这是症同而病机不同；另外同属"火"的病机，可出现

"诸热瞀瘛"，"诸禁鼓慄，如丧神守"，"诸逆冲上"，"诸躁狂越"，"诸病胕肿，疼酸惊骇"等证候的不同，这是病机相同而症不同。说明病机的变化是极其复杂的，它与证候之间的联系是多元的。辨识病机之法，可从兼症有无入手：属肝者兼风证，如头目眩晕乃至昏厥；属肾者兼寒证，如手足厥冷、腹中冷痛等；因湿者必兼口中粘腻、腹胀体重、便泻不畅等湿证等等。有此兼证而无彼兼证者乃此病机，无此兼证而有彼兼证者乃彼病机。

（3）"盛者责之，虚者责之"：盛者邪气有余，虚者正气不足，即邪正虚实态势是辨识病机的重要内容。如外感病筋脉拘挛抽搐，病机同属于肝，若抽搐强劲，伴随高热、神昏谵语，属于热盛动风之实证，处于中期，病势正发展；若肢体震颤、肌肉蠕动，伴随低热神疲、体力衰竭，属于虚风内动，病变已至后期。

（4）"审察病机，无失气宜"：即审察病机时应注意季节气候对病机转归的影响。所谓"必先五胜"，就是确定天之五气与人之五脏之气的偏盛偏衰，全面分析自然环境与机体的整体联系。现代医学气象学认为，各种气象因素，包括气温、气压、湿度、风速等对人体病理过程都有一定影响。

4. 病机十九条对后世的影响

病机十九条为后世医家提供了分析病机的示范，对后世病机理论的发展影响很大。金元时代刘完素在此基础上，参考王冰注释写成了《素问玄机原病式》一书，以五运六气理论阐发六气都从火化的病机，从而扩大了病机十九条火热证的范围。他还提出"诸涩枯涸，干劲皴揭，皆属于燥"的病机，补充了《内经》燥邪病机。清代喻嘉言明确提出"秋燥论"，创制清燥救肺汤，使六气燥邪病机，臻于完善。

【原文】

614　邪之所在，皆为不足(1)。故上气不足，脑为之不满(2)，耳为之苦鸣，头为之苦倾(3)，目为之眩。中气不足，溲便为之变(4)，肠为之苦鸣。下气不足，则乃为痿厥心悗(5)。（《灵枢·口问》）

【校注】

（1）不足：此指正气虚。

（2）脑为之不满：脑髓空虚之意。

（3）头为之苦倾：头部沉重不支。

（4）溲便为之变：出现大小便失常的各种病证。

（5）痿厥心悗：张介宾注："痿，足痿弱也。厥，四肢清冷也。悗，闷也。下气不足，则升降不交，故心气不舒而为悗闷。"心悗，《太素》作"足悗"，可参。

【导读】

本段是《灵枢·口问》在论述欠、哕、噫、嚏等十二种"奇邪走空窍"病证形成机理后，提出的结论性观点。认为邪气之所以能侵入空窍，形成病证，都是正气不足的缘故，并例举人体上中下三部病证进一步加以论证。这种观点与《素问·评热病论》"邪之所凑，其气必虚"同义，阐发了邪正相搏、正气为主导的中医发病学思想，对于研究疾病形成与防治具有普遍指导意义。

关于三部病证，虽然仍在论述"奇邪走空窍"致病，但其立论已转至正气不足。上气不足，则脑髓空虚，不养耳目；中气不足，则水液不化，二便失常；下气不足，则四肢失养而痿厥。这些论述来自于临床经验的总结，对现今临床辨证仍有价值。

【原文】

615　黄帝曰：一时遇风，同时得病，其病各异，愿闻其故。少俞曰：善乎哉问！请论以比匠人。匠人磨斧斤⁽¹⁾，砺刀削⁽²⁾，斲材木⁽³⁾。木之陰陽⁽⁴⁾，尚有坚脆，坚者不入，脆者皮弛⁽⁵⁾，至其交节⁽⁶⁾，而缺斤斧⁽⁷⁾焉。夫一木之中，坚脆不同，坚者则刚，脆者易伤，况其材木之不同，皮之厚薄，汁之多少，而各异耶？夫木之蚤花⁽⁸⁾先生叶者，遇春霜烈风，则花落而叶萎；久曝大旱，则脆木薄皮者，枝条汁少而叶萎；久阴淫雨⁽⁹⁾，则薄皮多汁者，皮溃而漉⁽¹⁰⁾；卒风暴起，则刚脆之木，枝折杌⁽¹¹⁾伤；秋霜疾风，则刚脆之木，根摇而叶落。凡此五者，各有所伤，况于人乎？

黄帝曰：以人应木奈何？少俞答曰：木之所伤也，皆伤其枝，枝之刚脆而坚，未成伤⁽¹²⁾也。人之有常病也，亦因其骨节、皮肤、腠理之不坚固者，邪之所舍也，故常为病也。（《灵枢·五变》）

【校注】

(1) 斧斤：斧头。

(2) 砺（lì 利）刀削：磨刀。砺，磨治。削，刀之别名。

(3) 斲（zhuó 浊）材木：砍伐木材。斲，砍伐、砍削。

(4) 木之陰陽：树木向日面为阳，背日面为阴。

(5) 坚者不入，脆者皮弛：质地坚硬的树木，斧头难以砍削；木质脆弱的树木，已自松散、开裂。皮，作"离"解，皮弛即木质松脆，乃至开裂。

(6) 交节：树木枝干交接之处。

(7) 缺斧斤：使斧头缺损。

(8) 蚤花：提早开花。蚤，同早。

(9) 淫雨：阴雨连绵。

(10) 皮溃而漉（lù 路）：树皮溃烂，树汁外渗。漉，渗出。

(11) 杌（wù 务）：木之无枝者。

(12) 未成伤：未必受到伤害。成，必也。

【导读】

先述树木质地有差异，其抗灾害能力不同的自然现象，而后"援物比类"，以树喻人，说明人的体质有强弱之别，受邪抗病的能力也有不同，从而提出中医体质学课题，丰富了藏象学说内容，并成为中医学论病、论治的理论基础之一。

体质是人体的个体在功能、形态、结构上相对稳定的特殊性，它在生理上表现为个体的生理反应的特性，在病理上则表现为个体发病的倾向性。本篇以树木质地作比喻，树木质脆者易伤，人之质弱者易病；体质不同，发病各异。于是回答了"同时得病，或病此，或病彼"的问题，其中体质起到了杠杆的作用。其后则以此为指导，分析善病风厥漉汗、消瘅、寒热、痹、肠中积聚患者的体质特点以求证，结论是"人之有常病也，亦因其骨节、皮肤、腠理之不坚固者，邪之所舍也，故常为病也"。这一论点，在《内经》体质理论中偏重于形质差异，故篇中有"因形而生病"的论断，对于中医临床诊治有重要指导意义。

二、单元小结

本单元主要讨论疾病的病因、发病、病变机理与发展规律等内容。

1. 病因

《内经》将致病因素分为起于阴和起于阳两大类：起于阳者，风雨伤上，清湿伤下；起于阴者，喜怒不节、用力过度、入房汗出、五味太过则伤脏。

2. 发病

外感发病是由于"两虚相得，乃客其形"，提出正邪相搏发病观，一是有外来邪气侵袭的条件，二是正气虚弱的基础，强调正气在发病中的重要意义。

3. 病理

（1）阴阳失常病机：阳气失常有，失于卫外，寒暑风湿诸邪侵袭发为外感病；阳气厥逆，阴虚阳亢，阳热内盛，阳气抑遏，阳气蓄积等发为内伤病。五味偏食则藏阴精的五脏关系失调而发为多种内伤病。阴阳失调，包括相互制约、互根互用关系失常病变，并以阳气失常为主导，及至"阴阳离决"则病危。

（2）阴阳盛衰内外寒热病机："阳虚则外寒"、"阳盛则外热"系外感疾病恶寒、发热的病机；"阴虚则内热"乃劳倦伤脾，脾气不运，胃中谷气郁而化热所生；"阴盛则内寒"属阴寒上逆，胸阳受损，血脉凝涩之病机。

（3）病机十九条：六气病机12条，其中9条属于火、热，体现了火热致病的普遍性，并凸现了火热之邪的病机特点，即火热燔灼，火性炎上，火热伤津，火性急速，且易扰乱心神，可腐肉酿脓，热极生风，扰乱胃肠气机，甚至引起阳盛格阴，真热假寒等证候。五脏病机5条，上下2条病机亦言脏腑，系外感病中脏腑功能受扰所致，可作为分析内伤病脏腑病变参考，如肝风内动，肾阳虚衰，脾湿内困，肺气䐜郁，心火亢盛等。

（4）九气病机："百病生于气"，气机失调是疾病的基本病机。其中气收、气泄、气上、气下、气乱、气缓、气结、气消、气耗，概括病机形式和特点，指导治疗立法。

（5）积的病机：外感寒邪，卒然多饮食，起居不节，用力过度，内伤忧怒皆可使气滞、血瘀、津液凝泣，并合凝聚，久而成积。

4. 传变

外感、内伤之传变方式与规律不同。外感病传变，从皮毛而入，由表入里，逐步深入，深达肠胃之外，募原之间，以致成积，积病者言其深重。五脏疾病传变，有逆传，即子病传母；有顺传，即传其所胜，具有一定规律。但亦有多种影响传变的因素，临证应具体分析。

第七单元

病之形能

病之形能，语出《素问·阴阳应象大论》。胡澍《素问校义》云："能，读如态。病之形能也者，病之形态也。"能，通"态"。病形即病之症状，病态即病之势态，病之形态即疾病的临床表现及其发生、发展、变化势态。本单元的内容主要讨论多种疾病的病因病机及其临床表现。《内经》记载的疾病约几百种，有的是专篇论述，有的则散论于各篇之中，对很多疾病的病因病机、临床症状、辨证分型、治则治法、预后预防等都作了扼要介绍。本单元重点讨论热病、咳病、痛病、风病、痹病、痿病、厥病、肿病、脾瘅等疾病。

一、原文导读

【原文】

701 黄帝问曰：今夫热病者，皆伤寒[1]之类也。或愈或死，其死皆以六七日之间，其愈皆以十日以上者何也？不知其解，愿闻其故。岐伯对曰：巨阳者，诸阳之属也，其脉连于风府，故为诸阳主气也[2]。人之伤于寒也，则为病热[3]，热虽甚不死。其两感[4]于寒而病者，必不免于死。（《素问·热论》）

【校注】

(1) 伤寒：病名，有广义与狭义之别，广义伤寒泛指感受四时邪气引起的外感热病；狭义伤寒指感受寒邪引起的外感热病。此处伤寒为广义伤寒，系外感热病的总称。

(2) 巨阳者，诸阳之属也，其脉连于风府，故为诸阳主气也：督脉为阳脉之海，阳维脉维系诸阳经，总会风府而与太阳经脉相连，所以太阳经脉能统率人身阳经之气。巨阳，即太阳；诸阳，指督脉、阳维脉。风府，为督脉经穴，在项后正中入发际一寸处。属，统率、聚会之意。

(3) 人之伤于寒也，则为病热：寒性收引，感受寒邪则腠理闭固，阳气郁而不得宣发，故病发热。

(4) 两感：表里两经同时受邪发病。如太阳与少阴两感，阳明与太阴两感，少阳与厥阴两感。

【导读】

提出了外感热病的病名、病因和预后。将外感热病命名为伤寒，是指人体触犯以寒为首的四时邪气，正邪交争，阳气郁遏，均可致发热。单独感受寒邪，因寒性收引，腠理闭塞，诸阳郁而不宣，故见发热。所以《难经·五十八难》提出："伤寒有五：有中风，有伤寒，有湿温，有热病，有温病"。前一伤寒为广义伤寒，是一切外感热病的总称。后一伤寒为狭义伤寒，是言感受寒邪而致发热。可见，本篇"热病"是从症状言，"伤寒"是从病因言，故"热病"和"伤寒"之名可以互相并称。张仲景在此基础上创立了伤寒病六经辨证论治的理论体系。

外感热病的预后，取决于邪正斗争的力量对比。若寒束体表，正气强，邪气盛，邪正交争，热甚而正未衰，预后良好，即"热虽甚不死"。若两感于寒，表里同病，病邪内传，伤及脏腑气血，邪盛正虚，预后较差，即"必不免于死"。经中的"死"与"不死"则是相对而言，意指病情之轻重，预后之吉凶。

【原文】

702 帝曰：愿闻其状。岐伯曰：伤寒一日⁽¹⁾，巨阳受之，故头项痛，腰脊强。二日，阳明受之，阳明主肉，其脉侠鼻络于目，故身热⁽²⁾，目疼而鼻干，不得卧也。三日，少阳受之，少阳主胆⁽³⁾，其脉循胁络于耳，故胸胁痛而耳聋。三阳经络皆受其病，而未入于藏⁽⁴⁾者，故可汗而已。四日，太阴受之，太阴脉布胃中，络于嗌，故腹满而嗌干。五日，少阴受之，少阴脉贯肾络于肺，系舌本，故口燥舌干而渴。六日，厥阴受之，厥阴脉循阴器而络于肝，故烦满而囊缩⁽⁵⁾。三阴三阳，五藏六府皆受病，荣卫不行，五藏不通则死矣。

其不两感于寒者，七日⁽⁶⁾，巨阳病衰，头痛少愈。八日，阳明病衰，身热少愈。九日，少阳病衰，耳聋微闻。十日，太阴病衰，腹减如故，则思饮食。十一日，少阴病衰，渴止不满⁽⁷⁾，舌干已而嚏。十二日，厥阴病衰，囊纵，少腹微下⁽⁸⁾，大气⁽⁹⁾皆去，病日已矣。

帝曰：治之奈何？岐伯曰：治之各通其藏脉⁽¹⁰⁾，病日衰已矣。其未满三日者，可汗而已；其满三日者，可泄而已⁽¹¹⁾。

帝曰：热病已愈，时有所遗⁽¹²⁾者，何也？岐伯曰：诸遗者，热甚而强食之，故有所遗也。若此者，皆病已衰，而热有所藏，因其谷气相薄，两热相合，故有所遗也。帝曰：善。治之奈何？岐伯曰：视其虚实，调其逆从，可使必已矣。帝曰：病热当何禁之？岐伯曰：病热少愈，食肉则复，多食则遗⁽¹³⁾，此其禁也。（《素问·热论》）

【校注】

(1) 一日：一日与下文之二日、三日、四日、五日、六日都是指热病的传变次序和发展阶段，不能理解为具体的日数。

(2) 身热：指发热较甚。张介宾注："伤寒多发热，而独此云身热者，盖阳明主肌肉，身热尤甚也"。

(3) 少阳主胆：据《针灸甲乙经》《太素》"胆"作"骨"，可从。《灵枢·经脉》有"胆足少阳之脉……是主骨所生病者"，可证。

(4) 未入于藏：人体经脉，阳经属腑，阴经连脏，未入于藏是指邪气仍在三阳之表，未入三阴之里，故可用汗法治疗。

(5) 烦满而囊缩：足厥阴脉绕阴器，抵少腹，挟胃属肝络胆，故厥阴受邪则烦闷而阴囊收缩。满，通懑，烦闷之意。囊缩，阴囊收缩。

（6）七日：七日与下文八日、九日、十日、十一日、十二日都是指热病过程中，正气恢复，邪气渐退，病情转愈的次序和阶段，并非具体日数。

（7）不满：丹波元简云："《针灸甲乙经》《伤寒例》并无'不满'二字，上文不言腹满，此必衍文。"可从。

（8）囊纵，少腹微下：阴囊收缩及少腹拘急的症状微微舒缓。

（9）大气：指邪气。王冰注："大气，谓大邪之气。"

（10）各通其藏脉：疏通调治病变所在的各脏腑经脉。

（11）其未满三日者，可汗而已；其满三日者，可泄而已：热病未满三日，病邪在三阳之表，可用发汗解表法使热退；已满三日，邪入三阴之里，用清泄里热法使热平。三日，并非固定的日数。汗，指发汗；泄，指泄热，这里发汗和泄热均指针刺疗法。

（12）遗：指病邪遗留，迁延不愈，余热未尽。

（13）食肉则复，多食则遗：热病之后，脾胃气虚，运化力弱，食肉则不化，多食则谷气残留，与邪热相互搏结，故有遗复。复，病愈而复发。

【导读】

主要论述了不两感于寒的外感热病的六经主症、传变规律、治疗大法及预后禁忌。

1. 六经证候的归纳主要以各经脉的循行部位为依据，但此六经病只有实证、热证，无及虚证、寒证。其中三阳经病证为表热证，三阴经病证为里热证，这种六经分证的思想为《伤寒论》六经辨证奠定了理论基础。《伤寒论》根据热病病位、病性和邪正关系的认识，

表7－1　　　　　《素问·热论》与《伤寒论》六经分证异同表

六经	经脉循行	热论	伤寒论
太阳经	从巅入络脑，下项，夹脊抵腰中	头项痛，腰脊强	脉浮，头项强痛，恶寒发热
阳明经	夹鼻络目	身热，目痛鼻干，不得卧	身热自汗，渴饮，便结潮热，谵语
少阳经	循胁络于耳	胸胁痛而耳聋	口苦咽干目眩，胸胁苦满，往来寒热
太阴经	布胃中络于嗌	腹满而嗌干	腹满而吐，食不下，自利益甚
少阴经	贯肾，络于肺，系舌本	口燥，舌干而渴	脉微细，但欲寐，手足逆冷
厥阴经	循阴器，络于肝	烦满而囊缩	消渴，气上冲心，心中疼热，饥不欲食，食则吐蛔，下利不止

补充了虚证和寒证，并对每一经证候详述经证、腑证及各种变证、坏证，创立了八纲辨证的原则，丰富和发展了《素问·热论》的证候分类思想。本节所论的三阳证相当于《伤寒论》中的三阳经证，三阴证主要相当于阳明里证。（表7－1）

2. 阐述了外感热病的传变和转愈规律。伤寒在经之邪内传的规律是由表入里，由阳入阴，其先后次序是太阳、阳明、少阳、太阴、少阴、厥阴。若"不两感于寒"的外感热病，其病证有一定的转愈规律，各经症状的缓解时间大约在受病后的第七天，说明热病在演变过程中，在正气的支持下，有一定自愈倾向。

3. 提出外感热病的治疗大法是"各通其藏脉"，即疏通病变所在的脏腑经脉。"其未满三日者，可汗而已；已满三日者，可泄而已"，提示邪在表当用发汗解表法，热在里当用清泄里热法。《伤寒论》在《素问·热论》基础上，进一步提出汗、吐、下、和、温、清、消、补诸法，丰富和发展了外感热病的治法内容。

4. 指出伤寒热病有遗复。遗是指病邪遗留，余热未尽。多因"热甚而强食"，以致邪热与谷食之热相搏结，当据虚实予以补泻。复是病愈而复发，原因与"食肉"相关，提示热病之后，脾胃虚弱，消化力差，应注意饮食宜忌，热势旺盛，不宜强食，热病初愈不宜进食肉类等助热难化之物，否则余热再起，而病复发。如张介宾所说："凡病后脾胃气虚，未能消化饮食，故于肉食之类皆当从缓，若犯食复，为害非浅。其有挟虚内馁者，又不可过于禁制，所以贵得宜也"（《类经·疾病类》）。

【原文】

703　帝曰：其两感于寒者，其脉应与其病形何如？岐伯曰：两感于寒者，病一日，则巨阳与少阴俱病，则头痛口干而烦满。二日，则阳明与太阴俱病，则腹满身热，不欲食，谵言。三日，则少阳与厥阴俱病，则耳聋囊缩而厥⁽¹⁾，水浆不入，不知人，六日死。帝曰：五藏已伤，六府不通，荣卫不行，如是之后，三日乃死，何也？岐伯曰：阳明者，十二经脉之长也，其血气盛，故不知人三日，其气乃尽，故死矣。

凡病伤寒而成温者，先夏至日者为病温，后夏至日者为病暑，暑当与汗皆出，勿止⁽²⁾。（《素问·热论》）

【校注】

（1）厥：指四肢逆冷。

（2）暑当与汗皆出，勿止：汗出则暑邪外泄，故不可止汗。

【导读】

指出两感于寒的主症、传变规律及预后。两感于寒是表里两经同时感受寒邪，传变次序首先是太阳与少阴俱病，其次是阳明与太阴俱病，最后是少阳与厥阴俱病。其病证并不等于单纯的表里两经症状相加，不仅有两感于寒的实证、热证，也有"不欲食"、"谵言"、"厥"的虚证、寒证。随着病情发展，邪气旺盛，正气不足，终至"五藏已伤，六府不通，荣卫不行"，阳明之经"其气乃尽"等，说明"两感"多因正气虚于内，苟厉寒邪感于外，病证起病急、发展快、病情重，邪盛正衰的矛盾比较突出，气血逆乱，胃气已竭，是外感热病中严重的病证，预后较差。提示热病预后的吉凶，不仅取决于邪正盛衰，而且与阳明胃气的盛衰存亡有着极其重要的关系。《伤寒论》中立法处方注重"保胃气"、"存津液"，发汗必滋化源，清下不伤胃气的观点，反映了热病过程中必须固护胃气的重要性。

本节还提出了外感热病，由于发病时间不同，有温病和暑病的区别。以季节而言，温病发于夏至之前，暑病发于夏至之后。至于发病因素，一种是从寒邪发病分析，如吴崑所说："冬时中于寒邪，即病者名曰伤寒，不即病者，寒毒藏于肌肤，至春变为温病，至夏变为热病，此热病之辨也"。另一种是从四时邪气发病分析，即冬日感受寒邪为伤寒，春时感受温邪为温病，夏日感受暑邪为暑病。这种按感受四时不正邪气所患病证的分类方法对后世温病学的形成和发展影响较大。

关于暑病的治疗，本节提出不可用止汗法。因暑为阳邪，最易升散疏泄而致汗出，暑邪随汗而解。若错用止汗敛汗法，会酿成暑热内闭，传入心包的危急证候。故张介宾说："暑气侵入，当令有汗，则暑随汗出，故曰勿止。"（《类经·疾病类》）。这一治暑原则，有一定临床指导意义。

【原文】

704 黄帝问曰：有病温者，汗出辄复热，而脉躁疾[1]不为汗衰，狂言不能食，病名为何？岐伯对曰：病名阴阳交[2]，交者死也。帝曰：愿闻其说。岐伯曰：人所以汗出者，皆生于谷，谷生于精[3]，今邪气交争于骨肉而得汗者，是邪却而精胜也。精胜，则当能食而不复热。复热者，邪气也。汗者，精气也。今汗出而辄复热者，是邪胜也，不能食者，精无俾[4]也。病而留者，其寿可立而倾也。且夫《热论》[5]曰：汗出而脉尚躁盛者死。今脉不与汗相应，此不胜其病也，其死明矣。狂言者，是失志，失志者死。今见三死[6]，不见一生，虽愈必死也。（《素问·评热病论》）

【校注】

(1) 脉躁疾：脉象躁动不安而疾数。

(2) 阴阳交：指阳热邪气入于阴分与阴精正气交结不解，是外感热病过程中邪盛正衰的危重证候。交，交争。

(3) 谷生于精：即谷生精，谓水谷是人体精气化生之源。"于"字为助词，无义。

(4) 精无俾：此言精气俾不到补益充养。俾通裨，补助、补充、补益之意。

(5) 热论：《灵枢·热病》篇云："热病已得汗而脉尚躁盛，此阴脉之极也，死；其得汗而脉静者，生"。与本段义同。故张介宾等认为"热论"即指此而言。一说指古代文献《热论》。

(6) 三死：指汗出复热而不能食、脉躁疾、狂言三症。

【导读】

论述阴阳交的病证、病机和预后。

阴阳交是温热病中阳邪侵入阴分交争不解，邪盛正衰的危重证候，属热病的一种变证。其基本病机是阴精不足，邪热亢盛，病位不在肌表，深及骨肉，主要症状是发热，汗出复热，脉躁疾，狂言，不能食。发热、脉躁疾在于阴精不足，邪热亢盛鸱张；不能食，说明胃气衰败，生精之源匮乏；狂言，是表明亡神失志。从邪正双方力量对比来看，此证是人体阴精正气枯竭，不能制伏阳热邪气所致，病情严重，预后凶险，即"交者，死也"、"其死明矣"、"今见三死，不见一生，虽愈必死"之谓。

有关阴阳交的病机分析，提示一切温热病的基本病机不外乎阳热邪气和阴精正气两方面的制约与胜负。预后吉凶，可从有汗无汗和汗出后的诸多证候来判断。这种观点，对临床实践及后世温病学说的形成与发展有重要指导意义。正常情况下，汗出则热退身凉，进饮食以益正气，为预后良好的佳兆。若汗出而热不退，脉象躁盛，为正不胜邪的凶象；若更见不能食，神昏，谵语等，则是正气来源枯竭，五脏精气衰败而神失所养，预示温热劫烁津液精气耗竭的危候。后世温病学说"治温病宜刻刻顾其津液"及"留得一分津液，便有一分生机"的理论，以及"热病以救阴为先，救阴以泄热为要"的治疗大法和相应措施，无不受《内经》这一观点的启发和影响。

"虽愈必死"的预后判断，应理解为病情危重，用针刺疗法，难以治愈，不可视为绝对死证。吴鞠通说："《经》谓必死之证，谁敢谓生，然药之得法，有可生之理"（《温病条辨》）。实践证明，用甘凉益阴或大剂益气增液之剂是可以取效的。

根据原文分析，阴阳交是一个按病理过程命名的病证，并非一个独立的疾病。多种温热病的中后期，或因邪盛正衰，或因失治误治，皆可出现这种危重证候。此外，"阴阳交"在《内经》中亦有称脉法者，如《素问·五运行大论》云："尺寸反者死，阴阳交者死。"《素问·阴阳类论》云："夏三月之病，至阴不过十日，阴阳交，期在溓水。"应注意区别。

【原文】

705 帝曰：有病身热，汗出烦满，烦满不为汗解，此为何病？岐伯曰：汗出而身热者，风也；汗出而烦满不解者，厥[1]也，病名曰风厥[2]。帝曰：愿卒闻之。岐伯曰：巨阳主气，故先受邪，少阴与其为表里也，得热则上从之[3]，从之则厥也。帝曰：治之奈何？岐伯曰：表里刺之[4]，饮之服汤[5]。（《素问·评热病论》）

【校注】

（1）厥：气逆，这里指少阴肾经之气上逆。

（2）风厥：古病名。马莳注："以其太阳感风，少阴气厥，名为风厥之证。"

（3）上从之：指少阴经气随从太阳经气上逆。

（4）表里刺之：言针刺治疗当从足太阳足少阴表里两经取穴。张介宾注："阳邪盛者阴必虚，故当泻太阳之热，补少阴之气，合表里而刺之也。"

（5）饮之服汤：《太素》、《脉经》均无"服"字。言邪盛正虚，当饮以汤药调治之。王冰注："饮之汤者，谓止逆上之肾气也。"

【导读】

论述风厥的病因、病位、病机、症状及治疗。风厥亦属外感热病的一种，病因为风邪外袭，受病部位在太阳少阴两经，基本病机为太阳感受风邪，引动少阴虚火上逆，症见身热汗出的表证、烦满的里证，此里证不能为汗法所解。治疗宜内外皆治，表里同调，针刺宜泻太阳风邪，补少阴精气，并配合汤液内服，使邪去正复，疾病痊愈。张仲景在此基础上，提出少阴里阳不足，外感寒邪的表里同病，如"少阴病，始得之，反发热，脉沉者，麻黄细辛附子汤主之"（《伤寒论·辨少阴病脉证并治》），丰富和发展了太阳少阴表里同病的辨治内容。

风厥之病，《内经》之义有三。一指太阳少阴同病之证，即本节所言；二指风伤肝胃之证，如《素问·阴阳别论》："二阳一阴发病，主惊骇，背痛，善噫，善欠，名曰风厥。"三指表虚感风之证，如《灵枢·五变》："黄帝曰：人之善病风厥漉汗者，何以候之？少俞答曰：肉不坚，腠理疏，则善病风。"

【原文】

706　帝曰：劳风⁽¹⁾为病何如？岐伯曰：劳风法在肺下⁽²⁾。其为病也，使人强上冥视⁽³⁾，唾出若涕，恶风而振寒，此为劳风之病。帝曰：治之奈何？岐伯曰：以救俛仰⁽⁴⁾，巨阳引⁽⁵⁾。精者三日，中年者五日，不精者七日⁽⁶⁾。咳出青黄涕，其状如脓，大如弹丸，从口中若⁽⁷⁾鼻中出，不出则伤肺，伤肺则死也。（《素问·评热病论》）

【校注】

(1)劳风：病名。指因劳而虚，因虚而感受风邪所产生的以恶风振寒，项强冥视，咳吐青黄痰为主症的病证。

(2)法在肺下：谓劳风病的病位通常在肺部。法，常也；肺下，指肺部。

(3)强上冥视：强上，指头项强急不舒；冥视，指视物不清。

(4)救俛仰：俛仰，指呼吸困难，张口引肩，前后俯仰。如尤在泾《医学读书记》说："肺主气而司呼吸，风热在肺，其液必结，其气必壅，是以俯仰皆不顺利，故曰当救俯仰也。救俯仰者，即利肺气、散邪气之谓乎"。俛，同俯；救，救治。

(5)巨阳引：指在太阳经上取穴，进行针刺以引动经气的治疗方法。

(6)精者三日，中年者五日，不精者七日：精者与不精者相对而言，前者指青壮年，后者指老年。三日、五日、七日乃指病情缓解的大约日数。

(7)若：或者。

【导读】

论述劳风的病因、病位、症状、病机、治则和预后。劳风为因劳受风，化热壅肺的病证，病位在肺，症状主要有恶风振寒，强上冥视，唾出若涕，甚则咳出青黄痰块。基本病机为太阳受风，卫阳郁遏，肺失清肃，痰热壅积。即太阳感受风邪，卫阳失于温煦则恶风而振寒，太阳膀胱经气不利则强上冥视；风热犯肺，炼液为痰，则咳唾黄涕。治疗宜利肺散邪以救俯仰，排出痰液以通气道，针刺太阳以引经气。其预后转归与精气盛衰、年龄老壮、体质强弱直接相关，少壮之人气血充足，病程较短，预后佳；中年之人病程稍长，老年体质虚弱者，则病程较长。若排痰顺利，邪有出路可愈；反之，浊痰不出，必内损肺脏，其病危重，预后不良。

"不出则伤肺，伤肺则死也"，说明痰液不能及时排出，阻塞气道，可发生窒息而死，提示对痰浊壅盛之证应因势利导，务使邪有出路，以免闭门留寇，损伤脏气。现代临床辅之以雾化疗法，变化体位等方法，有利于痰液排除，故而广泛采用。

【原文】

707　黄帝问曰：肺之令人咳，何也？岐伯对曰：五藏六府皆令人咳，非独肺也。帝曰：愿闻其状。岐伯曰：皮毛者，肺之合也，皮毛先受邪气，邪气以从其合也。其寒饮食入胃，从肺脉上至于肺，则肺寒，肺寒则外内合邪[1]，因而客之，则为肺咳。五藏各以其时受病[2]，非其时，各传以与之[3]，人与天地相参，故五藏各以治时[4]感于寒则受病，微则为咳，甚则为泄、为痛。乘[5]秋则肺先受邪，乘春则肝先受之，乘夏则心先受之，乘至阴[6]则脾先受之，乘冬则肾先受之。(《素问·咳论》)

【校注】

(1) 外内合邪：即内外寒邪相合。外，指外感寒邪；内，指内伤寒饮。

(2) 五藏各以其时受病：指五脏在各自所主的时令受邪发病。

(3) 非其时，各传以与之：即指五脏在各自所主时令感受邪气发病后，分别波及于肺而引起咳病。非其时，指非肺所主的秋季。之，指肺。

(4) 治时：指五脏所主旺的时令。

(5) 乘：趁也。此指当……之时。

(6) 至阴：指脾之主时长夏。

【导读】

主要论述咳的病因病机。咳嗽的成因有二，一是外感寒邪，皮毛为肺之合，皮毛受邪则从其合内传于肺。二是内有寒饮停聚，因肺脉起于中焦，寒饮食入胃，则循肺脉上至于肺，内外之寒合并伤肺，致使肺气失调，宣降失职，上逆而为咳。咳嗽的主要病变在肺，但其他脏腑的病变也可影响到肺而发生咳嗽，即所谓"五藏六府皆令人咳，非独肺也"。

有关咳嗽病位，首先肯定"肺之令人咳"，即咳为肺之本病，不仅如此，本段从整体观的高度进一步提出了"五藏六府皆令人咳，非独肺也"的论点，将咳嗽的病理范围扩大到五脏六腑，说明咳嗽虽然是肺脏受邪后的病理反映，但与五脏六腑的功能障碍密切相关。因肺为脏之长，心之盖，受百脉之朝会，其他脏腑发生病变均可波及于肺，导致肺气上逆而咳。启示人们，临床辨证必须考虑其他脏腑功能失调对肺气宣降的影响，以分清标本，如肝火犯肺、水寒射肺、脾肺气虚、心肺气虚均可致咳。因此咳嗽治疗不要见咳止咳，单独治肺，而要寻找致咳的深层次原因，采用如培土生金、佐金平木、金水相生诸法治咳，便是根据脏腑相关之理而设。

经文指出不同季节有不同的异常气候，但都可影响相关脏腑而波及于肺致咳，说明五脏对相应季节时邪的易感性，反映出四时五脏的发病观。这一观点对临床辨治咳证具有指导意义，如林佩琴所说："以四时论之，春季咳，木气升也，治宜兼降，前胡、杏仁、海浮石、瓜蒌仁之属；夏季咳，火气炎也，治宜兼凉，沙参、花粉、麦冬、知母、玄参之属；秋季咳，燥气乘金也，治宜清润，玉竹、贝母、杏仁、阿胶、百合、枇杷膏之属；冬季咳，风寒侵肺也，治宜温散，苏叶、川芎、桂枝、麻黄之属"(《类证治裁》)。

【原文】

708　帝曰：何以异之？岐伯曰：肺咳之状，咳则喘息有音，甚则唾血。心咳之状，咳则心痛，喉中介介如梗状[(1)]，甚则咽肿喉痹[(2)]。肝咳之状，咳则两胁下痛，甚则不可以转，转则两胠[(3)]下满。脾咳之状，咳则右胁下痛，阴阴引肩背，甚则不可以动，动则咳剧[(4)]。肾咳之状，咳则腰背相引而痛，甚则咳涎[(5)]。

帝曰：六府之咳奈何？安所受病？岐伯曰：五藏之久咳，乃移于六府。脾咳不已，则胃受之，胃咳之状，咳而呕，呕甚则长虫[(6)]出。肝咳不已，则胆受之，胆咳之状，咳呕胆汁。肺咳不已，则大肠受之，大肠咳状，咳而遗失[(7)]。心咳不已，则小肠受之，小肠咳状，咳而失气，气与咳俱失。肾咳不已，则膀胱受之，膀胱咳状，咳而遗溺。久咳不已，则三焦受之，三焦咳状，咳而腹满，不欲食饮。此皆聚于胃，关于肺[(8)]，使人多涕唾[(9)]，而面浮肿气逆也。

帝曰：治之奈何？岐伯曰：治藏者治其俞[(10)]，治府者治其合[(10)]，浮肿者治其经[(10)]。帝曰：善。（《素问·咳论》）

【校注】

（1）喉中介介如梗状：形容咽部如有物梗塞。

（2）喉痹：指咽喉肿痛，吞咽阻塞不利。

（3）两胠：左右腋下胁肋部。

（4）脾咳之状，……动则咳剧：姚止庵注："脾气连肺，故痛引肩背也。按右者肺治之部，肺主气，脾者气之母，脾病则及于肺，故令右胁下痛。肩背者，肺所主也，动则气愈逆，故咳剧。"阴阴，即隐隐。

（5）咳涎：指咳吐稀痰涎沫。

（6）长虫：指蛔虫。《说文·虫部》："蚘，腹中长虫也。"蚘，蛔之异体字。

（7）遗失：《针灸甲乙经》《太素》均作"遗矢"。遗矢，即大便失禁。矢通屎。

（8）此皆聚于胃，关于肺：水饮聚于胃，则上关于肺而为咳。张介宾注："诸咳皆聚于胃，关于肺者，以胃为五藏六府之本，肺为皮毛之合，如上文所云皮毛先受邪气及寒饮食入胃者，皆肺胃之候也。"

（9）涕唾：《内经》无"痰"字，涕唾，即指痰。

（10）俞、合、经：指五输中的输穴、合穴、经穴。《灵枢·九针十二原》："所出为井，所溜为荥，所注为输，所行为经，所入为合。"

【导读】

论述五脏六腑咳的辨证分型、传变规律及治疗法则。

五脏咳证，是邪犯各脏经脉，导致各脏经脉气血逆乱，并影响于肺所致，临床表现除咳嗽外，还兼有相应内脏经络气血失调的证候。如心经起于心中，其支者从心系上夹咽，故心咳症状为咳嗽心痛，咽喉梗塞不利；肝经布胁肋，症见咳嗽，两胁疼痛；脾经上膈夹咽，其气主右，症见咳嗽，右胁下痛而引肩背；肾经贯脊属肾而入肺中，腰为肾之府，症见咳嗽，腰背引痛，且肾为水脏，主津液，其水气上泛，咳则多涎。

六腑咳证，是五脏咳久不愈，按脏腑表里相合的关系传变而成，因其病深日久，病情较重，各腑功能障碍明显，如胃失和降，其气上逆则咳兼呕吐；胆气上逆则咳呕胆汁；小肠传化失职则咳而失气；大肠传导失职则咳而遗矢；膀胱失约则咳而遗溺；三焦气化不利则咳兼腹部胀满，不思饮食。

从五脏咳和六腑咳的临床症状来看，五脏咳是初期阶段，是以各脏经脉气血失常为主要病机，以咳多兼"痛"为主要表现。六腑咳是咳久不愈的后期阶段，病情进一步发展，影响到人体的气机运行和气化活动，表现出气虚下陷，不能收摄的病机特点，以咳多兼"泄"为主要表现。可见，六腑咳较五脏咳的病程长、程度深、病情重，反映了咳病的传变是由脏及腑，病情由轻转重的特殊传变规律。这种脏腑分证论咳的分类方法，实为后世脏腑辨证之雏形。

"此皆聚于胃，关于肺"是对咳嗽病机的高度概括，说明咳嗽与肺胃两脏关系最为密切。从病因而言，皮毛受邪，从其合入肺，寒饮入胃，从肺脉注肺，与肺胃相关。从病机而言，邪伤于肺，使肺失宣降而病咳，自不待言，咳与胃的关系，其一，胃为五脏六腑之海，气血生化之源，若胃弱则化源不足，脏腑失于充养，则抗病力弱，易感外邪而病咳。其二，胃主受纳，脾主运化，若脾胃受伤，水津失运，停聚于胃则为痰为饮，上逆于肺而发咳嗽。其三，胃属土，为万物所归，且肺之经脉，起于中焦，下络大肠，环循胃口，故胃独自受邪或接受五脏六腑内传聚于胃的邪气，均可循经脉上传于肺而为咳。正如陈修园所说："盖胃中水谷之气，不能如雾上蒸于肺而输诸藏，只是留积于胃中，随热气而化为痰，随寒气而化为饮，而胃中既为痰饮所滞，而输肺之气亦必不清而为诸咳之患矣"（《医学三字经》）。咳与肺胃的密切关系，实为后世"脾为生痰之源，肺为贮痰之器"的理论渊源，也为培土生金法治疗咳嗽奠定了理论基础。

本节提出了咳证总的针刺治疗原则为："治藏者治其俞，治府者治其合，浮肿者治其经"。所谓俞、合、经，指"五输穴"而言，俞指脉气灌注输运之处，经指脉气畅行所过之处，合指脉气汇聚深入之处。五脏六腑之经脉皆有俞穴、合穴、经穴，五脏咳宜针刺五脏之俞穴，旨在治其注入之邪，心俞之神门，肺俞之太渊，脾俞之太白，肝俞之太冲，肾俞之太溪。六腑咳宜针取六腑之合穴，旨在治其传入之邪，胃之合足三里，大肠之合曲池，小肠之合小海，胆之合阳陵泉，膀胱之合委中，三焦之合天井。至于久咳所兼见的浮肿，是邪入经络，水液随气逆乱泛溢，针刺宜取经穴以疏通经络，使气血和调，水肿可消。这种随证分经取穴的原则，寓含辨证论治的思想。

咳嗽有外感、内伤的不同，肺与五脏六腑在导致咳嗽上有着本、标的区别。张介宾说："外感之咳，其来在肺，故必由肺乃及它藏，此肺为本而它藏为标也；内伤之咳，先伤它藏，故必由它藏乃及肺，此它藏为本，肺为标也"（《景岳全书·卷十九》）。提示论治咳嗽要辨明标本，或治本，或治标，或标本兼治。林佩琴《类证治裁·咳嗽》专门论述了五脏六腑咳的治疗方药，提出："经云：五藏六府皆令人咳，非独肺也。肺咳则喘息有音，千金五味子汤去续断、地黄、赤小豆，加麦冬、玉竹、细辛。心咳则心痛，喉中如梗，凉膈散去硝、黄，加黄连、竹叶。肝咳则胁痛，枳壳煮散去芎、防，加肉桂、橘红、苏子。脾咳则右胁下（腋下胁）痛引肩背，六君子汤加枳壳、桔梗。肾咳则腰背引痛，都气丸加参、麦。胃咳则呕甚，长虫出，异功散加川椒、乌梅。胆咳则呕胆汁，小柴胡汤。大肠咳则遗矢，赤石脂禹余粮汤。小肠咳则失气，芍药甘草汤。膀胱咳则遗尿，茯苓甘草汤。三焦咳腹满，不欲食饮，七气汤加黄连、枳实。"均是对"五藏六府皆令人咳，非独肺也"理论的临床发挥，可资临床参考。

【原文】

709 黄帝问曰：余闻善言天者，必有验[1]于人；善言古者，必有合于今；善言人者，必有厌[2]于己。如此，则道不惑而要数极[3]，所谓明也。今余问于夫子，令言[4]而可知，视[5]而可见，扪[6]而可得，令验于己，而发蒙解惑[7]，可得而闻乎？岐伯再拜稽首[8]对曰：何道之问也？帝曰：愿闻人之五藏卒痛，何气使然？岐伯对曰：经脉流行不止，环周不休，寒气入经而稽迟[9]，泣[10]而不行，客于脉外则血少，客于脉中则气不通[11]，故卒然而痛。(《素问·举痛论》)

【校注】

(1) 验：检验、验证之意。

(2) 厌：意同上文之"合"、"验"。《说文解字》："厌，一曰合也。"

(3) 要数极：把握重要道理之本源。杨上善注："得其要理之极，明达故也。"要数，即要理，重要的道理。

(4) 言：指问诊。

(5) 视：指望诊。

(6) 扪：指切诊。

(7) 发蒙解惑：启发蒙昧，解除迷惑。

(8) 稽首：即叩头。古时旳一种礼节，跪下，拱手至地，头也至地。

(9) 稽迟：言经脉气血留滞不行。稽，留止也。迟，徐行也。

(10) 泣：音义同涩。

(11) 客于脉外则血少，客于脉中则气不通：两句为互文，即客于脉外、脉中则血气少，或客于脉外、脉中则血气不通。前者气血不荣则痛，后者气血不通则痛，此为虚实疼痛机理之总纲。

【导读】

《内经》提出"善言天者，必有验于人；善言古者，必有合于今；善言人者，必有厌于己"的观点，这是研究世界万物的重要思维方法，研究中医学概莫能外。人与自然息息相关，欲探究人的生命活动，必须联系自然环境对人体的影响；鉴古可以知今，故研究古代历史必须联系现代；以人为镜可以明得失，故谈论人必联系自己。经文强调理论须与实践相结合，在疾病的诊断中，要求医生既要精通望、闻、问、切四诊的理论，又要有临证运用的实际经验，才能作出正确的诊断。

重点论述了疼痛的病因病机，主要是由于寒邪客于经脉内外，使气血留滞不行，脉涩不通而痛，此为实痛；或由于血脉凝涩，运行的气血虚少，使组织失养，不荣则痛，此为虚痛。引起疼痛的因素虽多，然以寒邪为主因；其病机亦有"不通则痛"和"不荣则痛"的虚实之分。原文"客于脉外则血少，客于脉中则气不通"，则概括了虚痛与实痛的病机。本节关于疼痛病因病机的认识，对痛证的辨证仍对今天的临床具有现实指导意义。

【原文】

710　帝曰：其痛或卒然而止者，或痛甚不休者，或痛甚不可按者，或按之而痛止者，或按之无益者，或喘动应手[(1)]者，或心与背相引而痛者，或胁肋与少腹相引而痛者，或腹痛引阴股[(2)]者，或痛宿昔[(3)]而成积者，或卒然痛死不知人，有少间复生者，或痛而呕者，或腹痛而后泄者，或痛而闭不通者，凡此诸痛，各不同形，别之奈何？岐伯曰：寒气客于脉外则脉寒，脉寒则缩踡，缩踡则脉绌急[(4)]，绌急则外引小络，故卒然而痛，得炅[(5)]则痛立止；因重中于寒，则痛久矣。寒气客于经脉之中，与炅气相薄则脉满，满则痛而不可按也。寒气稽留，炅气从上[(6)]，则脉充大而血气乱，故痛甚不可按也。寒气客于肠胃之间，膜原之下，血不得散，小络急引故痛，按之则血气散，故按之痛止。寒气客于侠脊之脉[(7)]，则深按之不能及，故按之无益也。寒气客于冲脉，冲脉起于关元，随腹直上，寒气客则脉不通，脉不通则气因之，故喘动应手矣。寒气客于背俞之脉[(8)]，则脉泣，脉泣则血虚，血虚则痛，其俞注于心，故相引而痛。按之则热气至，热气至则痛止矣。寒气客于厥阴之脉，厥阴之脉者，络阴器，系于肝，寒气客于脉中，则血泣脉急，故胁肋与少腹相引痛矣。厥气[(9)]客于阴股，寒气上及少腹，血泣在下相引，故腹痛引阴股。寒气客于小肠膜原之间、络血之中，血泣不得注于大经，血气稽留不得行，故宿昔而成积矣。寒气客于五藏，厥逆上泄，阴气竭，阳气未入[(10)]，故卒然痛死不知人，气复反，则生矣。寒气客于肠胃，厥逆上出，故痛而呕也。寒气客于小肠，小肠不得成聚，故后泄腹痛矣。热气留于小肠，肠中痛，瘅热[(11)]焦渴，则坚干不得出，故痛而闭不通矣。

帝曰：所谓言而可知者也，视而可见奈何？岐伯曰：五藏六府，固尽有部[(12)]，视其五色，黄赤为热，白为寒，青黑为痛，此所谓视而可见者也。帝曰：扪而可得奈何？岐伯曰：视其主病之脉，坚而血及陷下者[(13)]，皆可扪而得也。帝曰：善。（《素问·举痛论》）

【校注】

(1) 喘动应手：即血脉搏动按之急促应手。喘与动同义。

(2) 阴股：即大腿内侧近前阴处。杨上善注："髀内为股，阴下之股为阴股也。"

(3) 宿昔：稽留日久之义。张志聪注："宿昔，稽留久也。"宿，止也。昔，久远也。

(4) 绌（chù 触）急：屈曲拘急。绌，屈曲。急，拘急。

(5) 炅（jiǒng 炯）：音义皆同炯，热也。王冰注："炅，热也。"

(6) 从上：即从之。上，疑为"之"字之误。篆文"之"（㞢）与"上"（㞢）形似易误。

（7）侠脊之脉：指脊柱两旁深部之经脉。此指邪客脊柱两旁深部之伏冲、伏脊脉。张志聪注："侠脊之脉，伏冲之脉也。上循背里，邪客之则深，按之不能及，故按之无益也"。又张介宾注："侠脊者，足太阳经也。其最深者，则伏冲伏脊之脉。故按之不能及其处。"

（8）背俞之脉：即足太阳膀胱经脉。背俞，指行于背部的足太阳膀胱经脉分布有五脏六腑各自的腧穴。张介宾注："背俞，五藏俞也，皆足太阳经穴。"

（9）厥气：即寒逆之气。张介宾注："寒逆之气也。"按前后文，疑其与下句"寒气"互易，应为"寒气客于阴股，厥气上及少腹"于理为顺。

（10）厥逆上泄，阴气竭，阳气未入：指寒气客于五脏，脏气上越外泄，阴气阻绝于内，阳气泄越于外不得入内，阴阳处于暂时离决状态。厥逆上泄，即五脏厥逆之气向上泄越。竭，"遏"字之误，即遏止、阻绝不通之义。

（11）瘅热：热甚也。

（12）五藏六府，固尽有部：指五脏六腑在面部各有一定的分部。张志聪注："五藏六府之气色，皆见于面，而各有所主之部位。"

（13）坚而血及陷下者：此指切脉和局部按诊。若按之坚硬，局部血脉壅盛者为实；按之陷下，血脉濡软者为虚。张介宾注："脉坚者，邪之聚也。血留者，络必盛而起也。陷下者，血气不足，多阴候也。"

【导读】

（一）列举十四种疼痛的证候特点

归纳起来可以分为以下三类。

1. 从痛证的喜按、拒按来分析

（1）痛而拒按：寒气稽留，阳气与之相搏，邪气壅满于经脉之中，故痛而不可按。

（2）按之痛止：寒气客于肠胃膜原之间，以致血气凝聚而不散，按之则血气暂散，故疼痛可缓解；另则按之使阳气通达，寒气消散，故按之痛止。

（3）按之痛不止：寒气客于深部经脉，按之不能触及，故按之疼痛不止。

2. 从疼痛的特点来分析

（1）持续性疼痛：寒邪稽留既久且深，凝结不解，故持续疼痛。

（2）疼痛牵引他处：根据寒气侵袭的部位不同，脏腑经络的表里络属关系，故一处有病可牵引相关的部位疼痛。如寒气客于背俞之脉则可痛引于心；寒气客于厥阴经脉则胁肋与少腹相引作痛；寒气客于阴股则腹痛引阴股。

（3）痛处搏动应手：寒气客于冲脉使血滞而上逆，故痛处搏动应手。

（4）寒性疼痛得热痛止：寒气客于脉外，病位尚浅，故得热痛立止。

3. 从痛证伴随的症状来分析

（1）疼痛伴积块：寒凝血滞日久不行，蓄积成块。

（2）疼痛伴呕吐：寒邪入侵肠胃，失其和降，上逆而吐。

（3）疼痛伴泄泻：寒邪入侵小肠，泌别失调，清浊不分而致泄泻。

（4）疼痛伴便秘：寒邪化热，客于小肠，劫灼肠中津液，故便结难解。

（二）疼痛产生的病因病机

在病理情况下，人的任何部位都可发生疼痛，本节所讨论的疼痛是以腹痛为主。从病因来说，以寒气入侵经脉为主。《素问·痹论》也有类似记载："痛者，寒气多也，有寒故痛也"。从病机分析，大致有以下几方面：

①寒主收引：寒邪入侵经脉，经脉挛缩拘急而疼痛；

②血气痹阻：寒性凝滞，血气瘀涩，痹阻经脉，不通则痛；

③寒热搏结：邪实于经，经脉盛满而痛；

④血虚不荣：血脉空虚，不能荣养经脉，发生疼痛；

⑤脏气逆乱：寒气侵袭五脏，脏气厥逆，阴阳气不相顺接，发生痛而昏不知人。

从临床实践看，引起疼痛的原因甚多，有六淫七情，也有饮食失节、虫积、瘀血等因素，病理变化十分复杂。

（三）疼痛的辨证和诊断要点

引起疼痛的病因病机虽然复杂，但不凡寒、热、虚、实四端，本篇提示临床辨证应从疼痛的部位、性质及临床特点着手，并结合问诊、望诊、扣诊等诸方面去观察、鉴别、分析。因此，本篇可以作为我们深入研究痛证辨证规律的示范。

【原文】

711 黄帝问曰：痹(1)之安生？岐伯对曰：风寒湿三气杂至(2)合而为痹也。其风气胜者为行痹(3)，寒气胜者为痛痹(4)，湿气胜者为著痹(5)也。

帝曰：其有五者何也？岐伯曰：以冬遇此者为骨痹(6)，以春遇此者为筋痹(6)，以夏遇此者为脉痹(6)，以至阴(7)遇此者为肌痹(6)，以秋遇此者为皮痹(6)。

帝曰：内舍(8)五藏六府，何气使然？岐伯曰：五藏皆有合(9)，病久而不去者，内舍于其合也。故骨痹不已，复感于邪，内舍于肾；筋痹不已，复感于邪，内舍于肝；脉痹不已，复感于邪，内舍于心；肌痹不已，复感于邪，内舍于脾；皮痹不已，复感于邪，内舍于肺。所谓痹者，各以其时重感于风寒湿之气也。（《素问·痹论》）

【校注】

（1）痹：病名，指痹证。是由风寒湿三邪杂至，导致气血凝滞、经络闭阻不通的病证。张志聪注："痹者闭也，邪闭而为痛也。"

（2）杂至：错杂而至。杂，夹杂、混杂。

（3）行痹：是以肢节疼痛游走无定处为特点的痹证，亦称风痹。尤在泾注："行痹者风气胜，风之气善行而数变，故其证上下左右无所留止，随其所在，血气不通而为痹。"

（4）痛痹：是以疼痛剧烈为特点的痹证，亦称寒痹。张介宾注："阴寒之气，客于肌肉筋骨之间，则凝结不散，阳气不行，故痛不可当。"

（5）著（zhuó 着）痹：是以痛处重滞固定，或顽麻不仁为特点的痹证，亦称湿痹。张介宾注："肢体重着不移，或为疼痛，或为顽木不仁。湿从土化，病多发于肌肉。"著，重着、留着难去之义。

（6）骨痹、筋痹、脉痹、肌痹、皮痹：统称五体痹。是由风寒湿三气在不同季节里，侵入人体五脏相合的五体所致。娄英《医学纲目》注："皆以所遇之时，所客之处命名，非此行痹、痛痹、著痹之外，又别有骨痹、筋痹、脉痹、肌痹、皮痹也。"

（7）至阴：指长夏。

（8）舍：稽留之义。吴崑注："舍，邪入而居之也。"

（9）合：指五脏之外合，即骨、筋、脉、肌、皮五体。《素问·五藏生成》曰："心之合脉也，肺之合皮也，肝之合筋也，脾之合肉也，肾之合骨也。"

【导读】

主要论述了痹证的病因及其分类。从病因上强调了风寒湿三气杂至合而为痹，认为多种外邪的共同作用是痹证发病的条件，也是痹证病因学的特点，提示了病情的复杂性，要求诊治时必须全面考虑，分清主次。对于痹的分类，提出了行痹、痛痹、著痹的病因分类法和五体痹、脏腑痹的病位分类法。这对临床辨证论治起到了提纲挈领的作用。

1. 行痹、痛痹、著痹

行痹，由风邪偏盛所致，"风为百病之长"，"善行而数变"，故表现为肢体关节酸楚、疼痛，痛处游走不定，波及范围较广。痛痹，由寒邪偏盛所致，寒性凝滞，故导致气滞血凝、痹阻不通，以疼痛为主症；寒主收引，故伴有挛急僵硬等症状；寒为阴邪，得温则痛减，遇寒则增剧。著痹，由湿邪偏盛所致，湿性粘腻重着，故表现为肢体关节沉重，麻木不仁，证情缠绵不愈。这些要点均是临床辨证之眼目。

2. 五体痹

痹证发病与季节气候密切相关，在不同季节受邪，就会在不同部位发生痹证。肾主骨，通于冬气，冬季感受痹邪，易患骨痹、肾痹；肝主筋，通于春气，春季感受痹邪，易患筋痹、肝痹；心主脉，通于夏气，夏季感受痹邪，易患脉痹、心痹；脾主肌肉，通于长夏之气，长夏感受痹邪，易患肌痹、脾痹；肺主皮毛，通于秋气，秋季感受痹邪，易患皮痹、肺痹。从临床实际分析，也未必如此机械，但痹证的进退与季节气候变化有关，这是无可置疑的，故学者当灵活理解。

3. 五体痹向内脏传变的病理机转

本节指出："五藏皆有合，病久而不去者，内舍于其合也"，又说："骨痹不已，复感于邪，内舍于肾"，"各以其时重感于风寒湿之气也"。经旨提示，五体痹向内脏传变的病理机转有二：一是"病久而不去"，即五体痹久延不愈，久病正气虚损；二是"重感于风寒湿之气"，即反复感受痹邪，形成痹邪内转入脏，形成五脏痹，这一认识完全符合临床实际。

【原文】

712 凡痹之客五藏者，肺痹者，烦满喘而呕；心痹者，脉不通，烦则心下鼓⁽¹⁾，暴上气而喘，嗌干，善噫⁽²⁾，厥气上则恐；肝痹者，夜卧则惊，多饮数小便，上为引如怀⁽³⁾；肾痹者，善胀，尻以代踵，脊以代头⁽⁴⁾；脾痹者，四肢解堕，发咳呕汁，上为大塞⁽⁵⁾。肠痹者，数饮而出不得，中气喘争⁽⁶⁾，时发飧泄。胞痹⁽⁷⁾者，少腹膀胱按之内痛，若沃以汤⁽⁸⁾，涩于小便，上为清涕⁽⁹⁾。

阴气⁽¹⁰⁾者，静则神藏，躁则消亡⁽¹¹⁾。饮食自倍，肠胃乃伤。淫气⁽¹²⁾喘息，痹聚在肺；淫气忧思，痹聚在心；淫气遗溺，痹聚在肾；淫气乏竭⁽¹³⁾，痹聚在肝；淫气肌绝⁽¹⁴⁾，痹聚在脾⁽¹⁵⁾。

诸痹不已，亦益内⁽¹⁶⁾也。其风气胜者，其人易已也。

帝曰：痹，其时有死者，或疼久者，或易已者，其故何也？岐伯曰：其入藏者死，其留连筋骨间者疼久，其留皮肤间者易已。

帝曰：其客于六府者，何也？岐伯曰：此亦食饮居处，为其病本也。六府亦各有俞，风寒湿气中其俞，而食饮应之，循俞而入，各舍其府也。

帝曰：以针治之奈何？岐伯曰：五藏有俞，六府有合⁽¹⁷⁾，循脉之分，各有所发⁽¹⁸⁾，各随其过，则病瘳也⁽¹⁹⁾。（《素问·痹论》）

【校注】

（1）心下鼓：心下鼓动，即心悸。张琦注："心主脉而贯肺，以行呼吸，心下跳动，上气而喘，心乘肺也。"

（2）善噫：作"嗳气"解。《素问·宣明五气》："心为噫"。

（3）上为引如怀：形容腹部胀大，如怀孕之状。引，《说文》曰："开弓也"。

（4）尻（kāo 考）以代踵（zhǒng 肿），脊以代头：尻以代踵，谓足不能站立和行走，以尻代之；脊以代头，谓头俯不能仰，背驼甚而脊高于头。尻，尾骶部。踵，足后跟。

（5）上为大塞：上焦痞塞。上，指上焦。大，郭霭春校"大"应作"不"，形误。不与否古通，《广雅·释诂四》注："否，不也"；而否又通"痞"，故"大塞"即"痞塞"之义。

（6）中气喘争：指腹中有气攻冲，肠中雷鸣。由于肠痹，大小肠受盛、传导化物的功能失常所致。

（7）胞痹：即膀胱痹。胞，通脬，指膀胱。

（8）若沃以汤：形容热盛，似灌热水感。沃，灌也；汤，热水也。

（9）上为清涕：即鼻流清涕。马莳注："膀胱之脉，上额交巅，上入络脑，故邪气上蒸于脑而为清涕也。"

（10）阴气：指五脏之精气。因脏为阴，故称阴气。

（11）静则神藏，躁则消亡：张介宾注："人能安静，则邪不能干，故精神完固而内藏；若躁扰妄动，则精神耗散，神志消亡，故外邪得以乘之，五藏之痹因而生矣。"

（12）淫气：此指内脏淫乱失和之气。凡五体痹证日久不愈，内脏之气淫乱，则风寒湿邪内聚于五体相合之脏，而成为脏腑痹证。

（13）乏竭：即气血衰败，疲乏力竭。马莳注："邪气浸淫，阴气乏竭，正以肝主血，唯痹聚在肝，故乏竭若是。"又《太素》作"渴乏"，即渴燥匮乏之义，是痹邪闭阻于肝，疏泄不利所致。可参考。

（14）肌绝：此指甚饥不能食，是邪闭脾胃之证。《太素》作"饥绝"，并注："饥者，胃少谷也。饥过绝食则胃虚，故痹聚。"

（15）痹聚在脾：杨上善注："淫气饥绝，痹聚在胃"；此后有"淫气壅塞，痹聚在脾"八字，并注云："谷气过塞，则实而痹聚于脾也"，可参。

（16）益内：病甚逐渐向内发展之义。益，渐也，此引申为浸淫、蔓延之义。

（17）五藏有俞，六府有合：此句为互文。即五脏六腑皆有俞穴、合穴。高世栻注："不但六府有俞，而五藏有俞；不但五藏有合，而六府有合"。

（18）各有所发：各经受邪，均在各自经脉所循行的部位发生病变而出现症状。马莳注："循藏府经脉所行之分，各有所发病之经。"

（19）各随其过，则病瘳（chōu 抽）也：各随其病变部位而治之则病愈。过，指病变。瘳，病愈也。

【导读】

1. 五脏痹的形成及临床表现

肺痹：由肺气壅闭，故烦满而喘；胃气不降故上逆而呕。

心痹：由心气痹阻，邪气为扰于心，故心烦、心悸；干于肺则上气喘息，咽喉干燥；心主噫，心气上逆则嗳气；心气逆不与肾相交，肾虚而恐惧。

肝痹：肝藏魂，肝气痹阻，魂不安舍，夜卧则惊骇；肝郁化火，消灼津液，故多饮，饮多则溲多；气机郁滞，腹部胀满如怀孕之状。

肾痹：肾气闭阻，关门不利，故腹部善胀；肾主骨，肾痹气衰，骨失其养，下肢弯曲不伸，故能坐不能行，脊柱畸形，头项倾俯，脊骨高出于头。

脾痹：脾气不荣四肢，故四肢懈惰；脾不能为胃行其津液，胃气上逆则呕汁；脾气不能散精于肺，气行不畅，胸中痞塞，发为咳嗽。

本节所论述的五脏痹，实际是指痹邪侵扰五脏所致脏腑功能紊乱，从中可以看出，《内经》所论痹证，与后世仅指肢体关节病变有别。

2. 六腑痹的形成及临床表现

六腑痹因饮食不节，肠胃先伤，痹邪内传于腑而成。痹邪犯于小肠，分清别浊失职，故数饮而出不得；痹邪犯于大肠，传导失职，故见泄泻；痹邪犯于膀胱，气化不利，郁而化热，出现少腹病热，小便不爽等。

3. 痹证的预后

从感邪的性质论，风气胜者易愈。从发病部位论，病在皮肤间者，易愈；病在筋骨间者，缠绵不愈；病邪入脏者，预后差。从病程论，初起，易愈；疼久，难愈。

4. 痹证的治疗

"循脉之分"，"各随其过"，实质提示"经络辨证"施治，即病在何经取何经之穴针刺；另一原则是五脏痹取俞穴，六腑痹取合穴针刺。

【原文】

713　帝曰：荣卫之气亦令人痹乎？岐伯曰：荣者，水谷之精气也，和调于五藏，洒陈⁽¹⁾于六府，乃能入于脉也，故循脉上下，贯五藏，络六府也。卫者，水谷之悍气⁽²⁾也，其气慓疾滑利⁽³⁾，不能入于脉也，故循皮肤之中，分肉之间，熏于肓膜⁽⁴⁾，散于胸腹，逆其气⁽⁵⁾则病，从其气则愈，不与风寒湿气合，故不为痹。(《素问·痹论》)

【校注】

(1) 洒陈：散布之义。《辞海》："洒，喷散、散落。陈，布置，陈列。"

(2) 悍气：卫气具有勇悍、急疾的特性，故名悍气。张介宾注："卫气者，阳气也。阳气之至，浮盛而疾，故曰悍气。"

(3) 慓疾滑利：形容卫气运行急疾而滑利，不受脉管的约束。慓疾，急疾也。

(4) 肓膜：指肉里及胸腹腔内的膜。张介宾注："凡腔腹肉里之间，上下空隙之处，皆谓之肓。盖膜犹幕也，凡肉理之间，藏府内外其成片联络薄筋，皆谓之膜。"

(5) 其气：指营卫二气。

【导读】

论述痹证的发生与营卫之气密切相关。若营卫二气功能正常，风寒湿邪不易侵袭，则不会发生痹证；若营卫运行失常或虚损，风寒湿邪乘虚内袭，便可发为痹证。原文"逆其气则病，从其气则愈，不与风寒湿气合，故不为痹"，强调了痹证的发生既有风寒湿邪的侵袭，更有脏腑营卫气血的失调，突出了《内经》既重视内因、也不忽略外因的发病学观点。不仅为临床运用调和营卫之法治疗痹证提供了理论依据，而且对于预防痹证的发生亦有重要意义。

【原文】

714　帝曰：善。痹，或痛，或不痛，或不仁，或寒，或热，或燥，或湿，其故何也？岐伯曰：痛者，寒气多也，有寒故痛也。其不痛不仁⁽¹⁾者，病久入深，荣卫之行涩，经络时疏⁽²⁾，故不通⁽³⁾。皮肤不营，故为不仁。其寒者，阳气少，阴气多，与病相益⁽⁴⁾，故寒也。其热者，阳气多，阴气少，病气胜，阳遭阴⁽⁵⁾，故为痹热。其多汗而濡者，此其逢湿甚也，阳气少，阴气盛，两气相感⁽⁶⁾，故汗出而濡也。

帝曰：夫痹之为病，不痛⁽⁷⁾，何也？岐伯曰：痹在于骨则重，在于脉则血凝而不流，在于筋则屈不伸，在于肉则不仁，在于皮则寒，故具此五者，则不痛也。凡痹之类，逢寒则虫⁽⁸⁾，逢热则纵。帝曰：善。(《素问·痹论》)

【校注】

(1) 其不痛不仁者：皮肤麻木不仁、对疼痛不敏感。杨上善注："仁者，亲也，觉也。营卫及经络之气疏涩，不营皮肤，神不至于皮肤之中，故皮肤不觉痛痒，名曰不仁。"

(2) 经络时疏：经络常常空虚。疏，同疏；空虚之义。

(3) 不通：《太素》《针灸甲乙经》均作"不痛"。张介宾注："疏，空虚也，荣卫之行涩，而经络时疏，则血气衰少。血气衰少则滞逆亦少，故为不痛。"

（4）阳气少，阴气多，与病相益：指阳虚阴盛的体质，益加风寒湿邪，故寒更甚。李中梓注："痹病本属阴寒，若阳气不足之人，则寒从内生，与外病相助益，故寒也。"阳气少阴气多，指人的体质偏于阳虚阴盛。病，指风寒湿邪。相益，相加也。

（5）阳气多，阴气少，病气胜，阳遭阴：言病人素体阳盛阴虚，感邪后，阴不胜阳，邪气从阳化热，故为痹热。张介宾注："阳盛遭阴，则阴气不能胜之，故为痹热。"遭，《针灸甲乙经》作"乘"。乘，战而胜之也。

（6）两气相感：指人体偏盛之阴气与以湿邪为主的风寒湿邪相互作用。

（7）痹之为病，不痛：由于风寒湿三气伤及皮、肉、筋、骨、脉有形之体，而气尚能流通，即未伤气者，故不痛。《素问·阴阳应象大论》云："气伤痛"。

（8）逢寒则虫：即痹证遇寒则拘急而痛。孙诒让《札迻》："虫，当为痋之借字……段玉裁《说文》注谓：'痋'即疼字。"虫，《针灸甲乙经》、《太素》均作"急"。张介宾注："虫，《针灸甲乙经》作急，于义为得。盖逢寒则筋挛，故急；逢热则筋弛，故纵也。"二说可相互发明。

【导读】

分析痹证临床症状的产生机理：

1. 发病部位与症状　痹在骨则重，在脉则血流不畅，在筋则屈不伸，在肉则不仁，在皮则寒。

2. 体质与症状　阳虚阴盛体质多见寒象，阳盛阴虚体质多见热象。

3. 病邪与症状　寒气多，见疼痛；湿气甚，见多汗而濡。

4. 气候与症状　"逢寒则虫（急），逢热则纵"。寒主收引，故痹证遇寒则拘急，得热则气血流通而缓解。

【原文】

715　黄帝问曰：五藏使人痿[1]，何也？岐伯对曰：肺主身之皮毛，心主身之血脉，肝主身之筋膜，脾主身之肌肉，肾主身之骨髓。故肺热叶焦[2]，则皮毛虚弱急薄[3]，著[4]则生痿躄[5]也。心气热，则下脉厥而上，上则下脉虚，虚则生脉痿，枢折挈[6]，胫纵[7]而不任地也。肝气热，则胆泄口苦，筋膜干，筋膜干则筋急而挛，发为筋痿。脾气热，则胃干而渴，肌肉不仁，发为肉痿。肾气热，则腰脊不举，骨枯而髓减，发为骨痿。（《素问·痿论》）

【校注】

（1）痿：即痿证。是指肢体痿软无力，不能随意运动的一类疾病。高世栻注："痿者，四肢委弱，举动不能，如委弃不用之义。"痿，同萎，有痿弱和枯萎两个含义，包括四肢功能痿废不用和肌肉枯萎不荣两个方面。

（2）肺热叶焦：形容肺叶受热、灼伤津液的病理状态。《太素》《针灸甲乙经》"肺"下有"气"字。可参。

（3）急薄：皮肤干枯不润，肌肉消瘦。

（4）著：留着不去也。

（5）痿躄（bì壁）：指四肢痿废不用，包括下文的脉痿、筋痿、肉痿、骨痿等各种痿证。躄，两腿行动不便。

（6）枢折挈（qiè切）：形容关节弛缓，不能提举活动，犹如枢轴折断不能活动一般。枢，枢纽，此处指关节。折，断也。挈，提举。据王冰注："膝腕枢纽如折去而不相提挈。"疑"挈"上脱"不"字。

（7）胫纵：足胫弛纵。胫，指小腿部。

【导读】

根据五脏外合五体的理论，论述了五体痿的病机，提出了"五藏使人痿"的学术观点。由于五脏气热，灼伤精血津液，五体失养，即内伤五脏，外损五体，故发五体痿证。说明痿证病变在四肢，而根源却在五脏，故张志聪云："是以藏病于内，则形痿于外"。又以"肺热叶焦"则生痿躄冠其首，强调肺气热是痿证发生的主要病机。肺主气，朝百脉，居五脏之上，能敷布精血津液，内养脏腑，外濡五体。若肺气热，内可灼伤津液，外可熏蒸五体，五体失养，以致四肢痿废不用，而成痿躄之证。由于肺气热与诸痿皆有关，故不曰"皮痿"而称"痿躄"。后世皆以"肺热叶焦"为痿证的主要病机，《素问·至真要大论》亦言："诸痿喘呕，皆属于上"。

关于五体痿的症状特点，主要表现在五脏及其所合五体的功能失调方面。

【原文】

716　帝曰：何以得之？岐伯曰：肺者，藏之长也[1]，为心之盖也，有所失亡[2]，所求不得，则发肺鸣[3]，鸣则肺热叶焦。故曰：五藏因肺热叶焦发为痿躄，此之谓也。悲哀太甚，则胞络绝[4]，胞络绝则阳气内动，发则心下崩[5]，数溲血也。故《本病》[6]曰：大经空虚，发为肌痹[7]，传为脉痿。思想无穷，所愿不得，意淫于外，入房太甚，宗筋[8]弛纵，发为筋痿，及为白淫[9]。故《下经》曰：筋痿者，生于肝，使内[10]也。有渐[11]于湿，以水为事，若有所留，居处相湿[12]，肌肉濡渍，痹而不仁，发为肉痿[13]。故《下经》曰：肉痿者，得之湿地也。有所远行劳倦，逢大热而渴，渴则阳气内伐[14]，内伐则热舍于肾，肾者水藏也，今水不胜火，则骨枯而髓虚，故足不任身，发为骨痿。故《下经》曰：骨痿者，生于大热也。

帝曰：何以别之？岐伯曰：肺热者，色白而毛败；心热者，色赤而络脉溢[15]；肝热者，色苍而爪枯；脾热者，色黄而肉蠕动[16]；肾热者，色黑而齿槁。（《素问·痿论》）

【校注】

（1）肺者，藏之长也：言肺主气、朝百脉、居于五脏之上。张志聪注："藏真高于肺，朝百脉而行气于藏府，故为藏之长。"

（2）失亡：心情不畅，若所爱之物亡失。

（3）肺鸣：呼吸喘息有声。

（4）胞络绝：心包之络脉阻绝。胞络，杨上善注："胞络者，心上包络之脉。"绝，阻绝不通之义。

（5）心下崩：即心血下崩。崩，大量出血。姚止庵注："包络所以卫心，悲哀太甚，则气急迫而包络伤，络伤则心病。盖心属火而主血，心病火发，血不能静，遂下流于溲溺也。"

（6）《本病》：古医书名。已佚。

（7）肌痹：《太素》作"脉痹"。

（8）宗筋：此指男子的前阴。

（9）白淫：指男子滑精、女子带下。姚止庵注："白淫，男女皆有之，男为游精，女为阴液。邪思妄想，意淫而已，虽无实事，而精气已为之动摇，故遂与入房太甚者，并足以致筋痿也。然筋痿肝之病也，何以并得之色欲？盖肾败精伤，水亏不能养木故也。"

（10）使内：即入房。杨上善注："使内者，亦入房。"

（11）渐（jiān 兼）：浸渍之义。

（12）相湿：《针灸甲乙经》作"伤湿"。

（13）肉痿：由肌肉痹而不仁发展而成肉痿。《素问·生气通天论》云："湿热不攘，大筋软短，小筋弛长，软短为拘，弛长为痿。"说明湿热可致痿。

（14）阳气内伐：即阳热之气内侵，伤及阴液。张介宾注："远行劳倦，最能生热，阳盛则内伐真阴，水不胜火，故主于肾。"阳气，指劳倦远行使阳动所生之热，或感受阳热邪气。伐，侵也。

（15）络脉溢：指浅表部位的血络充盈。杨上善注："络脉，心之所主也。络脉胀见为溢也。"又丹波元简云："此以外候言，乃孙络浮见也。"

（16）肉蠕（rú 如）动：谓肌肉软弱。蠕，《索隐》"蠕"音软；《太素》作"濡"，濡亦软也。动，郭霭春校疑为"蠕"之旁记字，误入正文。

【导读】

本节进一步分析痿证形成的病因病机，再次强调"五藏因肺热叶焦，发为痿躄"。并对五脏气热形成的原因作了剖析。

1. 情志所伤

"有所失亡"，"悲哀太甚"，"思想无穷，所愿不得"，均为情志所伤，气郁化热，热灼津伤而成痿。文中心、肺、肝三脏气热，均为情志所伤引起。

2. 劳倦过度

"意淫于外，入房太甚"，"有所远行劳倦"，为劳倦过度，伤精耗气，阴不制阳，内伐真阴，阳亢生热致痿。肝肾气热由此引起。

3. 湿邪浸淫

"有渐于湿，以水为事，若有所留，居处相湿"，乃湿邪浸淫，湿邪化热，久则生痿。这是引起脾热的成因。"有所远行劳倦，逢大热而渴"，此远行触冒暑热，热灼津伤，骨髓空虚成痿。这是肾气热的成因。

可见，情志所伤、劳伤过度、六淫侵袭（其中尤以湿邪浸淫为甚），均可作用于五脏，致阴阳失调而生热，五脏真阴受损，肢体筋脉不得濡养，遂成痿证。

关于痿证的鉴别诊断，则依据五脏外合五色、五体、五华（包括毛、络、爪、肉、齿等）的异常变化进行鉴别；临床时还应结合前文所言其他症状作全面分析，才能得出正确诊断。此为"有诸内必形诸外"理论的具体应用。

【原文】

717　帝曰：如夫子言可矣。论言⁽¹⁾治痿者，独取阳明何也？岐伯曰：阳明者，五藏六府之海，主闰⁽²⁾宗筋⁽³⁾，宗筋主束骨而利机关⁽⁴⁾也。冲脉者，经脉之海也，主渗灌豀谷⁽⁵⁾，与阳明合于宗筋，阴阳揔宗筋之会⁽⁶⁾，会于气街⁽⁷⁾，而阳明为之长⁽⁸⁾，皆属于带脉⁽⁹⁾，而络于督脉。故阳明虚，则宗筋纵，带脉不引⁽¹⁰⁾，故足痿不用也。帝曰：治之奈何？岐伯曰：各补其荥而通其俞⁽¹¹⁾，调其虚实，和其逆顺，筋脉骨肉，各以其时受月⁽¹²⁾，则病已矣。帝曰：善。（《素问·痿论》）

【校注】

（1）论言：指《灵枢·根结》所言。张介宾注："论言者，即《根结》篇曰：痿疾者，取之阳明。"

（2）闰：同润，润养也。《针灸甲乙经》作"润"。

（3）宗筋：此处指众筋，泛指全身之筋膜。

（4）宗筋主束骨而利机关：即众筋主司约束骨节而滑利关节。张志聪注："诸筋皆属于节，主束骨而利机关。"束，约束。机关，即关节。

（5）豀谷：指肌肉分腠。《素问·气穴论》曰："肉之大会为谷，肉之小会为豀。"张志聪注："豀谷者，大小之分肉。"

（6）阴阳揔宗筋之会：指阴经阳经总会聚于宗筋。张介宾注："宗筋聚于前阴，前阴者，足之三阴、阳明、少阳及冲、任、督、蹻，九脉之所会也。"阴阳，指阴经、阳经。揔，音义同"总"，会聚也。宗筋，特指前阴。

（7）气街：穴名，又名气冲，位于横骨两端鼠蹊上一寸，属足阳明经。

（8）阳明为之长：阳明经能主持诸经，即诸经在主润众筋的功用中，阳明经起主导作用。长，主持之义，引申为起主导作用。

（9）属于带脉：指阴经阳经统受带脉的约束。吴崑注："属，受其管束也。"

（10）带脉不引：即带脉不能约束收引。吴崑注："阳明虚则宗筋纵弛，带脉不能收引，而令足痿不用也。"

（11）各补其荥而通其俞：即针刺荥穴以补其气，刺俞穴以通其气。吴崑注："十二经有荥有俞，所溜为荥，所注为俞。补，致其气也；通，行其气也。"

（12）各以其时受月：以各脏所主的季节进行针刺治疗。高世栻注："肝主之筋，心主之脉，肾主之骨，脾主之肉，各以其四时受气之月而施治之，则病已矣。受气者，筋受气于春，脉受气于夏，骨受气于冬，肉受气于长夏也。"又张志聪注："《诊要经终》篇曰：正月二月，人气在肝；三月四月，人气在脾；五月六月，人气在头；七月八月，人气在肺；九月十月，人气在心；十一月十二月，人气在肾。"

【导读】

治疗痿证的基本原则：

1. 治痿独取阳明

足阳明胃为五脏六腑之海，有润养宗筋作用，而宗筋有束骨利关节之功，人体的骨节筋脉依赖阳明化生的气血以濡养，才能运动自如；阴经阳经总会于宗筋，合于阳明；冲脉为十二经脉之海，将来自阳明之气血渗灌溪谷，并与阳明合于宗筋，故"阳明为之长"。"阳明虚则宗筋纵，带脉不引，故足痿不用"，所以"取阳明"成为治疗痿证的关键。《内经》所云"取阳明"主要指针刺治疗，但作为方药论治的准则，仍然具有实践价值。另外，原文说"独取阳明"，此"独"不能理解只取阳明，从下文"各补其荥而通其俞，调其虚实，和其逆顺"分析，治痿仍须辨证论治，此以"独"字突出阳明胃在治痿中的重要作用。

2. 各补其荥而通其俞，调其虚实，和其逆顺

提示治痿还须根据痿证的病变部位，疾病的虚实顺逆，针对有关的脏腑经络进行辨证论治。诚如张介宾所注："上文云独取阳明，此复云各补其荥而通其俞。盖治痿者，当取阳明，又必察其所受病之经而兼治之也。如筋痿者，取阳明厥阴之荥俞；脉痿者，取阳明少阴之荥俞；肉痿骨痿，其治皆然。"

3. 各以其时受月

提出治疗痿证还必须以"因时制宜"的原则，即既要根据病变的所在部位及其虚实顺逆，又要结合脏腑所主时令季节来立法选穴针刺，有利于提高疗效。这些论述对后世子午流注法的形成有一定启迪作用。

【原文】

718　黄帝问曰：厥之寒热者，何也？岐伯对曰：阳气衰于下，则为寒厥[1]；阴气衰于下，则为热厥[2]。帝曰：热厥之为热也，必起于足下者何也？岐伯对曰：阳气起于足五指之表[3]，阴脉者集于足下而聚于足心，故阳气胜则足下热也。帝曰：寒厥之为寒也，必从五指而上于膝者何也？岐伯曰：阴气起于五指之里[4]，集于膝下而聚于膝上，故阴气胜则从五指至膝上寒；其寒也，不从外，皆从内[5]也。（《素问·厥论》）

【校注】

（1）阳气衰于下，则为寒厥：足三阳经之气虚衰，阴寒内盛，表现为以足下寒为首发症状的寒厥。阳，指足之三阳脉；下，足也。

（2）阴气衰于下，则为热厥：足三阴经之气虚衰，虚热外扰，表现为以足下热为首发症状的热厥。阴，指足之三阴脉。

（3）阳气起于足五指之表：足三阳经均走于足趾之外侧端，故言足三阳经之气均走于足趾之外侧。起，《新校正》云："按《针灸甲乙经》阳气'起于足'作'走于足'。'起'当作'走'。"指，通趾。表，外也。

（4）阴气起于五指之里：足三阴经均起于足趾之内侧端，故言足三阴经之气均起于足趾之内侧。里，内也。

（5）其寒也，不从外，皆从内：此寒厥之寒，非为外感之寒，乃内生之寒也。

【导读】

《内经》所论之厥，其义较广，要者有三。一指病证，厥逆之病。轻则表现为手足寒的寒厥或手足热的热厥。如《素问·厥论》曰："阳气衰于下，则为寒厥，……故手足为之寒也"，"阴气衰于下，则为热厥，……故手足为之热也"；重则表现为突然昏倒、不省人事的暴厥、大厥、尸厥等。如《素问·厥论》曰："厥，……或令人暴不知人"；《素问·大奇论》曰："暴厥者，不知与人言"；《素问·调经论》曰："血之与气，并走于上，则为大厥，厥则暴死"。二指症状，手足逆冷。如《素问·五藏生成》曰："血……凝于足者为厥"。王冰注："厥，谓足逆冷也"。三指病机，气机厥逆。如《素问·方盛衰论》曰："是以气多少，逆皆为厥"。王冰注："厥，谓气逆。"

本节讨论了寒厥、热厥的基本病机和首发症状。寒厥、热厥的基本病机是足三阳经之气或足三阴经之气虚衰，故原文指出："阳气衰于下，则为寒厥；阴气衰于下，则为热厥"。无论是足三阳经之气虚衰还是足三阴经之气虚衰，其根本均是肾气虚衰，故《灵枢·本神》曰："肾气虚则厥"。足三阳经从上而下行，沿下肢外侧止于足趾外侧端；阳气虚衰，阳不制阴而阴盛，所以首发症状为足下寒。足三阴经起于足趾内侧端，沿下肢内侧上行；阴气虚衰，阴不制阳而阳亢，所以首发症状为足下热。由于此足下寒是因阳虚阴盛所致，乃为内伤，而非外感，故原文指出："不从外，皆从内也"。以此推之，本节足下热亦属"不从外，皆从内也"。

【原文】

719　帝曰：寒厥何失(1)而然也？岐伯曰：前阴者，宗筋之所聚，太阴阳明之所合(2)也。春夏则阳气多而阴气少，秋冬则阴气盛而阳气衰。此人者质壮，以秋冬夺于所用(3)，下气上争不能复(4)，精气溢下(5)，邪气因从之而上(6)也；气因于中(7)，阳气衰，不能渗营其经络(8)，阳气日损，阴气独在，故手足为之寒也。

帝曰：热厥何如而然也？岐伯曰：酒入于胃，则络脉满而经脉虚(9)；脾主为胃行其津液(10)者也。阴气虚则阳气入(11)，阳气入则胃不和，胃不和则精气竭(12)，精气竭则不营其四肢也。此人必数醉若饱以入房，气(13)聚于脾中不得散，酒气与谷气相薄(14)，热盛于中，故热遍于身，内热而溺赤也。夫酒气盛而慓悍，肾气有衰(15)，阳气独胜，故手足为之热也。（《素问·厥论》）

【校注】

（1）失：当据下文"热厥何如而然也"句改作"如"。

（2）前阴者……太阴阳明之所合：足太阴脾经和足阳明胃经俱行于腹，皆近前阴，故言所合。前阴周围有九脉经过，此仅言脾胃二经，是因脾胃为气血生化之源、五脏六腑之海、主润宗筋之故。合，聚也。

（3）此人者质壮，以秋冬夺于所用：意为患寒厥的人自恃体壮，不知保养，于秋冬阴盛阳衰、收藏为用之时，纵欲过度，强力劳作，违逆收藏，耗伤阴精，损及肾气。夺，强取也。所用，泛指肾精肾气。

（4）下气上争不能复：肾气虚于下，必然取之于上；由于下虚太过，即使取之于上，亦不能立即恢复其常。争，引取也。《说文解字》段玉裁注："凡言争者，谓引之使归于己也。"

（5）精气溢下：此言肾气亏虚，精关不固，肾藏之精因而滑泄。

（6）邪气因从之而上：肾气亏虚，阴寒内盛，阳不制阴，下焦阴寒之气于是乘虚上逆。邪气，此指阴寒之气。

（7）气因于中：阴寒之气盛于内。气，即上句之"邪气"。因，《太素》作"居"，当据改。

（8）阳气衰，不能渗营其经络：意为肾阳之气虚衰，不能温养手足肌肤。杨上善注："夫阳气者，卫气也。卫气行于脉外，渗营经络，以营于身。"经络，此处是与在内之脏腑相对而言，泛指在外之手足肌肤经络。

（9）酒入于胃，则络脉满而经脉虚：酒性慓悍，入胃之后，先从卫气行于皮肤而充于经脉，经脉与络脉不能同时充盈，故曰"络脉满而经脉虚"。李中梓注："酒者熟谷之液，其气悍疾为阳，故先充络脉。"《灵枢·经脉》曰："饮酒者，卫气先行皮肤，先充络脉，络脉先盛。"

（10）津液：此指水谷精气。

（11）阴气虚则阳气入：酒热伤阴则阴虚，阴虚阳亢则阳实。入，作"实"解。

（12）精气竭：此指水谷精气虚少。

（13）气：此指酒食之气。

（14）薄：通搏，搏结也。

（15）肾气有衰：肾阴之气一天天衰少。有，《针灸甲乙经》作"日"，当据改。

【导读】

论述寒厥、热厥的病因病机及症状。寒厥的病因是"此人者质壮，以秋冬夺于所用"，即秋冬房劳太过，或劳力太过，阳气失于收藏；基本病机是"阳气衰于下"，即肾阳虚衰，阳不制阴，阴寒内盛。由于秋冬夺于所用，耗损足之三阳经气，肾气不固，精气溢下，进一步损伤肾阳，导致阴寒之气上逆，渐致"阳气衰，不能渗营其经络"，四肢失于温养而成寒厥；主要症状是手足寒冷，五趾至膝上先寒，甚则精气溢下，腹满等；其治当以温阳散寒为法，四逆汤、当归四逆汤等可酌情选用。热厥的病因是"此人必数醉若饱以入房"，即经常于酗酒或过饱后肆行房事，阴精内耗；基本病机是"阴气衰于下"，即肾阴亏虚，阴虚阳亢，虚热内扰。由于"数醉若饱以入房"，耗伤肾精，同时"酒气盛而慓悍"，"与谷气相薄"，导致阴虚阳亢，加之酒食伤胃，胃气不和，水谷精气匮乏，从而使阴精更虚，阳热更亢，四肢失于濡养而成热厥；主要症状是手足发热，足心先热，尿赤，甚则热遍于身，暴不知人；其治当以滋阴降火为法，大补阴丸、知柏地黄丸等可酌情选用。对于热厥重证之"暴不知人"，则当急用针刺人中等急救之法，以图挽危为安。

《伤寒论》所述之厥证，既继承了《素问·厥论》的基本学术思想，又在《素问·厥论》基础上有所发展，因此二者不宜混为一谈。尤其是热厥，二者所论各异，《素问·厥论》所论之热厥是阴虚阳亢，虚热外扰，手足发热，是为虚热，治宜滋阴降火，宜用知柏地黄丸类；《伤寒论》所述之热厥是阳热炽盛，热深厥深，手足逆冷，是为实热，治宜清热泻火，或通泄里热，宜白虎、承气辈。可见《内经》与《伤寒论》所述之热厥是名同而质异，一虚一实，不可不辨。

【原文】

720 帝曰：厥，或令人腹满，或令人暴不知人⁽¹⁾，或至半日远至一日乃知人者，何也？岐伯曰：阴气盛于上则下虚，下虚则腹胀满⁽²⁾。阳气盛于上，则下气重上而邪气逆⁽³⁾，逆则阳气乱，阳气乱则不知人也。（《素问·厥论》）

【校注】

（1）暴不知人：即突然昏倒，不省人事。

（2）阴气盛于上则下虚，下虚则腹胀满：高世栻注："阴寒之气盛于上，则上下皆阴，而阳气虚于下，下虚则腹胀满，以明腹满而为寒厥之意。"

（3）下气重上而邪气逆：谓下焦阴虚所生之热邪上逆与上焦已亢之阳气合并而为患。重，并也。邪气，此指逆乱失常之气。

【导读】

《内经》所论厥证甚多，除《素问·厥论》所论之寒厥、热厥、暴厥、六经厥外，以突然昏倒、不省人事为主症的还有煎厥、薄厥、大厥、尸厥、痛厥等。由于厥证不同，其病机亦异。

煎厥系因阳亢煎熬阴精，阴虚无以制阳，阳气厥逆所致。其中有因郁怒伤肝，肝气郁结，化热伤阴，阳气厥逆者，如《素问·脉解》曰："所谓少气善怒者，阳气不治，阳气不治则阳气不得出，肝气当治而未得，故善怒，善怒者名为煎厥。"有因烦劳阳亢，煎熬阴精，阳亢阴虚，复感暑热，阳气厥逆者，如《素问·生气通天论》曰："阳气者，烦劳则张，精绝，辟积于夏，使人煎厥。"

薄厥系因郁怒伤肝，肝阳暴张，气逆血升，上冲于头，清窍不利所致。如《素问·生气通天论》曰："阳气者，大怒则形气绝，而血菀于上，使人薄厥。"

大厥系因气血并走于上，阴阳不相顺接，气血逆乱所致。如《素问·调经论》曰："血之与气，并走于上，则为大厥，厥则暴死，气复反则生，不反则死。"

尸厥可因邪中五络，经气逆乱，气血不荣，清窍闭塞所致。如《素问·缪刺论》曰："邪客于手足少阴太阴、足阳明之络，此五络皆会于耳中，上络左角，五络俱竭，令人身脉皆动而形无知也，其状若尸，或曰尸厥。"

痛厥可因寒客五脏，阴气阻绝于内，阳气泄越于外，阴阳之气不相顺接所致。如《素问·举痛论》曰："寒气客于五脏，厥逆上泄，阴气竭（阻遏），阳气未入，故卒然痛死不知人，气复反则生矣。"

本节补充论述了寒厥、热厥的症状及病机。寒厥的症状还有腹部胀满，是因阳气虚衰，阴寒内盛，气不行水，水湿内停所致。热厥的症状还有突然昏倒、不省人事，是因阴精亏虚，阳气偏亢，虚热内盛，神明被扰所致。正如高世栻注："阴寒之气盛于上，则上下皆阴，而阳气虚于下，下虚则腹胀满，以明腹满而为寒厥之意。阳热之气盛于上，则下气重上而邪气逆，逆则阳气乱，乱则心神不宁，故暴不知人，或半日远至一日乃知人也，以明暴不知人而为热厥之意。"

【原文】

721　黄帝问于岐伯曰：水[(1)]与肤胀、鼓胀、肠覃、石瘕、石水[(2)]，何以别之？岐伯答曰：水始起也，目窠上微肿，如新卧起之状[(3)]，其颈脉动[(4)]，时咳，阴股间寒[(5)]，足胫瘇[(6)]，腹乃大，其水已成矣。以手按其腹，随手而起，如裹水之状[(7)]，此其候也。

黄帝曰：肤胀何以候之？岐伯曰：肤胀者，寒气客于皮肤之间，𪔛𪔛然[(8)]不坚，腹大，身尽肿[(9)]，皮厚[(10)]，按其腹，窅而不起[(11)]，腹色不变，此其候也。

鼓胀[(12)]何如？岐伯曰：腹胀身皆大，大与肤胀等也，色苍黄，腹筋起[(13)]，此其候也。（《灵枢·水胀》）

【校注】

(1) 水：此指水胀，亦即水肿。

(2) 石水：病名。下文未见论及，原文有脱漏。据《素问·阴阳别论》曰："阴阳结斜，多阴少阳曰石水，少腹肿。"当为阴盛阳虚，水液内聚所致的以少腹水肿为特征的水肿病。

(3) 目窠（kē 科）上微肿，如新卧起之状：谓水胀初期，先见眼皮浮肿，就像刚起床时的人眼胞微肿一样。窠，《太素》作"果"，当据改。果，即裹。目裹，即眼睑。

(4) 颈脉动：结喉旁之足阳明胃经人迎脉搏动明显，系由水湿内停，内泛血脉，脉中水气涌动所致。

(5) 阴股间寒：阴器与大腿内侧之间寒冷不温。

(6) 瘇：通肿。

(7) 以手按其腹，随手而起，如裹水之状：形容用手按压腹部，如同按压装水的囊袋一样有波动感。杨上善注："腹如囊盛水状，按之不坚，去手即起。"

(8) 𪔛（kōng 空）𪔛然：形容腹部胀气，外形膨隆，叩击呈鼓音。

(9) 腹大，身尽肿：腹部胀大，全身肿胀。张介宾注："气无所不至，故腹大身尽肿。"

(10) 皮厚：肤胀的皮肤与水胀薄而光泽的皮肤相对而言为厚，非谓其本身变厚。张介宾注："然有水则皮泽而薄，无水则皮厚。"

(11) 按其腹窅（yǎo 咬）而不起：用手按压腹部，腹壁凹陷，手离开腹壁后仍不能恢复原状。窅，深陷也。

(12) 鼓胀：病名。因腹胀如鼓而名。《素问·腹中论》曰："黄帝问曰：有病心腹满，旦食则不能暮食，此为何病？岐伯对曰：名为鼓胀。"张介宾注："内伤脾肾，留滞于中，则心腹胀满，其胀如鼓，故名鼓胀。"

（13）腹筋起：谓腹壁有脉络显露、突起。筋，《太素》作"脉"，当据改。

【导读】

论述水胀、肤胀、鼓胀的主要症状及三者的鉴别要点。水胀的主要症状有目裹上微肿，颈脉动甚，咳嗽，足胫肿，腹肿大如裹水之状等。肤胀的主要症状有腹部胀大，全身肿胀，但鏊鏊然不坚，皮厚，以手按其腹窅而不起。鼓胀的主要症状有腹胀身皆大，色苍黄，腹筋起，旦食则不能暮食。

水胀与肤胀都有腹大身肿，但水胀的特点是以手按其腹，随手而起，如裹水之状，有波动感，腹腔有水；肤胀的特点是腹部按之无波动感，叩之如鼓，腹色不变，腹腔无水而有气。因此，后世医家便有按之随手而起属水，按之窅而不起属气之说。但是，证之临床，也未必尽然。故张介宾说："以手按其腹，随手而起者属水，窅而不起者属气，此固然也。然按气囊者，亦随手而起；又水在肌肉之中，按而散之，猝不能聚，如按糟囊者，亦窅而不起，故未可以起与不起为水、气之辨。但当察其皮厚色苍，或一身尽肿，或自上而下者，多属气；若皮薄色泽，或肿有分界，或自下而上者，多属水也。"总之，临床上鉴别水胀与肤胀时，应全面收集临床表现，进行综合分析判断，然后作出正确诊断。水胀的病机是由阳气不达，气不行水，水停于内，泛溢于外所致，病理重心在水停，故其治重在利水；肤胀的病机是由寒客皮肤，阻碍气机，气停腹中，聚于肌肤所致，病理重心在气滞，故其治重在行气。

水胀与鼓胀皆有腹大身肿，但水胀之皮肤薄而光泽，鼓胀之皮肤色苍而黄，并有腹壁脉络突起显露，因此二者迥然有别。水胀与鼓胀的病机虽然都有脾肾阳气失调，水液停聚，但鼓胀的重点是肝血瘀阻，瘀碍水行；因此，水胀的治疗重在调理阳气，利水消肿，而鼓胀的治疗重在活血逐瘀，通脉行水。

肤胀与鼓胀虽然均有腹大身肿，但肤胀其病在气，以腹色不变为特点，而鼓胀其病在血，以腹色苍黄，腹脉突显为特点；因此，肤胀的治疗重在行气，鼓胀的治疗重在活血。

【原文】

722　肠覃⁽¹⁾何如？岐伯曰：寒气客于肠外，与卫气相搏，气不得荣，因有所系，癖而内著⁽²⁾，恶气乃起，瘜肉乃生。其始生也，大如鸡卵，稍以益大，至其成，如怀子之状，久者离岁⁽³⁾，按之则坚，推之则移，月事以时下，此其候也。

石瘕⁽⁴⁾何如？岐伯曰：石瘕生于胞中，寒气客于子门，子门闭塞，气不得通，恶血当写不写，衃⁽⁵⁾以留止，日以益大，状如怀子，月事不以时下。皆生于女子，可导而下⁽⁶⁾。

黄帝曰：肤胀、鼓胀，可刺邪？岐伯曰：先写其胀之血络，后调其经⁽⁷⁾，刺⁽⁸⁾去其血络也。（《灵枢·水胀》）

【校注】

（1）肠覃（xùn 训）：病名。生于肠部，形如地菌。覃，通"蕈"，地菌。

（2）癖而内著（zhuó 着）：意谓寒邪聚积、停留在体内。癖，积也。著，留也。

（3）离岁：超过一年。

（4）石瘕：病名。系因寒邪内侵，瘀血内留，生于子宫，坚硬如石，状如怀子的病证。

（5）衃（péi 胚）：凝聚的死血。

（6）可导而下：指用破血逐瘀的方法治疗。导，通导、疏导的意思。

（7）先写其胀之血络，后调其经：先刺腹壁突起之血络以泻其邪，然后根据其经脉虚实分别调理之。张介宾注："先泻其胀之血络，谓无论虚实，凡有血络之外见者，必先泻之，而后因虚实以调其经也。"胀，《太素》《针灸甲乙经》均作"腹"，当据改。

（8）刺：此前《太素》《针灸甲乙经》均有"亦"字，当据补。

【导读】

论述肠覃、石瘕的病位、病因病机、症状特点、治疗方法及鉴别要点。肠覃的病变部位在肠外，是寒邪入侵肠外，与卫气相搏，凝滞气血，日久结块而成；早期大如鸡蛋，逐渐长大，及至后期，腹部胀大，状如怀子，按之坚硬，推之可移，月经按时来潮。石瘕的病变部位在子宫，是寒邪入侵子宫，子宫闭塞，气血不通，恶血结块，留滞宫内而成；其病生于子宫，影响月经按时来潮，而且发展较快，病之后期，腹部胀大，状如怀子。

肠覃与石瘕都是以腹内结块为主要特征的积病，均属气滞血瘀之证，其治皆可用破血逐瘀之法导而下之。但肠覃生于肠外，男女皆可发病，其在女子则月经不受影响而能按时来潮；石瘕生于子宫，只发于女子，月经必受其影响而不能按时来潮。因此，月经能否按时来潮便是二者的鉴别要点。

本节最后指出可用刺络放血的方法治疗肤胀和鼓胀。鼓胀证属瘀血阻滞，治以刺络放血，可谓法证合拍；但肤胀证属气机阻滞，理当行气，何以放血？这是因为气血关系密切，血能载气，血行气亦行，故通过刺络放血可以达到行气之目的。

【原文】

723 帝曰：其有不从毫毛而生，五藏阳以竭(1)也。津液充郭，其魄独居(2)，孤精于内，气耗于外(3)，形不可与衣相保(4)，此四极急而动中(5)，是气拒于内而形施于外(6)，治之奈何？岐伯曰：平治于权衡(7)，去菀陈莝(8)，微动四极，温衣，缪刺(9)其处，以复其形。开鬼门，洁净府(10)，精以时服(11)，五阳已布，疏涤五藏。故精自生，形自盛，骨肉相保，巨气(12)乃平。（《素问·汤液醪醴论》）

【校注】

（1）其有不从毫毛而生，五藏阳以竭：有的水肿病不是从体表感受邪气所致，而是五脏阳气郁遏所致。毫毛，代指体表，此处意为体表感受邪气。竭，此处有阻遏意，与下文"五阳已布"相对应。

（2）津液充郭，其魄独居：水液充满胸腹、肌肤，患者阳气郁遏，水液独盛体内。郭，同廓，张介宾注："郭，形体胸腹也。《胀论》曰：'夫胸腹，藏府之郭也'。"津液，此指水液。魄，属阴，此指属阴的水液，与上句"津液"同义。居，留也，此处有"盛"义。

（3）孤精于内，气耗于外：水液独盛于体内，阳气耗散于体外。精，属阴，此指属阴的水液，与上句"魄"同义。

（4）形不可与衣相保：肿胀的形体与原有的衣服不相称，形容水肿之甚。

（5）四极急而动中：四肢极度浮肿，脏气变动而喘悸。急，肿急，形容极度浮肿。中，内脏，主要指心肺。

（6）气拒于内而形施于外：水气格拒于内而形体变异于外。形容身体水肿之甚。拒，格拒。施，音义同"易"，意为改变。

（7）平治于权衡：意谓治疗水肿要调节阴阳的偏盛偏衰而使之平衡协调。吴崑注："平治之法，当如权衡，阴阳各得其平，勿令有轻重低昂也。"权衡，意为平衡、协调。

（8）去菀陈莝（cuò 错）：除去郁久的恶血。《素问·针解》曰："菀陈则除之者，出恶血也。"陈莝，即莝陈。此句去、莝同义，即除去。菀，通郁。此句菀、陈同义，指恶血。

（9）缪刺：病在左刺其右、病在右刺其左的刺络脉法。此处意谓根据脏腑经络辨证，分别左右交刺其所属之络脉。

（10）开鬼门，洁净府：即发汗、利小便的治疗方法。鬼门，即汗孔。净府，指膀胱。此外，一说"开鬼门"意为通大便，可参。

（11）服：行也。

（12）巨气：即正气。

【导读】

论述因"五藏阳以竭"而致水肿的病机、治法。水肿病的病因病机既有外感，又有内伤，本节所论之水肿则属内伤，故曰"不从毫毛而生，五藏阳以竭也"。阳气具有温煦推动作用，今五脏阳气郁遏，气行不畅，阻碍津行，津停为水，水泛肌肤，形成水肿。总的治疗原则是协调阴阳，恢复阴阳平衡。具体治疗可使用开鬼门、洁净府、去菀陈之法，消散水邪的蓄积，去除血液的瘀结；并辅以缪刺络脉，通络行水；温暖形体，顾护阳气；活动四肢，助阳行气。这些理论与治法为后世认识水肿的机理和治疗水肿提供了理论依据，对后世水肿病的辨证施治具有重大影响，如张仲景《金匮要略》之"诸有水者，腰以下肿当利小便，腰以上肿当发汗乃愈"的治法即源于此；再如近些年来，不少报道运用活血化瘀法治疗慢性肾炎及尿毒症取得较好疗效，其治疗原理也是受到"去菀陈莝"治法的启迪。

【原文】

724　帝曰：有病口甘者，病名为何？何以得之？岐伯对曰：此五气之溢（1）也，名曰脾瘅（2）。夫五味入口，藏于胃，脾为之行其精气，津液（3）在脾，故令人口甘也；此肥美（4）之所发也；此人必数食甘美而多肥也，肥者令人内热，甘者令人中满，故其气上溢，转为消渴（5）。治之以兰（6），除陈气（7）也。（《素问·奇病论》）

【校注】

(1) 五气之溢：五谷化生的精气上泛于口。张介宾注："五气，五味之所化也"。

(2) 脾瘅：病名。以口中甜腻为其主要症状。

(3) 津液：此指水谷精气，即上句之"精气"。

(4) 肥美：肥甘厚腻之食物。

(5) 消渴：病名。以食多、饮多、尿多、消瘦为其主要症状。

(6) 兰：兰草，如佩兰等具有芳香化湿、醒脾辟秽作用的药物。

(7) 陈气：久积脾胃的湿热邪气。

【导读】

论述脾瘅的病因病机、主要症状及治法。脾瘅是由于过食肥甘厚味，化湿酿热，湿热困脾，五谷精气上泛所致，故以湿热困脾为其主要病机。由于五谷精气上泛则口甘，过食肥甘则中满，故以口甘、中满为其主要症状。湿热困脾，其治理应清热化湿，而原文指出"治之以兰"，如佩兰之类，这是因为佩兰芳香辛散，长于化湿醒脾，使湿浊得去，脾气健运，则蕴热自去，此乃不治热而热自除之法。《内经》的这些认识对后世临床具有重要的指导意义，故叶天士《外感温热篇》进一步指出："再舌上白苔黏液，吐出浊厚涎沫，口必甜味也，为脾瘅病，乃湿热气聚与谷气相搏，土有余也，盈满则上泛，当用省头草（按：《吴医汇讲》作"佩兰草"）芳香辛散以逐之则退"。但若证已"转为消渴"，湿已化热，热盛伤阴，则芳香之品自当少用或不用。

二、单元小结

1. 伤寒六经病的主症及治法

太阳病是以头项痛、腰脊强为特点，阳明病是以身热、目疼而鼻干、不得卧为特点，少阳病是以胸胁痛而耳聋为特点，太阴病是以腹满而嗌干为特点，少阴病是以口燥舌干而渴为特点，厥阴病是以烦闷而囊缩为特点。三阳之病，其病在表，治宜发汗；三阴之病，其病在里，治宜清泄。

2. 阴阳交的病机、症状及预后

阴阳交是温热病过程中阴邪侵入阴分，正邪交结不解，邪盛正衰的危急重证；其主证是汗出复热，脉躁疾，狂言，不能食；因其预后凶险，故当紧急救治。

3. 风厥、劳风的病机及症状

风厥是足太阳经感受风邪，足少阴经气上逆所致；其主症是身热，汗出烦闷，烦闷不为汗解。劳风是因劳受风，化热伤肺所致，其主证是强上冥视，唾出若涕，恶风振寒。

4. 咳病的病因病机、辨证要点

咳是肺的本病，但五脏六腑之病都可影响到肺而发为咳；咳在五脏六腑中，与肺胃关系最为密切，故言"此皆聚于胃，关于肺"。

5. 痛病的病因病机及临床表现

寒邪客于脏腑经脉可以引起多种痛病及其不同的临床表现，其病因病机则有虚实之分，虚者是由于气血虚少，不荣则痛；实证是由于气血瘀阻，不通则痛。其次，还强调诊断疾病应理论联系实际，四诊合参。

6. 痹病的病因病机、分类及症状特点

痹病的病因病机主要是风寒湿三气杂至，导致经脉痹阻不通，其风气胜者发为行痹，以痛无定处为特点；湿气胜者发为着痹，以肢体沉重为特点；寒气胜者发为痛痹，以痛处固定为特点。此外，风寒湿痹还具有"逢寒则急，逢热则纵"的特点。

7. 痿病的病因病机、症状特点、鉴别要点及治疗原则

根据五脏所合五体的理论，分别论述了痿躄、脉痿、筋痿、肉痿、骨痿的病因病机、症状特点、鉴别要点及其治疗原则。强调痿病的病机与肺密切相关，而痿病的治疗要注重调理阳明。

8. 寒厥、热厥的病因病机及症状特点

指出寒厥的病机是"阳气衰于下"，症状特点是手足寒冷；热厥的病机是"阴气衰于下"，症状特点是手足发热。

9. 水胀、肤胀、鼓胀的症状特点及鉴别诊断

此三者都有腹胀身大，但水胀腹如裹水，皮薄而泽，治疗重在利水；肤胀腹部皮厚，叩之如鼓，治疗重在行气；鼓胀腹色苍黄，青脉突显，治疗重在活血。

10. 肠覃、石瘕的症状及鉴别

此二者都是腹内的肿块疾病，但肠覃生于肠外，男女皆可发病，其在女子不影响月经；石瘕生于子宫，只发于女子，影响月经而不能按时来潮。

11. 水肿病的病机、治疗原则及治疗方法

指出内伤水肿的基本病机是"五藏阳已竭"，治疗原则是"平治于权衡"，具体治法有开鬼门、洁净府、去菀陈莝及温暖形体、活动四肢、缪刺络脉，目的在于恢复阴阳形气平衡协调。

12. 脾瘅的病因病机及治法

过食肥甘厚味，化湿酿热，湿热困脾，谷气上泛是其基本病机；当用佩兰等芳香化湿醒脾之品治疗。

第八单元

脉 要 精 微

脉，切脉，这里泛指诊法。要，要领。精微，精湛微妙。《素问》有"脉要精微论"篇名，本单元主要讨论疾病诊法，包括诊病原理、原则及具体方法等内容，其中对脉诊和色诊的阐述尤为详细。

一、原文导读

【原文】

801　黄帝问曰：诊法何如？岐伯对曰：诊法常以平旦[1]，阴气未动，阳气未散[2]，饮食未进，经脉未盛，络脉调匀，气血未乱[3]，故乃可诊有过之脉[4]。切脉动静[5]，而视精明[6]，察五色，观五藏有余不足，六府强弱，形之盛衰，以此参伍[7]，决死生之分[8]。（《素问·脉要精微论》）

【校注】

（1）平旦：太阳刚升出地平线之时，即清晨、早晨。

（2）阴气未动，阳气未散：文互相备的修辞。言平旦之时，人刚刚醒寤，体内阴阳之气未因进食和劳作而被扰动、耗散。

（3）气血未乱：指体内气血未受到疾病以外因素的干扰，其盛衰状态能够真实地反映出来。

（4）有过之脉：指有病变的脉象。过，过失、异常。

（5）动静：指脉象的变化。

（6）视精明：即观察眼睛的色泽、动态及视觉。精明，指眼睛和眼神。

（7）参伍：错综比验，彼此相参互证。

（8）决死生之分：指通过四诊参伍，判断疾病的预后吉凶。决，分辨、判断。分，异也，区别。

【导读】

本节在论述具体诊法内容之前，首先指出诊病的时间以平旦为宜。平旦诊病的原理是病人经过一夜的休息后，尚未劳作和进食，机体内环境处于相对的稳定状态，没有受到除疾病外其他因素的干扰，望闻问切所诊察出的病理之象均为病气所致，因而能如实地反映脏腑经脉气血的盛衰状况，故此时诊病有利于对疾病的正确诊断。其精神实质在于临床诊断要尽可能排除非疾病因素对患者的影响，以获取准确的病情资料，对疾病做出正确的诊断。其次确立四诊合参、全面诊察的诊法原则。望、闻、问、切四诊是充分运用人的眼、耳、口、鼻、手等器官，分别从不同的角度对疾病诊察，反映了多个方面的疾病资料。因此，只有多层次、多角度、广泛地收集临床资料，即切脉、望目察色、观形体强弱、审察脏腑之盛衰，闻病人所发出的异常声音，问病人二便排泄情况等多法并用，彼此相参互证，才能全面掌握病情，把握病势；判断疾病的预后吉凶。此也是《内经》诊法学的一贯思想。

【原文】

802　夫脉者，血之府⁽¹⁾也。长则气治⁽²⁾，短则气病⁽³⁾；数则烦心，大则病进⁽⁴⁾；上盛则气高，下盛则气胀⁽⁵⁾；代则气衰⁽⁶⁾，细则气少⁽⁷⁾，涩则心痛⁽⁸⁾；浑浑革至如涌泉⁽⁹⁾，病进而色弊⁽¹⁰⁾，绵绵其去如弦绝，死⁽¹¹⁾。（《素问·脉要精微论》）

【校注】

(1) 脉者，血之府：言经脉为血与气的汇聚和运行之处。李中梓注："营行脉中，故为血府。然行是血者，是气为之司也。《逆顺》篇曰：'脉之盛衰者，所以候血气之虚实。'则知此举一血而气在其中，即下文气治、气病，义益见矣。"

(2) 长则气治：长，指脉体长过本位。气治，指气血平和无病。

(3) 短则气病：短，指脉体短，不及本位。气病，指气血不足之病。

(4) 数则烦心，大则病进：脉数为热，热则心烦不安。大，指大脉，其象满指而大，为邪气有余之象，故表示病情将进一步发展。

(5) 上盛则气高，下盛则气胀：上指寸口脉的近腕部，下指寸口脉的远腕部。张介宾注："上盛者，邪壅于上也；气高者，喘满之谓。下盛者，邪滞于下，故腹为胀满。"一说上下指人体上部的头面部动脉及下部的足背部动脉，详参《素问·三部九候论》。

(6) 代则气衰：脉来缓弱而有规则的间歇，主脏气衰弱。代，此指代脉。

(7) 细则气少：脉细如丝，主诸虚劳损，血气衰少。

(8) 涩则心痛：指脉往来涩滞，主气滞血瘀，故现心痛之症。

(9) 浑浑革至如涌泉：谓脉来滚滚而急，如泉水急促上涌，盛于指下。"浑浑"同"滚滚"，水流盛大貌。革，急也。《脉经》《千金》"革"下并重"革"字，"至"字属下读。当从。

(10) 色弊：《脉经》《千金》"色"作"危"，"弊"下并重"弊"字，属下读。弊弊，隐也，与下文绵绵义相属。宜从。

(11) 绵绵其去如弦绝，死：绵绵，指脉细微欲绝之象。王冰注："绵绵，言微微似有，而不甚应手也。如弦绝者，言脉卒断，如弦之绝去也。"为脏气衰竭，生机已尽，故主死。

【导读】

论述脉诊的原理及运用要领。脉为气血藏聚流通之处，脉象可反映气血的盛衰变化。因此，原文接着举例叙述长、短、数、大、上、下、代、细、涩、浑浑革至、绵绵其去等十余种脉象及其主病。提示在脉诊时，一要注意脉动的频率快慢，如"数则烦心"。二要注意脉动的节律齐差，如"代则气衰"。三要注意脉象的体态，如上、下、长、短几种脉象是对脉位的论述，浑浑、绵绵、大脉是论脉势，细脉论脉体的阔狭，涩脉论脉中气血运行的流利程度。从而举例说明了脉诊的诊断要点，对脉诊的应用起到了提纲挈领的作用。

【原文】

803　夫精明五色者，气之华也⁽¹⁾，赤欲如白裹朱⁽²⁾，不欲如赭⁽³⁾；白欲如鹅羽，不欲如盐；青欲如苍璧⁽⁴⁾之泽，不欲如蓝⁽⁵⁾；黄欲如罗裹雄黄，不欲如黄土；黑欲如重漆色，不欲如地苍⁽⁶⁾。五色精微象见矣，其寿不久⁽⁷⁾也。夫精明者，所以视万物，别白黑，审短长。以长为短，以白为黑，如是则精衰矣。（《素问·脉要精微论》）

【校注】

（1）精明五色者，气之华也：姚止庵注："精明以目言，五色以面言。言目之光彩精明，面之五色各正，乃元气充足，故精华发见于外也。"

（2）白裹朱：指面色隐然红润而不露。"白"，通"帛"，即白色的丝织物。朱，朱砂。

（3）赭：指代赭石，其色赤而灰暗不泽。

（4）苍璧：青色的玉石。

（5）蓝：草名，干后变暗蓝色，可加工成靛青，作染料。

（6）地苍：即青黑色的田土。张介宾注："地之苍黑，枯暗如尘。"

（7）五色精微象见矣，其寿不久：指五脏之真脏色外露，败象显现，预后不良。见，同"现"。于鬯《香草续校书·内经素问》注："微，盖衰微之义。精微者，精衰也。五色精微象见者，五色精衰象见也。"

【导读】

论述望色、察目的原理及要点。由于颜面五色和目之精光神气皆为脏腑精气的外在表现，因此，望色、察目可以了解脏腑精气的盛衰及其病变。本节通过"五欲"、"五不欲"之色的论述，提出望色的要点。大凡色诊，皆以润泽光亮含蓄为善色，疾病预后良好；以晦暗枯槁外露为恶色，疾病预后不良。望目的要点为了解目的视觉、色觉及神气正常与否。如果两目有神，视物清晰，辨色准确，为精气未衰；两目无神，视物大小相混，长短不分，黑白不辨，则为精气衰竭之征。这些论述对今天临床诊病仍然具有实践价值。

【原文】

804　五藏者，中之守⁽¹⁾也。中盛藏满⁽²⁾，气胜伤恐者⁽³⁾，声如从室中言，是中气之湿⁽⁴⁾也；言而微，终日乃复言者，此夺气⁽⁵⁾也；衣被不敛⁽⁶⁾，言语善恶不避亲疏⁽⁷⁾者，此神明之乱也。仓廪不藏⁽⁸⁾者，是门户不要⁽⁹⁾也。水泉不止⁽¹⁰⁾者，是膀胱不藏也。得守者生，失守者死。（《素问·脉要精微论》）

【校注】

（1）五藏者，中之守：言五脏为精神藏舍之处，各司职守。

（2）中盛藏满：中，体内，内脏。盛，邪气壅盛。藏满，内脏之气胀满，即气机壅滞。

（3）气胜伤恐者：意指脾脏功能失调而善伤于恐。气胜，指上句内脏之气胀满。恐为肾志，取土克水之义。另一说此句为衍文。

（4）中气之湿：中土壅滞，水湿不运，湿邪内蕴。中气，指脾胃。

（5）夺气：正气被劫夺、耗伤。

（6）衣被不敛：衣冠不整。被，同"帔"，下裳，裙。

（7）言语善恶不避亲疏：言语错乱，不避远近亲疏。

（8）仓廪不藏：指泄泻、大便失禁等。仓廪，此喻肠胃。

（9）门户不要：门户，指幽门、阑门、魄门等。"要"，通"约"。

（10）水泉不止：指遗尿、小便失禁等。水泉，此喻小便。

【导读】

论述闻声问疾的原理及应用要点。人以五脏为本，五脏藏精舍神，在体内各有职守。病人声音的清浊、语音的高低、语言的正常与否及二便情况，均反映了五脏的功能状况。如声音重浊，为脾脏失守，中土壅滞，水湿不运；声低息微，言不接续，为气被劫夺，肺脏失守；衣被不敛，言语善恶不避亲疏，神明之乱，多为心神失守；泄利不止，大便失禁，门户不固，为脾胃失守；遗尿、小便失禁，为膀胱失约，肾脏失守。因此，察五脏得守、失守，可从闻声问疾入手。

【原文】

805　夫五藏者，身之强(1)也。头者，精明(2)之府，头倾视深(3)，精神将夺矣。背者，胸中之府(4)，背曲肩随(5)，府将坏矣。腰者，肾之府，转摇不能，肾将惫(6)矣。膝者，筋之府，屈伸不能，行则偻附(7)，筋将惫矣。骨者，髓之府，不能久立，行则振掉(8)，骨将惫矣。得强则生，失强则死(9)。（《素问·脉要精微论》）

【校注】

（1）五藏者，身之强：五脏为身体强健之本。

（2）精明：精气神明。一说指目。

（3）头倾视深：指头低垂不能抬举，目深陷而无光。

（4）背者，胸中之府：张志聪注："心肺居于胸中，而俞在肩背，故背为胸之府。"

（5）随：下垂之意。

（6）惫：音义同"败"，衰竭之意。

（7）偻附：指身体弯曲不能直立，需依附于他物而行。

（8）振掉：震颤摇摆。

（9）得强则生，失强则死：五脏精气旺盛，则身体强健，谓之"得强"，故生。若五脏精气衰败，则身形败坏，谓之"失强"，故死。

【导读】

论述望形体诊病的原理及要领。头、背、腰、膝、骨，是人躯体的五个标志部位，心、肺、肾等脏精气居聚之处，又便于观察，因此，通过观察诸府的动静状态，可以了解五脏的功能情况。如头低垂不举，目陷无光，为五脏精气已衰，神气将失；背曲肩垂，为心肺精气衰败，不能上营肩背；腰痛转侧困难，为肾气将败等。这些描述均是古人临床经验的总结，对今天临床仍有借鉴作用。

【原文】

806　帝曰：脉其⁽¹⁾四时动奈何？知病之所在奈何？知病之所变奈何？知病乍⁽²⁾在内奈何？知病乍在外奈何？请问此五者，可得闻乎？岐伯曰：请言其与天运转大⁽³⁾也。万物之外，六合之内，天地之变，阴阳之应，彼春之暖，为⁽⁴⁾夏之暑，彼秋之忿⁽⁵⁾，为冬之怒⁽⁶⁾，四变之动，脉与之上下⁽⁷⁾，以春应中⁽⁸⁾规⁽⁹⁾，夏应中矩⁽⁹⁾，秋应中衡⁽⁹⁾，冬应中权⁽⁹⁾。是故冬至四十五日，阳气微上，阴气微下⁽¹⁰⁾；夏至四十五日，阴气微上，阳气微下⁽¹¹⁾。阴阳有时，与脉为期⁽¹²⁾。期而相失，知脉所分，分之有期⁽¹³⁾，故知死时。微妙在脉，不可不察，察之有纪⁽¹⁴⁾，从阴阳始，始之有经⁽¹⁵⁾，从五行生，生之有度⁽¹⁶⁾，四时为宜。补写勿失，与天地如一，得一之情⁽¹⁷⁾，以知死生。是故声合五音，色合五行，脉合阴阳⁽¹⁸⁾。（《素问·脉要精微论》）

【校注】

(1) 其：《针灸甲乙经》作"有"。

(2) 乍：音义同"作"。《说文》："作，起也"。此指疾病的发生。

(3) 其与天运转六：意为脉象的变化与天体运转的规律相应，有同样广博精深的道理。其，指脉。大，广博精深。

(4) 为：变成，成为。

(5) 忿：指秋气肃杀劲急之势，应气候之凉。

(6) 怒：指冬气严寒凛冽，北风怒号之势。

(7) 四变之动，脉与之上下：春夏秋冬四季气候的变动，脉象也随之发生相应变化。上下，指脉象的波动。

(8) 中：合也。

(9) 规、矩、权、衡：均为古之衡器和量具，引申为判断的准绳。此喻四时脉象，规，做圆之器，喻春季脉圆滑之象；矩，做方之器，喻夏季脉方盛之象；衡，秤杆，喻秋季脉不上不下，平衡于中；权，秤锤，喻冬季脉伏沉之象。

(10) 冬至四十五日，阳气微上，阴气微下：冬至四十五日后为立春的时节，此后阳气渐长，阴气渐消。

(11) 夏至四十五日，阴气微上，阳气微下：夏至四十五日后为立秋的时节，此后阴气渐长，阳气渐消。

(12) 期：《说文》段玉裁注："期者，邀约之意，所以为会合也。"

(13) 分之有期：言判断脉象变化有一定的尺度、标准。期，度也。

(14) 纪：纲领、要领。

(15) 经：法则。

(16) 度：法度。

（17）得一之情：即掌握人与天地如一之理。

（18）声合五音，色合五行，脉合阴阳：张介宾："声合宫商角徵羽，色合金木水火土，脉合四时阴阳。虽三者若乎有分，而理则一也。"

【导读】

论述脉象与四时相应的机理及意义。自然界阴阳二气的消长决定了春、夏、秋、冬四时变化，而自然界阴阳的变化规律，以冬至和夏至为两个转折点，冬至一阳生，夏至一阴生，阴阳消长，四时更迭，从而有春温、夏暑、秋凉、冬寒的气候特征。"四变之动，脉与之上下"，人与天地相参，脉象规矩权衡，相期而至，随四时阴阳的变化规律而呈现出周期性的变化。若脉象与四时阴阳消长变化不能相应而出现错乱，即可通过错乱之脉而诊知发病的脏腑部位，并可根据五行生克规律进一步推测疾病的预后吉凶。因此，察时脉辨病，并进一步施治，必须把握天人如一的规律，因时制宜。

【原文】

807　是知阴盛则梦涉大水恐惧，阳盛则梦大火燔灼，阴阳俱盛则梦相杀毁伤，上盛则梦飞，下盛则梦堕，甚饱则梦予⁽¹⁾，甚饥则梦取⁽²⁾，肝气盛则梦怒，肺气盛则梦哭，短虫⁽³⁾多则梦聚众，长虫⁽⁴⁾多则梦相击毁伤。（《素问·脉要精微论》）

【校注】

（1）予：送物于人。

（2）取：谓夺人之物。

（3）短虫：指蛲虫。

（4）长虫：指蛔虫。

【导读】

梦与人的生理、心理、病理密切相关，是中医诊察的内容之一。梦是体内脏腑经络、气血阴阳盛衰变化的反映，通过询问解析病人所述的不同梦境，可以判断人体脏腑功能之强弱、邪气的盛衰和病变的部位。其方法一是运用类比方法论梦定性，如水为阴，故阴盛可梦大水恐惧；火为阳，阳盛可梦大火燔灼；阴阳俱盛可梦见争斗。二是根据发病脏腑的生理特点论梦定位。如肝气盛则梦怒，肺气盛则梦哭。现代研究认为，反复出现的同一梦境可能是疾病先兆，因而梦可能是疾病的客观反应，对诊断有一定的参考价值。

【原文】

808　是故持脉有道，虚静为保⁽¹⁾。春日浮，如鱼之游在波⁽²⁾；夏日在肤，泛泛乎万物有余⁽³⁾；秋日下肤，蛰虫将去⁽⁴⁾；冬日在骨，蛰虫周密，君子居室⁽⁵⁾。故曰：知内者按而纪之⁽⁶⁾，知外者终而始之⁽⁷⁾。此六者⁽⁸⁾，持脉之大法。（《素问·脉要精微论》）

【校注】

（1）虚静为保：言诊脉以清虚宁静至为重要。"保"，通"宝"。

（2）春日浮，如鱼之游在波：春季之脉虽浮动而未全出，故如鱼之游在水波之中。

（3）夏日在肤，泛泛乎万物有余：形容夏季之脉象浮于肤表，盈满指下而洪大。泛泛乎，众盛貌。

（4）秋日下肤，蛰虫将去：下肤，指脉象由浮趋沉，在皮肤之下。蛰虫，指藏伏土中或洞穴中越冬的动物。去，藏也。

（5）冬日在骨，蛰虫周密，君子居室：形容冬日脉沉在骨，如蛰虫潜藏，人们居室不出。周，《太素》作"固"。宜从。

（6）知内者按而纪之：意为要了解内脏的变化情况，可通过切脉进行诊察，找出端绪。内，指内脏；纪，丝缕的头绪。

（7）知外者终而始之：言要了解经脉的变化情况，可据经脉自始至终的循行部位进行诊察。外，指经脉，

（8）六者：一说指春、夏、秋、冬、内、外六种脉法。另一说指诊法常以平旦、四诊合参、脉应四时、虚静为保、脉合阴阳、知内知外六种持脉大法。

【导读】

首先论述诊脉的基本要求，与"诊法常以平旦"前后呼应，强调诊脉时医者、患者及环境要安静，以排除非疾病因素的干扰。继则论述诊脉的方法，指出诊脉要掌握四时的正常脉象特征，并根据季节变化及脉位的深浅，在诊脉时运用指力的大小及深浅度。如春季之脉"如鱼之游在波"，显现部位浅，着力要轻；冬季之脉如"蛰虫周密，君子居室"，脉位深，需重按至骨，余仿此。最后讨论了诊脉以辨病位的问题，指出内脏在脉诊部位上各有所主，因而通过切脉可以确定其病变所在。经脉起至循行有其规律，通过在经脉的起至循行部位进行切按诊察，便可了解病变所在的经脉脏腑部位。

【原文】

809　尺内两傍⁽¹⁾，则季胁⁽²⁾也，尺外⁽³⁾以候肾，尺里⁽⁴⁾以候腹。中附上⁽⁵⁾，左⁽⁶⁾外以候肝，内以候鬲；右⁽⁶⁾外以候胃，内以候脾。上附上⁽⁷⁾，右外以候肺，内以候胸中；左外以候心，内以候膻中。前以候前，后以候后⁽⁸⁾。上竟上⁽⁹⁾者，胸喉中事也；下竟下⁽¹⁰⁾者，少腹腰股膝胫足中事也。（《素问·脉要精微论》）

【校注】

（1）尺内两傍：尺内，即尺肤之内，指前臂内侧自腕横纹至肘横纹（尺泽）间的皮肤。两傍，指两臂尺肤部位的尺侧部分。

（2）季胁：又名季肋、软肋，相当于侧胸第十一、十二肋软骨部分。

（3）尺外：指尺泽部的外侧，即桡侧。

（4）尺里：指尺泽部的中间处。

（5）中附上：将尺肤分关三段，近腕部三分之一为上段，近肘部三分之一为下段，中间三分之一为中段。中附上，指尺肤部的中段。

（6）左、右：指左、右手。下同。

（7）上附上：指尺肤部的上段。

（8）前以候前，后以候后：前，谓尺肤部的前面，即臂内阴经之分，前部候胸腹部的病变；后，谓尺肤部的后面，即臂后阳经之分，后部候背部的病变。

（9）上竟上：即尺肤近腕向上直达鱼际部。竟，尽也。

（10）下竟下：即尺肤近肘向下直达肘窝处。

【导读】

论述尺肤诊法。尺肤指前臂内侧从腕横纹至肘（尺泽）横纹间的皮肤。尺肤诊法主要是通过观察、触按尺肤皮肉的大小、缓急、滑涩、坚脆及温度变化，了解疾病的寒热、虚实、表里及脏腑身形的病变，尤其是津液盈亏等。本节主要从尺肤判定病变部位，方法是将尺肤划分为上、中、下三个部位，分别与脏腑相对应，即脏腑在尺肤的候诊部位。至于尺肤诊法的原理，正如张志聪所说："血气之行于脉外者，从手阳明之大络，循经脉之五里，而散行于尺肤，故审其尺之缓急大小滑涩，肉之坚脆，而病形定矣。"

【原文】

810 黄帝问曰：平人⁽¹⁾何如？岐伯对曰：人一呼脉再动⁽²⁾，一吸脉亦再动，呼吸定息⁽³⁾，脉五动，闰以太息⁽⁴⁾，命曰平人。平人者，不病也。常以不病调病人⁽⁵⁾，医不病，故为病人平息以调之为法⁽⁶⁾。人一呼脉一动，一吸脉一动，曰少气⁽⁷⁾。人一呼脉三动，一吸脉三动而躁，尺热曰病温⁽⁸⁾，尺不热脉滑曰病风⁽⁹⁾，脉涩曰痹⁽¹⁰⁾。人一呼脉四动以上曰死⁽¹¹⁾，脉绝不至曰死，乍疏乍数曰死⁽¹²⁾。（《素问·平人气象论》）

【校注】

（1）平人：健康无病之人。

（2）再动：搏动两次。再，两次。

（3）呼吸定息：张介宾注："呼吸定息，谓一息既尽，而换息未起之际也。"

（4）闰以太息：张志聪注："太息者，呼吸定息之时，有余不尽而脉又一动，如岁余之有闰也。"闰，余也。

（5）常以不病调（tiáo 条）病人：常法是以健康人的呼吸来衡量病人的脉息。不病，健康的人，此指医生。调，算度、计算、衡量。

（6）平息以调之为法：医生调节自己的呼吸，使之均匀，以衡量病人的脉息至数，以此作为诊脉常规。

（7）少气：正气衰弱。

（8）尺热曰病温：尺肤灼热，乃全身发热之征，兼之前所言脉数而躁动，是温热邪气壅滞于内，故可诊为温病。尺，此指尺肤，非寸口之尺。此以下三句是脉尺相参的诊法。

（9）尺不热脉滑曰病风：脉数滑而尺肤不热，非温热而阳邪盛，故可诊为风证。

（10）脉涩曰痹：涩为血不调，故当病痹。

（11）人一呼脉四动以上曰死：一呼脉四动以上，是阴精衰竭，阳气无制，亢极欲脱，故主死。

（12）乍疏乍数曰死：乍疏乍数，是阴阳俱衰竭而败乱无主，故为死脉。

【导读】

论述"以不病调病人"的诊脉方法，指出无病健康人的脉律均匀，其速率是一息四至五次，可据脉之迟数辨别平脉、病脉、死脉。少于此次数者为迟，是气虚阳弱，故病"少气"；迟之极者，脉绝不至，气绝阳败也。多于此次数者，是气盛阳亢；数之极者，一呼四动以上，阴精衰竭，阳极欲脱也。在速率之外，又有节律变化主病，如脉律极不规整而"乍疏乍数"者，是阴阳俱衰竭而败乱无主，亦主死。此外，本节还举例温病、风病、痹病的脉象，介绍脉与尺肤相参诊法。

原文所述脉率同现代关于呼吸与脉搏比率为1:4 ～ 1:5（脉搏每分钟65～85次，呼吸每分钟16～20次）的认识基本一致。这种以脉搏与呼吸比率来判断平脉、病脉、死脉的诊脉方法较易掌握，是诊脉的基本要求，一直为后世遵循，沿用至今。脉理精深微妙，不易掌握，故前贤为使习医者切脉辨病能入门执要，提出诊脉大纲。历代诊脉大纲有多种，或浮、沉、迟、数，或迟、数、大、小，或缓、急、大、小、滑、涩，或浮、沉、迟、数、细、大、短、长，均不离迟、数。它不仅可辨寒热病因，还是辨脏腑病位和阴阳病性之大纲，同时还在于它极易掌握，如陈念祖《医学实在易·八纲脉论》说："迟、数二脉，以息辨之，又显而易见也。"

【原文】

811　平人之常气禀于胃，胃者，平人之常气[1]也。人无胃气曰逆，逆者死。

春胃微弦曰平[2]，弦多胃少曰肝病，但弦无胃曰死[3]。胃而有毛曰秋病，毛甚曰今病[4]，藏真散于肝[5]，肝藏筋膜之气也。夏胃微钩[6]曰平，钩多胃少曰心病，但钩无胃曰死；胃而有石曰冬病，石甚曰今病，藏真通于心，心藏血脉之气也。长夏胃微耎弱[7]曰平，弱多胃少曰脾病，但代[8]无胃曰死；耎弱有石曰冬病，弱甚曰今病[9]，藏真濡于脾，脾藏肌肉之气也。秋胃微毛[10]曰平，毛多胃少曰肺病，但毛无胃曰死；毛而有弦曰春病，弦甚曰今病，藏真高于肺，以行荣卫阴阳也。冬胃微石[11]曰平，石多胃少曰肾病，但石无胃曰死；石而有钩曰夏病，钩甚曰今病，藏真下于肾，肾藏骨髓之气也。（《素问·平人气象论》）

【校注】

（1）胃者，平人之常气：胃气是健康人的正常脉气。张介宾注："胃气之见于脉者，如《玉机真藏论》曰：脉弱以滑是有胃气。《终始》篇曰：邪气来也紧而疾，谷气来也徐而和。是皆胃气之谓。大都脉代时宜，无太过、无不及，自有一种雍容和缓之状者，便是胃气之脉。"

（2）春胃微弦曰平：春季有胃气的正常脉象是微微似弦。吴崑注："弦，脉引而长，若琴弦也。胃，冲和之名。春脉宜弦，必于冲和之中微带弦，是曰平调之脉。"下文"夏胃微钩"等，义皆仿此。

（3）弦多胃少曰肝病，但弦无胃曰死：吴崑注："弦多胃少，是肝木偏胜而失其冲和之气，故为肝病。但弦急之脉，更无冲和之气，是失其生道。故死。"下文"钩多胃少""但钩无胃"等，义皆仿此。

（4）胃而有毛曰秋病，毛甚曰今病：张介宾注："毛为秋脉属金，春时得之，是谓贼邪，胃气尚存，故至秋而后病。春脉毛甚，则木被金伤，故不必至秋，今即病矣。"

（5）藏真散于肝：春时肝木用事，故五脏之真气，皆散于肝。藏真，指五脏所藏的真气。散，以应肝气疏散之性，故高世栻注："盖肝主疏泄，故曰散。心主血脉，故曰通。脾主灌溉，故曰濡。肺位居上，故曰高。肾为水藏，故曰下也。"

（6）钩：夏季主脉，即洪大脉，如钩端微曲之象。张琦注："钩即洪也，浮盛隆起，中虚而圆滑，故曰钩。"

（7）耎弱：耎，同软。耎弱，非虚弱之义，指柔和而不劲急之脉象，为脾主之脉。吴崑注："耎、软同。软弱脾之脉也。长夏属土，脉宜软弱，必于冲和胃气之中微带软弱，谓之平调之脉。"

（8）代：弱极之脉。高世栻注："代，软弱之极也。软弱极而无胃气，则曰死脉。"一说更之义。张介宾注："代，更代也。脾主四季，脉当随时而更，然必欲皆兼和耎，方得脾脉之平。若四季相代，而但弦、但钩、但毛、但石，是但代无胃，现真藏也，故曰死。"可参。

（9）耎弱有石曰冬病，弱甚曰今病：张介宾注："石为冬脉属水，长夏阳气正盛而见沉石之脉，以火土气衰，而水反乘也，故至冬而病。弱，当作石。长夏石甚者，火土大衰，故不必至冬，今即病矣。"弱甚，《针灸甲乙经》《千金要方·卷十五》均作"石甚"。

（10）微毛：秋季主脉，微微似浮脉，即脉来轻虚以浮，有如按在毛上之感。

（11）微石：冬季主脉，脉来沉而微实，如石沉水中。

【导读】

四时五脏的平脉、病脉、死脉，其要点在于胃气的盛衰有无，即脉以胃气为本。脉象反映气血盛衰变化而根源于脏腑，脏腑则依赖于胃气，故《素问·玉机真藏论》所说："五藏者，皆禀气于胃，胃者五藏之本也。"就脉象形成机理而言，脏真之气必依赖胃气才能行于经脉之中，如果胃气败绝，则脏真失于胃气的承载涵养，脏真就会暴露而名真藏脉，故《素问·玉机真藏论》说："藏气者，不能自致于手太阴，必因于胃气，乃至于手太阴也。""故病甚者，胃气不能与之俱至于手太阴，故真藏之气独见，独见者，病胜藏，故曰死。"

对于有胃气之脉象，《内经》也有所描述，如《素问·玉机真藏论》："脉弱以滑，是有胃气。"弱，柔和之意。《灵枢·终始》："邪气来也紧而疾，谷气来也徐而和。"本篇则云春肝"微弦"、夏心"微钩"、长夏脾"微耎弱"、秋肺"微毛"、冬肾"微石"，"微"之意即欲表述四时五脏诸脉具有柔和之象。张介宾则称之为"自有一种雍容和缓之状者"。因而，凡脉来不浮不沉、不大不小、不疾不徐，应手柔和有力，来去节律规整分明，蕴含生机之象，便是有胃气之脉。

【原文】

812　胃之大络，名曰虚里（1），贯鬲络肺，出于左乳下，其动应衣，脉宗气也⁽²⁾。盛喘数绝者，则病在中⁽³⁾；结而横，有积矣⁽⁴⁾；绝不至，曰死⁽⁵⁾。乳之下，其动应衣，宗气泄也⁽⁶⁾。（《素问·平人气象论》）

【校注】

（1）虚里：位于左乳下，心尖搏动处，为足阳明胃经又一络脉，其脉从胃贯穿膈膜联络于肺。

（2）其动应衣，脉宗气也：衣，《针灸甲乙经》作"手"，可从。脉，动词，诊察的意思。张志聪注："宗气者，胃府水谷之所资生，积于胸中，为脏腑经脉之宗，故曰宗气。虚里……乃胃府宗气之所出，此脉以候宗气也。"

（3）盛喘数绝者，则病在中：盛喘，指虚里处搏动之甚如气急喘促；数，多次之意；绝，断绝，指停止搏动。张介宾注："若虚里动甚而如喘，或数急而兼断绝者，由中气不守而言，故曰病在中。"

（4）结而横，有积矣：结，脉来迟，时一止；横，有充满、坚硬之意；积，指积聚之证。吴崑注："横，横格于指下也。言虚里之脉结而横，是胃中有积。"

（5）绝不至，曰死：马莳注："绝而不至，则胃气已绝，所以谓之曰死。"

（6）乳之下，其动应衣，宗气泄也：吴崑注："宗气宜藏不宜泄，乳下虚里之脉，其动应衣，是宗气失藏而外泄也。"

【导读】

本节论虚里诊法，指出虚里为胃之大络，它从胃脉支出，贯膈络肺，会聚胃气与清气，在左乳下形成搏动区，是诊察宗气盛衰存亡之处。关于虚里诊病情况，本节仅作示例说明，如其搏动如喘而急，并时有歇止，多系胸中心肺病变；搏动粗实有力，横格于指下，则是腹内积聚的征象；若搏动断绝不续，必宗气衰败，预后不良；倘若搏动剧烈，甚至震动应衣服，乃宗气衰而不藏外泄之兆，预后亦差。

关于虚里的名义，杨上善云："虚里，城邑居处也，此胃大络，乃是五藏六府所禀居处，故曰虚里。"由于它所处的特殊位置，作为脉诊的应用，后世多用于儿科。此外，临证如遇暴厥、大虚大实脉伏不见之证，亦可协助诊断。尽管这一古老的诊断方法在目前中医诊断学上很少提及，但其在临床上的价值是不能忽视的。

【原文】

813　脉从阴阳，病易已；脉逆阴阳，病难已⁽¹⁾。脉得四时之顺，曰病无他⁽²⁾；脉反四时及不间藏⁽³⁾，曰难已。（《素问·平人气象论》）

【校注】

（1）脉从阴阳，病易已；脉逆阴阳，病难已：张介宾注："阴病得阴脉，阳病得阳脉谓之从，从者易已；脉病相反者为逆，逆者难已。"

（2）脉得四时之顺，曰病无他：病无他，即虽有病而无其他危险。张介宾注："春得弦，夏得钩，秋得毛，冬得石，谓之顺四时，虽曰有病，无他虞也。"

（3）不间藏：即传其所克之脏。

【导读】

论述脉证、脉时的阴阳逆从及其病证预后。脉证阴阳相从，正气尚未衰竭，故易已；若脉证阴阳相反，则是邪盛正衰退，故难已。脉象与四时阴阳变化相应，正气不衰，尚能自我调节，保持人与自然的统一，病轻易愈，相反则邪盛正衰而难愈。脉与四时阴阳相反，如下文所述"春夏而脉瘦，秋冬而脉浮大"。

不间脏，是疾病传变的一种方式。《难经·五十三难》说："间藏者，传其所生也。"五脏相生而传，邪挟生气而来，虽有邪气，亦有正气不断来复之机，故预后良好。但若传其所胜，即不间脏，则邪挟克贼之气而来，使受病之脏邪气猖獗，正气受伤，同时又可影响其他脏腑而发生他病，多致病情加重，预后不良。

【原文】

814　尺脉缓涩，谓之解㑊安卧⁽¹⁾；脉盛，谓之脱血⁽²⁾；尺涩脉滑，谓之多汗⁽³⁾；尺寒脉细，谓之后泄⁽⁴⁾；脉尺粗常热者，谓之热中⁽⁵⁾。(《素问·平人气象论》)

【校注】

(1) 尺脉缓涩，谓之解㑊安卧：尺肤弛缓，脉象涩滞，为气衰，血少，故懈怠、安卧。高世栻注："懈㑊，犹懈怠；安卧，犹嗜卧也。"据上下文例，"尺脉缓涩"当为"尺缓脉涩"之误。

(2) 脉盛，谓之脱血：马莳注："脉盛者，火愈炽也。火热则血妄行，故亦谓之脱血。"一说脱"尺热"二字，当为"尺热脉盛"，谓尺肤热而脉盛大。

(3) 尺涩脉滑，谓之多汗：脉滑则阳热有余，尺肤涩则阴液不足，正是汗多伤津液之症。

(4) 尺寒脉细，谓之后泄：脉细为气虚，尺肤寒则阳衰，脾肾阳气不足，多见腹泻之症。后泄，指大便泄泻。

(5) 脉尺粗常热者，谓之热中：高世栻注："脉粗肤热，则阳气有余，故谓之热中。"热中，内热也。

【导读】

举例说明尺肤、切脉合参诊病。尺肤诊可以弥补望诊、脉诊、问诊之不足，特别是在诊法的客观性、直观性、方便易行及可对比性等方面，具有一定价值。尺、脉合参，既可相参互证，综合分析，脉诊与尺肤部位又非常相近，方便诊病，这种诊法应当发掘。

【原文】

815　颈脉动喘疾咳，曰水⁽¹⁾。目裹微肿，如卧蚕起之状，曰水⁽²⁾。溺黄赤安卧者，黄疸⁽³⁾。已食如饥者，胃疸⁽⁴⁾。面肿曰风⁽⁵⁾，足胫肿曰水⁽⁶⁾。目黄者曰黄疸。妇人手少阴脉⁽⁷⁾动甚者，妊子也。(《素问·平人气象论》)

【校注】

(1) 颈脉动喘疾咳，曰水：颈脉，即人迎脉，属足阳明胃经。张介宾注："水气上逆，反侵阳明则颈脉动。水溢于肺，则喘急而疾咳。"

（2）目裹微肿，如卧蚕起之状，曰水：张介宾注："目裹者，目下之胞也，胃脉之所至，脾气之所主，若见微肿如卧蚕起之状，是水气淫及脾胃也。"

（3）溺黄赤安卧者，黄疸：黄疸多由湿热或寒湿内阻中焦，迫使胆汁不循常道所致。湿热下注，尿黄赤；湿困肌肉，故安卧。

（4）已食如饥者，胃疸：王冰注："是则胃热也。热则消谷，故食已如饥也。"疸，与瘅通，热也。

（5）面肿曰风：吴崑注："六阳之气聚于面，风之伤人也，阳先受之，故面肿为风。"

（6）足胫肿曰水：吴崑注："脾胃主湿，肾与膀胱主水，其脉皆行于足胫，故足胫肿者为水。"

（7）手少阴脉：指神门穴部位。王冰注："手少阴脉，谓掌后陷者中，当小指动而应手者也。"

【导读】

列述水肿、黄疸等病证的诊察要点。水肿为体内水液不化而郁积、泛滥所致，病多在肺脾肾。本节举出足胫肿，目裹微肿如卧蚕起之状，面肿，颈脉动喘疾咳等症状体征，作为水肿病见症，已经成为临床诊断常规。不过，面肿而见于水肿病，多为风水；颈脉搏动明显，是水侵足阳明胃经之证；而水肿病中见症咳喘，则是水寒射肺。

此外，本节以"妇人手少阴脉动甚"诊断妊娠，其中的"手少阴"究竟何指，历代注家意见不一。王冰谓手少阴经神门穴搏动处；张志聪、高世栻认为是两手寸口之尺部；马莳以为是左手寸口之寸部；还有认为"手少阴"当作"足少阴"者，如《新校正》。验之临床，一般以脉象滑动有力为妊娠脉候，左寸、右尺均属之，然而《内经》寸口尚无寸关尺之分，似乎王注神门合于经旨，有待于进一步研究。无论何指，《内经》以脉辨妊娠之法在临床有一定价值，临证运用时，还需结合停经史及其他情况综合诊断。

【原文】

816 脉有逆从四时，未有藏形⁽¹⁾，春夏而脉瘦⁽²⁾，秋冬而脉浮大，命曰逆四时也。风热而脉静，泄而脱血脉实，病在中脉虚，病在外脉涩坚者，皆难治⁽³⁾，命曰反四时也。（《素问·平人气象论》）

【校注】

（1）藏形：五脏应四时的正常脉象。

（2）脉瘦：脉象沉细。

（3）病在中脉虚，病在外脉涩坚者，皆难治：马莳注："病在中者，脉为有力，则中气方盛，今脉反虚；病在外者，脉宜浮虚，则表病易瘥，今脉反涩坚，是皆难治之证。"

【导读】

论脉时、脉证阴阳相反的具体情况及其临床意义。就脉证相反而言，风热外证，脉宜浮大而反沉静，是正衰竭无以抗邪；腹泻与失血，耗损津血，脉宜沉细而反实大，是邪气猖獗无制；实邪在内，脉若有力是正气尚盛能支，今脉反虚，则正气衰竭，无力作脉；病在外，脉应浮滑，是邪气仍在于表，今反见脉涩坚，则邪已入里盘踞聚结。以上脉证均正衰邪实之征，故皆难治。

【原文】

817　人以水谷为本，故人绝水谷则死，脉无胃气亦死。所谓无胃气者，但得真藏脉⁽¹⁾，不得胃气也。所谓脉不得胃气者，肝不弦，肾不石⁽²⁾也。（《素问·平人气象论》）

【校注】

（1）真藏脉：是脉无胃气而真藏之气独见的脉象，如但弦无胃等之类。

（2）肝不弦，肾不石：张介宾注："但弦、但石虽为真藏，若肝无气则不弦，肾无气则不石，亦由五藏不得胃气而然，与真藏无胃者等耳。"

【导读】

强调脉以胃气为本的重要性，脉无胃气则死。脉无胃气又称真藏脉，真藏脉形成机理，本节仅言"不得胃气"，《素问·玉机真藏论》云："五藏者，皆禀气于胃，胃者，五藏之本也，藏气者，不能自致于手太阴，必因于胃气，乃至于手太阴也。故五藏各以其时，自为而至于手太阴也。故邪气胜者，精气衰也。故病甚者，胃气不能与之俱至于手太阴，故真藏之气独见，独见者，病胜藏也，故曰死。"五脏真元精气不仅依赖胃气之充养，还需要胃气之涵载，因而寸口之脉气，是五脏之气与胃气调和共化之气。如若胃气衰败，不能涵养脏气，则脏气自至于手太阴寸口，表现为"但弦无胃""但石无胃"等。但也有另一种表现形式，即本节所说"肝不弦，肾不石"。这是由于病重之时，脏气、胃气俱衰，脏真之气亦不能至于寸口，故张介宾说："肝无气则不弦，肾无气则不石。"

【原文】

818　夫平心脉来，累累如连珠，如循琅玕⁽¹⁾，曰心平，夏以胃气为本⁽²⁾；病心脉来，喘喘连属，其中微曲⁽³⁾，曰心病；死心脉来，前曲后居⁽⁴⁾，如操带钩，曰心死。

平肺脉来，厌厌聂聂，如落榆荚⁽⁵⁾，曰肺平，秋以胃气为本；病肺脉来，不上不下，如循鸡羽⁽⁶⁾，曰肺病；死肺脉来，如物之浮，如风吹毛⁽⁷⁾，曰肺死。

平肝脉来，缛弱招招，如揭长竿末梢⁽⁸⁾，曰肝平，春以胃气为本；病肝脉来，盈实而滑，如循长竿⁽⁹⁾，曰肝病；死肝脉来，急益劲，如新张弓弦⁽¹⁰⁾，曰肝死。

平脾脉来，和柔相离，如鸡践地⁽¹¹⁾，曰脾平，长夏以胃气为本；病脾脉来，实而盈数，如鸡举足⁽¹²⁾，曰脾病；死脾脉来，锐坚如乌之喙，如鸟之距⁽¹³⁾，如屋之漏，如水之流⁽¹⁴⁾，曰脾死。

平肾脉来，喘喘累累如钩⁽¹⁵⁾，按之而坚，曰肾平，冬以胃气为本；病肾脉来，如引葛⁽¹⁶⁾，按之益坚，曰肾病；死肾脉来，发如夺索，辟辟如弹石⁽¹⁷⁾，曰

肾死。(《素问·平人气象论》)

【校注】

(1) 如循琅玕：脉来如触摸玉珠，柔滑而粒粒分明。琅玕，玉之似珠者。

(2) 夏以胃气为本：心脉旺于夏，须有冲和之胃气。下文"秋以胃气为本"等义皆仿此。

(3) 喘喘连属，其中微曲：吴崑注："喘喘连属，言脉来如喘人之息，急促之状也，其中微曲，则不能如琅玕之滑利矣。是失冲和之气，为心病也。"

(4) 前曲后居：张介宾注："前曲者，谓轻取则坚强不柔。后居者，谓重取牢实而不动。"

(5) 厌厌聂聂，如落榆荚：厌厌聂聂，翩翩之状，浮薄而流利。如落榆荚，张介宾注："轻浮和缓貌，即微毛之义也。"

(6) 不上不下，如循鸡羽：张志聪注："不上不下，往来涩滞也。如循鸡羽，较之榆荚，更属轻虚。"

(7) 如物之浮，如风吹毛：张介宾注："如物之浮，空虚无根也。如风吹毛，散乱无绪也。"

(8) 绵弱招招，如揭长竿末梢：张介宾注："招招，犹迢迢也。揭，高举也。高揭长竿，梢必柔软，即和缓弦长之义，是为肝之平脉。"

(9) 盈实而滑，如循长竿：形容脉来如触摸长竿，坚满弦滑，硬而不柔。

(10) 急益劲，如新张弓弦：形容脉来如新张开的弓弦，弦硬强劲，无丝毫柔和之象。

(11) 和柔相离，如鸡践地：形容脉来如鸡爪踏地，轻柔和缓，节律分明。张介宾注："和柔，雍容不迫也。相离，匀净分明也。"

(12) 实而盈数，如鸡举足：张介宾注："实而盈数，强急不和也。如鸡举足者，轻疾不缓也。"

(13) 锐坚如乌之喙，如鸟之距：形容脉来坚锐不柔。喙，鸟嘴。距，鸟爪后方所生之尖突。

(14) 如屋之漏，如水之流：张介宾注："如屋之漏，点滴无伦也。如水之流，去而不返也。"

(15) 喘喘累累如钩：张介宾"喘喘累累如心之钩，阴中藏阳，而得微石之义，是谓肾之平脉。"喘喘累累，形容脉象圆滑连贯。

(16) 如引葛：形容脉来如按牵拉之葛藤，沉紧弹指。

(17) 发如夺索，辟辟如弹石：发如夺索，形容脉来如按争夺之绳索，长而坚劲。弹石，是形容脉来如指弹石，圆硬坚实而不柔。

【导读】

本节形象描述四时五脏之平脉、病脉、死脉脉象。其机理在于胃气的盛衰有无，辨别关键在于脉动之中冲和之气的多少有无。

王叔和《脉经·序》云："脉理精微，其体难辨"，"在心易了，指下难明"。掌握学习脉象的方法成为千古难题。为此，《内经》不厌其详地用琅玕、榆荚、鸡羽、长竿、乌之喙、鸟之距等自然、生活中的事物进行类比描述，力求形象化，易于掌握，这种方法成为后世脉象描述与教学的模式。学者需要从中细细体会，并结合临床掌握。

【原文】

819　黄帝曰：凡治病，察其形气⁽¹⁾色泽，脉之盛衰，病之新故，乃治之，无后其时。形气相得⁽²⁾，谓之可治；色泽以浮⁽³⁾，谓之易已；脉从四时⁽⁴⁾，谓之可治；脉弱以滑⁽⁵⁾，是有胃气，命曰易治，取之以时⁽⁶⁾。形气相失⁽⁷⁾，谓之难治；色夭不泽，谓之难已；脉实以坚，谓之益甚；脉逆四时，为不可治。必察四难⁽⁸⁾，而明告之。(《素问·玉机真藏论》)

【校注】

(1) 形气：形，指人体形貌之肥瘦刚脆。气，言脏腑气血之功能强弱。

(2) 形气相得：马莳注："气盛形盛，气虚形虚，谓之相得，其病可治。"

(3) 色泽以浮：颜色明润。泽，润泽。浮，明亮。

(4) 脉从四时：王冰注："脉春弦、夏钩、秋浮、冬营，谓顺四时。从，顺也。"

(5) 脉弱以滑：脉象柔和有力。脉弱，相对于下文"脉实"而言，指脉来柔和而不实。滑，滑利流畅。

(6) 取之以时：谓根据不同时令，采用不同的治法。吴崑注："取之以时，如春刺散俞，夏刺络俞，秋刺皮肤，冬刺俞窍于分理之类。"

(7) 形气相失：马莳注："若形盛气虚，气盛形虚，谓之相失，则难治矣。"

(8) 四难：即上文"形气相失"，"色夭不泽"，"脉实以坚"，"脉逆四时"四种难治情况。

【导读】

从整体观出发，指出诊治疾病时，必须全面观察人的形体、神气、色泽、脉象等各种征象，并总结为"四难"和"四易"，作为判断疾病预后的重要依据。"四易"是：形气相得、色泽以浮、脉弱以滑、脉从四时；"四难"是：形气相失、色夭不泽、脉实以坚、脉逆四时。其精神是强调全面诊察、综合分析，以正确地诊断，判断病证预后和治疗的难易。对易治病证，要"取之以时"，及早采取相应的治疗措施，以免贻误病情，失去良机；对难治病证，要有实事求是态度，明确告之病家，以便取得医患更好的配合。

【原文】

820　黄帝曰：余闻虚实以决死生，愿闻其情。岐伯曰：五实死，五虚死。帝曰：愿闻五实五虚。岐伯曰：脉盛、皮热、腹胀、前后⁽¹⁾不通、闷瞀⁽²⁾，此为五实；脉细、皮寒、气少、泄利前后、饮食不入，此为五虚。帝曰：其时有生者何也？岐伯曰：浆粥入胃，泄注止，则虚者活⁽³⁾；身汗得后利，则实者活⁽⁴⁾。此其候也。(《素问·玉机真藏论》)

【校注】

（1）前后：指大小便。

（2）闷瞀：胸中郁闷，眼目昏花。

（3）浆粥入胃，泄注止，则虚者活：五脏之气，由胃气资生，病重之时，若饮食得入，泄泻得止，是胃气来复的表现。预示五虚证有转好之机。

（4）身汗得后利，则实者活：实证治疗当用泻法，身汗解表邪，后利去里邪，邪去则正安，预示五实证有转好之机。

【导读】

论述五实证、五虚证的临床表现及其预后判断。《素问·通评虚实论》云："邪气盛则实，精气夺则虚。"五实证是邪气亢盛，充斥五脏的病证。邪气盛于心则脉盛，盛于肺则皮热，盛于脾则腹胀，盛于肾则二便不通，盛于肝则闷瞀。五虚证是五脏精气虚损欲竭的病证，心气虚则脉细，肺气虚则皮寒，肝气虚则气少乏力，肾气虚则二便不禁，脾气虚则不欲饮食。五实证因邪气内盛于五脏，不得外泄而出，形成闭证，故曰五实死。五虚证因五脏精气俱夺，"饮食不入"，精气无源；"泄利前后"精气耗损，有出无入，故曰五虚死。

"五实死""五虚死"的论述，为临床虚证、实证的诊断预后指出方向。五实证是邪气亢盛，如邪有出路，邪去则正安，故"身汗得后利，则实者活"；五虚是精气内夺，如精气停止耗损，并得以补益，则正气有恢复之望，故"浆粥入胃，泄注止，则虚者活"。同时也为临床救治虚证、实证，提示了虚证重视补益脾肾、实证务使邪有出路的基本原则。

【原文】

821　五藏之气，故色见青如草兹者死[1]，黄如枳实者死[2]，黑如炲者死[3]，赤如衃血者死[4]，白如枯骨者死[5]，此五色之见死也。青如翠羽者生[6]，赤如鸡冠[7]者生，黄如蟹腹[8]者生，白如豕膏[9]者生，黑如乌羽[10]者生，此五色之见生也。生于心，如以缟裹朱[11]；生于肺，如以缟裹红[12]；生于肝，如以缟裹绀[13]，生于脾，如以缟裹栝楼实[14]；生于肾，如以缟裹紫[15]。此五藏所生之外荣也[16]。（《素问·五藏生成》）

【校注】

（1）青如草兹者死：高世栻注："草兹，死草，死草之色，青兼白也，故色见青如草兹者死，肝气败也。"草兹，以草所做的蓐席，其色青白干枯。

（2）黄如枳实者死：高世栻注："黄如枳实者死，脾气败也。"枳实，药名，其色黄青，干枯不泽。

（3）黑如炲（tai台）者死：高世栻注："黑如炲者死，肾气败也。"炲，烟气凝成的黑灰，其色黑黄，晦暗无光。

（4）赤如衃血者死：高世栻注："赤如衃血者死，心气败也。"衃，《说文》："凝血也"。衃血，即死血，其色红黑。

（5）白如枯骨者死：高世栻注："白如枯骨者死，肺气败也。"枯骨，色白枯槁不华。

（6）青如翠羽者生：青绿光泽，肝气未衰竭，故生。翠羽，鸟之翠色羽毛，其色青绿而光泽。

（7）鸡冠：色红而润泽。

（8）蟹腹：色黄而润泽。

（9）豕膏：即猪油，其色白而滑润光泽。

（10）乌羽：即乌鸦的羽毛，其色黑而光泽。

（11）以缟裹朱：白里隐红，既有光泽，又含蓄不露。张介宾注："以缟裹物者，谓外皆白净而五色陷然于内见也。"缟，白色之绢。朱，即朱砂，深红色。

（12）以缟裹红：外以缟裹，外白而隐浅红色也。红，此指浅红色。

（13）绀：青而带红色。

（14）栝楼实：药名。色黄。

（15）紫：此指紫色的丝织物。

（16）此五藏所生之外荣也：张志聪注："如以缟裹者，五藏之气包于外也。五色之俱见红者，五藏之荣隐见于内也。"张介宾注："凡此皆五藏所生之正色，盖以气足于中，而后色荣于外者若此。"此五色之见生也：五色光彩明润，为脏气未衰，神气未散之外候，其病可治，故见生。

【导读】

论五脏"生"、"死"之面部气色，以及诊察五脏之色的要点。"此五藏所生之外荣也"，面部气色是五脏精气现于外之华彩，因而可从面部气色变化诊察五脏精气盛衰。文中论五脏生色，强调"以缟裹"，说明气色以明润光泽，含蓄不露为贵，翠羽、鸡冠、蟹腹、豕膏、乌羽，均系其形象比喻，表示内脏精气不衰，预后亦良好；若是晦黯无泽，枯槁暴露，如草兹、枳实、炲、衃血、枯骨，说明内脏精气衰败，不能内守而外露，预后不良。

【原文】

822 帝曰：气口⑴何以独为五藏主？岐伯曰：胃者，水谷之海，六府之大源也。五味入口，藏于胃，以养五藏气，气口亦太阴也。是以五藏六府之气味，皆出于胃，变见于气口⑵。故五气入鼻藏于心肺。心肺有病，而鼻为之不利也。

凡治病，必察其下⑶。适其脉，观其志意，与其病也。拘于鬼神者，不可与言至德⑷，恶于针石者，不可与言至巧⑸；病不许治者，病必不治，治之无功矣。（《素问·五藏别论》）

【校注】

（1）气口：指腕部桡骨内侧脉动之处，切脉的部位，又称脉口、寸口。张介宾注："气口之义，其名有三：手太阴肺，肺经脉也，肺主气，气之盛衰见于此，故曰气口；肺朝百脉，脉之大会聚于此，故曰脉口；脉出太渊，其长一寸九分，故曰寸口。是名虽三，其实则一耳。"

（2）变见于气口：指脏腑接受水谷精微的情况，即其功能状态，均可通过气血变化而表现在气口。

（3）必察其下：必须察问二便情况。又，《太素》作"必察其上下"，可参。

（4）至德：医学道理至真至善，是为至德。

（5）至巧：言针石治病的技巧。

【导读】

以"气口独为五藏主"为题，讨论寸口诊病的道理。首先，气口属手太阴肺经，"肺朝百脉"，通过对其脉动的触摸感觉，能诊察全身经脉及其所属脏腑的精气盛衰。这是所以在气口诊脉的基本原因。其次，运营经过气口的气血，化生于水谷精微，源于脾胃，故说"气口亦太阴也"，此"太阴"非手太阴而是足太阴；它是脏腑气化活动的基础，通过诊察气口，可以把握脏腑精气盛衰状况，从而诊察全身疾病，故文中说"五藏六府之气味皆出于胃，变见于气口"。关于寸口诊病的原理，还可参见《素问·经脉别论》。

诊治注意事项，一是要求全面诊察，综合分析，将察形体与诊脉象结合起来，将诊察躯体病证与了解精神状态结合起来。二是充分考虑病人心理状态对于疗效的影响，争取患者配合。

【原文】

823　故曰：圣人之治病也，必知天地阴阳，四时经纪，五藏六府，雌雄表里，刺灸砭石，毒药所主，从容人事⁽¹⁾，以明经道⁽²⁾，贵贱贫富，各异品理⁽³⁾，问年少长，勇怯⁽⁴⁾之理，审于分部⁽⁵⁾，知病本始，八正九候⁽⁶⁾，诊必副⁽⁷⁾矣。治病之道，气内为宝⁽⁸⁾，循求其理，求之不得，过在表里。守数据治⁽⁹⁾，无失俞理⁽¹⁰⁾，能行此术，终身不殆。不知俞理，五藏菀熟⁽¹¹⁾，痈发六府。诊病不审，是谓失常，谨守此治，与经⁽¹²⁾相明，上经下经，揆度阴阳，奇恒五中⁽¹³⁾，决以明堂⁽¹⁴⁾，审于终始⁽¹⁵⁾，可以横行。（《素问·疏五过论》）

【校注】

（1）从容人事：从容不迫、耐心细致地了解患者的人情事理。

（2）经道：指诊治疾病的常规。经，常也；道，规律。

（3）各异品理：贫富贵贱，各有不同的品行习惯、心理特性。

（4）勇怯：勇敢与怯懦，是体质强弱的内涵之一。

（5）分部：五脏在面部的色诊分部。

（6）八正九候：八正，指八个节气，即冬至、夏至、春分、秋分、立春、立夏、立秋、立冬；九候，指脉诊三部九候。

（7）副：相称，相符合。

（8）气内为宝：内，通纳，动词。指人体精气内藏非常重要。

（9）守数据治：数，指表里阴阳、脏腑经络等，均有其生理常数；守，遵守；据治，根据有关常数和常规进行治疗。

（10）俞理：吴崑注："穴俞所治之旨也。"

（11）五藏菀熟：言五脏郁热。菀，同郁；熟，疑"热"之误。

（12）经：此指古典医经所阐明的道理。

（13）上经下经，揆度阴阳，奇恒五中：据考证，《上经》《下经》《揆度》《阴阳》《奇恒》《五中》，均为古代医经，惜已亡佚。

（14）明堂：面部诊法以鼻为明堂，此泛指面部色诊。

（15）终始：疾病发生、发展的全过程。

【导读】

本节在论述医生临床易犯的五种过错后，提出诊病"四德"和治病原则。

1. 诊病"四德"

（1）"必知天地阴阳，四时经纪"。人居自然之中，禀天地之气而生，四时阴阳消长变化、地理环境，都会影响到人的生理病理，因而医生必须上通天文，下知地理。

（2）必知"五藏六府，雌雄表里，刺灸砭石，毒药所主"。要求医生必须掌握基本医学知识。"五藏六府，雌雄表里"指阴阳五行、藏象经络学说；"刺灸砭石，毒药所主"指针灸、药物等治病方法。

（3）要"从容人事，以明经道"。本篇反复强调医生要了解"人事"，其中包括社会知识、贵贱贫富、性情品类、喜怒哀乐以及长幼勇怯等，只有"从容人事"，才能把握病因病机。

（4）做到"审于分部，知病本始，八正九候，诊必副矣"。这是要求医生必须掌握诊病的各种方法，熟练运用各种诊疗技术，细致观察病人色泽、脉象变化，了解病变的过程，深入探求疾病本源，如此诊断才能准确无误。

2. 治病原则

（1）"治之道，气内为宝"。疾病是正邪相争的表现，正胜邪则病退，邪胜正则病进，故治疗时必须掌握精气的盛衰，注意保护元气。

（2）"守数据治，无失俞理"。领悟《上经》《下经》《揆度》《阴阳》《奇恒》《五中》等医经要旨，依据藏象、阴阳五行、经络俞穴主治等理论，遵循治则治法，辨证施治，才能避免误诊误治，取得良好疗效。

【原文】

824 黄帝曰：顺之奈何？岐伯曰：入国问俗，入家问讳⁽¹⁾，上堂⁽²⁾问礼，临病人问所便⁽³⁾。黄帝曰：便病人奈何？岐伯曰：夫中热消瘅⁽⁴⁾则便寒，寒中⁽⁵⁾之属则便热。胃中热，则消谷，令人县心⁽⁶⁾善饥，脐以上皮热；肠中热，则出黄如糜⁽⁷⁾，脐以下皮寒⁽⁸⁾。胃中寒，则腹胀；肠中寒，则肠鸣飧泄。胃中寒，肠中热，则胀而且泄；胃中热，肠中寒，则疾饥⁽⁹⁾，小腹痛胀。（《灵枢·师传》）

【校注】

（1）入家问讳：张介宾注："讳者，忌也。人情有好恶之偏，词色有嫌疑之避，犯之者取憎，取憎则不相合，故入家当问讳"。讳，指所忌讳、隐讳的事或物。

（2）堂：古代宫室，前为堂，后为室。

（3）临病人问所便：指了解病人的喜恶得宜。张介宾注："便者，相宜也。有居处之宜否，有动静之宜否，有阴阳之宜否，有寒热之宜否，有性情之宜否，有气味之宜否，临病人而失其宜，施治必相左矣。"

（4）消瘅：即消渴，表现为多饮、多食、多尿、消瘦等。瘅，热也。

（5）寒中：内寒。

（6）县心：胃脘空虚的感觉。县，同悬。

（7）出黄如糜：指泻下粪便如黄色的稀粥样，腐败难闻。

（8）寒：《医学纲目·治寒热法》改为"热"。其注云："肠居脐下，故肠热则脐以下热。"

（9）饥：《太素》《针灸甲乙经》均为"饮"。

【导读】

论述"临病人问所便"诊法内容。所谓"便"，主要是指患者病中喜恶。内脏病变表现于外，除医生察知的症状外，还表现在饮食起居方面的喜恶变化，须通过问诊而得，从而判断其病变部位，寒热性质，有助临床分析病机，并据此对病人施以相宜调理。如喜寒多为热病，喜热多为寒病；消谷而悬心善饥多为胃热，"出黄如糜"多为肠热；腹胀为胃寒，肠鸣飧泄多为肠寒，"胀而且泄"为胃寒肠热，善饥小腹痛胀为胃热肠寒等。

二、单元小结

1. 就诊病环境与时间，提出"虚静为保"、"诊法常以平旦"等要求，要求环境安静，病人心情平稳，医生专心致志。如此，才能获取准确的病情资料，做出正确的诊断。

2. 论述各种诊察方法的使用要点与意义，并提出各种诊察方法与资料错综参伍，即后世所说四诊合参，以求病本，成为中医诊法常规。

3. 望诊方面，述及望眼神、望面色以及望形态等内容，特别是对望面部气色的原理、方法和临床应用，作了详细论说，并提出光明润泽、含蓄不露的望色要点，为后世望诊发展，奠定了良好基础。

4. 对问诊和闻诊本章也有一定论述，如闻语声、问病情等，特别提出问梦、释梦以诊病，为问诊作了示范。

5. 脉诊是本章论述的主要内容。一是论脉原理，有"脉者血之府"、"气口何以独为五藏主"与"气口成寸，以决死生"之说。二是诊脉方法，"常以不病调病人"、"平息以调之为法"。三是开创了类比法描述脉象的方法。四是脉以胃气为本，察胃气多少有无以判断平脉、病脉、死脉，无胃气的脉，就是死脉，又称真脏脉。五是脉色合参、脉尺合参等与其他诊法相结合，同时还有脉时从逆、脉证从逆等综合分析方法，为后世脉诊的发展奠定了基础。

6. 最后论及诊病"四德"，要求医生必须上知天文、下知地理、中知人事，熟悉五脏六腑、雌雄表里、刺灸砭石、毒药所主等医学基本知识，特别要"审于分部，知病本始，八正九候"等，全面掌握诊法技术，才能成为"决死生"的高明医生。

第九单元
异法方宜

"异法方宜"，本是《素问》的篇名，论述不同的治病方法，对各方人群病证各有所宜，因而建立了因地、因人制宜的治疗原则。其中指出不同地域的生存环境，造就了不同的人体素质，易发生不同的病证，故提倡医生要懂"得病之情，知治之大体"的道理，学"圣人杂合以治"，使病证和治疗"各得所宜"，达到各类病证虽"治各不同，皆愈"的目的。本单元集《内经》有关治则、治法内容予以阐释，这些方法对今天临床实践仍有很好的指导价值。

一、原文导读

【原文】

901 黄帝问曰：医之治病也，一病而治各不同，皆愈何也？岐伯对曰：地势使然也。故东方之域，天地之所始生也。鱼盐之地，海滨傍水，其民食鱼而嗜咸，皆安其处，美其食。鱼者使人热中，盐者胜血(1)，故其民皆黑色疏理，其病皆为痈疡，其治宜砭石。故砭石者，亦从东方来。

西方者，金玉之域(2)，沙石之处，天地之所收引(3)也。其民陵居(4)而多风，水土刚强，其民不衣而褐荐(5)，其民华食(6)而脂肥，故邪不能伤其形体，其病生于内，其治宜毒药(7)。故毒药者，亦从西方来。

北方者，天地所闭藏之域(8)也。其地高陵居，风寒冰冽，其民乐野处而乳食，藏寒生满病，其治宜灸焫(9)。故灸焫者，亦从北方来。

南方者，天地所长养，阳之所盛处也。其地下，水土弱，雾露之所聚也。其民嗜酸而食胕(10)，故其民皆致理而赤色，其病挛痹(11)，其治宜微针(12)。故九针(13)者，亦从南方来。

中央者，其地平以湿，天地所以生万物也众。其民食杂而不劳，故其病多痿厥寒热，其治宜导引按跷(14)。故导引按跷者，亦从中央出也。

故圣人杂合以治(15)，各得其所宜。故治所以异而病皆愈者，得病之情(16)，知治之大体也。（《素问·异法方宜论》）

【校注】

（1）盐者胜血：从五行关系言，盐味咸，入肾，属水。血由心主，属火。故盐胜血，即水克火。从《内经》理论言，食咸令人渴，故盐者胜血。《素问·宝命全形论》云："盐之味咸"，《灵枢·五味》曰："咸走血，多食之令人渴"，张介宾注："食咸者渴，胜血之征也。"

（2）金玉之域：泛指盛产金玉的地区，遍地砂石。张介宾注："地之刚在西方，故多金玉砂石。"

（3）天地之所收引：自然界收敛凝聚之气所在处，此喻秋季之气象。张介宾注："然天地之气，自西而降，故为天地之收引，而在时则应秋。"

（4）陵居：依丘陵而居住。

（5）褐荐：穿粗布，铺草席。《说文·衣部》："褐，粗衣。"荐，即草席。

（6）华食：鲜美酥酪骨肉之类的食品。

（7）毒药：泛指治病的药物。张介宾注："毒药者，总括药饵而言，凡能除病者，皆可称为毒药。"

（8）天地所闭藏之域：自然界封闭固藏之气所在的地区。马莳注："天地严凝之气盛于北方，故北方者，天地闭藏之域也。"

（9）灸焫：用艾火烧灼，或火针、火罐治病的方法。姚止庵注："灸，艾灼。焫，火针、火罐之类也。"

（10）食胕（fǔ 腐）：以经过发酵制成的鱼肉、豉酱之类物品为主食。胕，同腐。

（11）挛痹：筋脉拘挛，骨节麻痹疼痛类疾病。张介宾注："嗜酸者收，食胕者湿，故其民致理而挛痹。挛痹者，湿热盛而病在筋骨也。"

（12）微针：毫针。

（13）九针：古代用以治病的针具。即《灵枢·九针十二原》所载之镵针、员针、鍉针、锋针、铍针、员利针、毫针、长针、大针。

（14）导引按跷：古人用运动肢体、调节呼吸以及按摩等养生保健、防治疾病的方法。

（15）杂合以治：根据五方病人及其所患疾病不同，综合五方各种治疗手段或方法予以治疗。

（16）得病之情：晓悟病情。

【导读】

本篇从治疗学角度讨论、创立"因地制宜、因人制宜"的治疗原则。作者在长期的生活和医疗实践中，观察、总结，发现：不同地区、不同环境、不同体质，有不同的发病特点。因此，治疗过程中采用了砭石、毒药、灸焫、九针、导引、按摩等各种不同的治疗方法。

1. "同病异治"的道理

文章开篇明题：论证"一病而治各不同，皆愈"的道理，并肯定地回答："地势使然也"。观点明确，与《素问·病能论》和《五常政大论》提出的"同病异治"概念，可以互相补充。

2. 五方之域及其特征

分别论述了东、西、北、南、中等不同方域的地理方位、地势高下、水土、气候、地理环境特点，人们的生活方式、风俗习惯、体质、发病特征、治疗方法等，为选用不同的治疗手段和方法提供了理论依据。其中许多论点对临床实践具有重要的指导意义。如："鱼者使人热中，盐者胜血"、"华食而脂肥……其病生于内"、"食杂而不劳，其病多痿厥寒热"等都已为现代科学所证实，并为现代临床所应用。所以，"因时因地因人制宜"是现代中医临床治疗必须遵循的重要原则之一。

3."杂合以治"的实践意义

作者用"圣人杂合以治,各得其所宜"作文章结语,强调良医必须懂得"杂合以治",必须做到"得病之情,知治之大体"。借"圣人"二字突出"杂合以治"的重要性;通过"各得其所宜",体现"杂合以治"对提高疗效的作用;以"得病之情,知治之大体"做实现"杂合以治"的保证。张志聪进一步说:"夫天有四时之气,地有五方之宜;民有居处衣食之殊,治有针灸药饵之异,故圣人或随天之气,或合地之宜,或随人之病,或用针灸毒药,或以导引按摩,杂合以治,各得其宜"。又说:"得病之情者,知病之因于天时,或因于地气,或因于人之嗜欲,得病之因情也。或因五方之民,而治以五方之法,或因人气之生长收藏,而宜于针砭、艾炳,或宜于毒药按蹻,是治之大体,而又不必胶执于东方之治宜砭石,西方之治宜毒药也"。这些均是中医治疗学的指导思想之一。

值得注意的是:本篇所论内容与近代气候区划思想、医学地理学思想,有许多通应之处。即使在医学、科学如此发达的现代,《内经》的这些理论并不过时。

【原文】

902　故曰:病之始起也,可刺而已,其盛,可待衰而已[1]。故因其轻而扬之[2],因其重而减之[3],因其衰而彰之[4]。形不足者,温之以气;精不足者,补之以味[5]。其高者,因而越之[6],其下者,引而竭之[7];中满者,写之于内[8];其有邪者,渍形以为汗[9];其在皮者,汗而发之;其慓悍者,按而收之[10];其实者,散而写之。审其阴阳,以别柔刚。阳病治阴,阴病治阳[11],定其血气,各守其乡[12],血实宜决之[13],气虚宜掣引之[14]。(《素问·阴阳应象大论》)

【校注】

(1)其盛,可待衰而已:对某些疾病,当其邪气方盛时,不可迎其势而刺治,等待病势稍衰时再行刺治。此与《素问·疟论》"方其盛时必毁,因其衰也,事必大昌"的认识相同。

(2)因其轻而扬之:病邪轻浅的病证,当用质轻而升散的药剂或方法治疗,以驱邪外出。

(3)因其重而减之:病情深重者,应逐步攻减邪气。张介宾注:"重者实于内,故宜减之。减者,泻也。"

(4)因其衰而彰之:气血虚衰的病证,要用补益的方法,使气血充盛而彰显。

(5)形不足者,温之以气;精不足者,补之以味:形体虚弱者,需用益气的方药予以温补;阴精不足的病证,当用味厚的药食进行滋养。

(6)其高者,因而越之:病位高,邪在上焦时,应因势利导,运用升散、涌吐的方药治之。吴崑注:"高,胸之上也。越之,吐之也。"张介宾注:"谓升散之,吐涌之,可以治其上之表里也。"两者合参较为全面。

(7)其下者,引而竭之:病位低,邪在下焦者,亦当因势利导,运用荡涤、疏利的方药引导邪气从下而去。吴崑注:"下,脐之下也。或利其小便,或通其大便,皆引而竭之。"张介宾注:"谓涤荡之,疏利之,可以治其下之前后也。"两者合参较好。

(8)中满者,写之于内:对中焦胀满的病证,以消导的方药,使积滞消除于内。

(9) 渍形以为汗：用汤液浸渍、熏蒸形体肌肤，使其出汗。

(10) 其慓悍者，按而收之：对病势急猛的患者，医工需迅速采取措施，制伏病势。按，作“察”解。张介宾注：“慓，急也。悍，猛利也。按，察也。此兼表里而言，凡邪气之急利者，按得其状，则可收而制之矣。”

(11) 阳病治阴，阴病治阳：张介宾注：“阳胜者阴必病，阴胜者阳必病。如《至真要大论》曰：诸寒之而热者取之阴，热之而寒者取之阳。启玄子曰：壮水之主，以制阳光；益火之源，以消阴翳。皆阳病治阴，阴病治阳之道也。”

(12) 定其血气，各守其乡：吴崑注：“定，安也。诸经皆有血气，宜安定之，使之各守其位，不得出位乘侮也。”

(13) 血实宜决之：血分邪气壅盛，血行不畅而瘀滞者，治疗宜疏通脉道，常以针刺破血或以药物活血通瘀。决，即开凿壅塞，《说文》：“决，行流也。”

(14) 气虚宜掣（chè 彻）引之：掣引，即指补气升提之法。张介宾注：“掣，《针灸甲乙经》作掣，挽也。气虚者，无气之渐，无气则死矣，故当挽回其气而引之使复也。如上气虚者升而举之，下气虚者纳而归之，中气虚者温而补之，是皆掣引之义也。”

【导读】

效法阴阳理论确定治疗原则。

1. 针刺要掌握时机

“病之始起也，可刺而已，其盛，可待衰而已”。主要指疟病类的治疗。《素问·疟论》提出：“夫疟者之寒，汤火不能温也，及其热，冰水不能寒也……当此之时，良工不能止，必须（待）其自衰乃刺之……无刺熇熇之热，无刺浑浑之脉，无刺漉漉之汗……方其盛时必毁，因其衰也，事必大昌，此之谓也。”《灵枢·逆顺》论针刺治病之大约云：“气有逆顺，脉有盛衰，刺有大约……刺之大约者，必明知病之可刺，与其未可刺，与其已不可刺也。”并引《兵法》曰：“无迎逢逢之气，无击堂堂之阵。”《刺法》曰：“无刺熇熇之热，无刺漉漉之汗，无刺浑浑之脉，无刺病与脉相逆者。”《灵枢·逆顺》还说：“方其盛也，勿敢毁伤，刺其已衰，事必大昌。”

2. 因势利导治疗法则

本节是以阴阳理论指导治疗。治病要辨别病之轻重，分别采用宣散解表、攻下逐邪之法；辨别形虚和精亏，选择温补阳气或填补真精的治法；辨别病在上、中、下的不同部位，运用因势利导的治则，分别采用涌吐、消导、攻泻等方法；辨别邪实的不同情况，在表用汗法，入里用泻法，急而猛者宜及时制伏病势；辨别病之阴阳不同，从相对立的一方治之；辨别气血之虚实，分别以放血、升提补气法治之。（图9-1）

“阴病治阳，阳病治阴”的治则，在临床上可以灵活地运用，如阴中求阳，阳中求阴；气虚补血，血瘀行气；育阴潜阳，滋阴降火，引火归源，温阳散寒；脏病治腑，腑病治脏等等。经文提示，《内经》时代不仅治则灵活多样，内容丰富，而且治疗手段亦有不少，如药物、薰浴、按摩、针刺、放血等等，这对后世的医学理论和临床实践产生了较大的影响和指导意义。

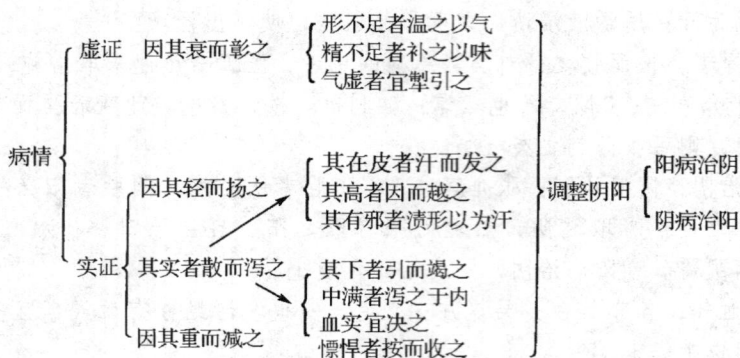

图 9-1　因势利导治疗法示意图

【原文】

903　上古圣人作汤液醪醴，为而不用，何也？岐伯曰：自古圣人之作汤液醪醴者，以为备耳。夫上古作汤液，故为而弗服也。中古之世，道德稍衰，邪气时至，服之万全。帝曰：今之世不必已，何也？岐伯曰：当今之世，必齐毒药[(1)]攻其中，镵石[(2)]针艾治其外也。

帝曰：形弊血尽而功不立[(3)]者何？岐伯曰：神不使[(4)]也。帝曰：何谓神不使？岐伯曰：针石，道也[(5)]。精神不进，志意不治，故病不可愈[(6)]。今精坏神去，营卫不可复收。何者？嗜欲无穷，而忧患不止，精气弛坏，营泣卫除[(7)]，故神去之而病不愈也。

帝曰：夫病之始生也，极微极精，必先入结[(8)]于皮肤。今良工皆称曰病成，名曰逆，则针石不能治，良药不能及也。今良工皆得其法，守其数[(9)]，亲戚兄弟远近[(10)]音声日闻于耳，五色日见于目，而病不愈者，亦何暇[(11)]不早乎？岐伯曰：病为本，工为标，标本不得[(12)]，邪气不服，此之谓也。（《素问·汤液醪醴论》）

【校注】

（1）必齐（jì 计）毒药：孙诒让《札迻》卷十一云："对'镵石针艾'为文，'必'字当为'火'。《史记》仓公列传云：引以火齐汤，火齐汤即谓和煮汤"。齐，通"剂"，配伍、调制之意。

（2）镵（chán 馋）石：犁头状的古代针刺工具砭石。镵，古代的一种犁头。

（3）形弊血尽而功不立：形体败坏，血气竭尽，治疗无效。杨上善注："外则形弊，内则血气尽，而形不愈。"弊通散。

（4）神不使：神机衰败，不能使针灸、药物发挥治疗作用。

（5）针石，道也：毫针、砭石，是治疗疾病的工具和方法，其中蕴涵着深刻的道理与规律。姚止庵注："治病之法，必需针石，是针器也而道存焉。"

（6）精神不进，志意不治，故病不可愈：《针灸甲乙经》无三个"不"字。《新校正》

云："按全元起本云：'精神进，志意定，故病可愈。'"与下文"病不愈"相对言，文义较胜。又杨上善《太素·知古今》作："精神越，志意散，故病不可愈也"。与本经意略同。

（7）精气弛坏，营泣（sè涩）卫除：精气毁坏，营气运行凝涩，卫气丧失了正常功能。弛，毁坏。泣，音义同涩。

（8）入结：《太素·知汤药》"结"作"舍"，居住。入结，侵袭结聚。

（9）守其数：遵守治病的规律法则。数，规律、法则。

（10）远近：偏义复词，言其近。

（11）何暇：《新校正》云："按别本'暇'作'谓'。"《太素·知汤药》作"可谓"，义明。

（12）病为本，工为标，标本不得：患者的神机为本，医工的治疗措施和方法为标，如果患者体内的神机衰败，则不能使医工的治疗措施和方法发挥应有的作用。

【导读】
论述汤液醪醴的使用、"神机"对治疗效果的影响、标本不得的危害。

1. 汤液醪醴的使用

（1）上古做汤液醪醴，为而不用

经文只是记载了上古圣人制作汤液醪醴而不用的事实，对其道理未作陈述。但从本节下文和《素问·移精变气论》等论述，可知其原因："上古"时期是人类及其生存环境发展的初级阶段，乃恬惔之世，所以，人类患病也较轻浅、单纯、易治，故"上古圣人作汤液醪醴，为而不用"。

（2）中古之世，汤液醪醴服之万全

经文已经清楚表明："中古之世，道德稍衰，邪气时至，服之万全"。说明"中古之世"，自然界在进化，社会在发展，人类的物质生活、精神心理状态也在改变，人们的生存环境已非恬惔之世。致病因素多样化，疾病种类日增，疾病虽然比较复杂，尚不属深重和疑难，故治之以汤液醪醴即可以万全。

（3）当今之世，服汤液醪醴不必已

经文提醒并告诫人们："当今之世，必齐毒药攻其中，镵石针艾治其外"，病才能治愈。言外之意是：人类及其生存环境逐渐复杂化，致病因素对环境的适应性越来越强，疾病越来越复杂、难治，只外用镵石针艾治之，或单纯内服汤液醪醴，均不能达到治愈疾病的目的。

总之，对汤液醪醴使用的阶段性效果不同，体现《内经》作者以人为本，以精神道德为核心，强调"志意治"的观念，也是中国传统文化对中医学影响的体现。这种观念即使在物质文明、精神文明高度发达的现代，也具有重要的历史意义。

2. 神机对疗效的作用

（1）神机的作用

①"神不使"的含义：神机衰败不能遣使治疗措施和方法到达病所发挥治疗作用。汤液、醪醴、毒药、针石、艾灸等只是医疗的手段、工具和方法，是否产生治疗作用，关键是患病机体神的作用状态，即"神机"，与邪气相对时称"正气"。《素问·五常政大论》曰："根于中者，命曰神机。"《灵枢·小针解》云："神者，正气也。"这是无数医家长期医疗

实践经验的总结。所以，《灵枢·本神》强调："凡刺之法，先必本于神。"并阐明其道理谓："是故用针者，察观病人之态，以知精神魂魄之存亡，得失之意，五者已伤，针不可以治之也。"与本节经文所谓："精神不进，志意不治"同意。张介宾说得好："凡治病之道，攻邪在乎针药，行药在乎神气。故施治于外，则神应于中，使之升则升，使之降则降，是其神之可使也。若以药剂治其内，而藏气不应，针艾治其外，经气不应，此神气已去，而无可使矣，虽竭力治之，终成虚废而已，是即所谓不使也。"

关于"精神不进，志意不治，故病不可愈"的理解，指病人的精神与志意为正气。滑寿《读素问钞》云："药非正气，不能运行，针非正气，不能驱使，故曰针石之道，精神进，志意治则病可愈；若精神越，志意散，虽用针石，病亦不愈。"

② 神机决定治疗效果：神机使则病可治；神机不使则病不可治。经文已明确指出：神不使的原因是"嗜欲无穷，忧患不止"。"嗜欲"和"忧患"是耗精伤神的主要原因。神不使的机理为"精气弛坏，营涩卫除"，因为精气、营卫是生神、载神的物质基础。神不使的表现是：形弊血尽，多治不效。由上述各种原因导致精神不进，志意不治，精坏神去，神去之而病不愈。

（2）"标本不得"的危害

"病为本，工为标，标本不得，邪气不服"的论点精辟地论述了病人和医生、疾病和治疗之间的辩证关系，反映了处理好标本关系的重要性。

① 标本的含义：标本是相对的概念，此处"标本"医家有三解：其一，指病人为本，医生为标，"标本不得"即病人与医生不配合。持此观点者众，王冰可为代表："言医与病不相得也。然工人或亲戚兄弟该明，情疑勿用，工先备识，不谓知方，针艾之妙靡容，药石之攻匪预，如是则道虽昭著，万举万全，病不许治，欲奚为疗！《五藏别论》曰：拘于鬼神者，不可与言至德。恶于针石者，不可与言至巧。病不许治者，病必不治，治之无功。此皆谓工病不相得，邪气不宾服也。"吴崑、张介宾皆从。其二，疾病为本，医工的治疗手段为标。如杨上善注："若本无病，则亦无疗方，故知有病为本，然后设工，是则以病为本，以工为末也。标，末也。风寒暑湿所生之病为本也，工之所用针石汤药以为标也。"其三，病人之神机为本，医工的医疗方法、措施为标。如程士德《内经讲义》中说："综观本篇上下文义，'病'当指病人之神机，'工'当指医工的医疗方法、措施等。虽病似极轻极微，但如果病人体内神机不使，则医工的治疗措施必将归之无效，也就是'标本不得'。这与上文'神去之则病不愈'正相呼应"。三种观点各有所长，以第三种说法更切合临床。

② "标本不得"的危害：邪气不服，疾病难愈、或不愈、或死亡。疾病的发生，是因为邪气过胜伤害正气，或由于正气不足招致邪气侵害，或源于先天禀赋等。愈病之责在患病机体的正气（神机）驱邪（自愈），或正气借助医工的治疗驱邪康复（治愈）。总之，"标本""得"与"不得"关键都在"神机（正气）"的状态。提示临床治病当时时关注患者之神机盛衰。

【原文】

904　毒药攻邪，五谷⁽¹⁾为养，五果⁽²⁾为助，五畜⁽³⁾为益，五菜⁽⁴⁾为充，气味合而服之，以补精益气。此五者，有辛酸甘苦咸，各有所利，或散或收，或缓或急，或坚或软，四时五藏，病随五味所宜也。（《素问·藏气法时论》）

【校注】

（1）五谷：王冰注："谓粳米、小豆、麦、大豆、黄黍也。"

（2）五果：王冰注："谓桃、李、杏、栗、枣也。"

（3）五畜：王冰注："谓牛、羊、豕、犬、鸡也。"

（4）五菜：王冰注："谓葵、藿、薤、葱、韭也。"

【导读】

论述"四时五藏，病随五味所宜"的意义：五谷、五果、五畜、五菜等药食有五味，五味分属四（五）时、五脏，药食气味在治病中各有不同的作用。气味偏盛的药食能攻逐邪气治疗疾病，五谷杂粮用以滋养五脏，水果类可以营养脏腑，牛、羊等禽、畜类之肉能补益脏腑精气，葵、藿、薤、葱、韭等蔬菜可补充五谷杂粮、水果、肉类等的不足，从其他方面营养五脏。五谷、五果、五畜、五菜等既是维持人类生命过程不可缺少的食品，又是驱逐邪气治疗疾病的药品。既能分别补益不同的脏气，又能共同作用，增强正气，驱除邪气，促进康复。但是，五味分别归属四（五）时五脏，所以选择应用，要根据春、夏、（长夏）、秋、冬季节不同，五脏之气偏盛、偏衰，以及苦、欲等具体情况，以其所宜而用之。（表9－1）

表9－1　　　　　　　　　　　五味四（五）时五脏关系

五味	五谷	五果	五畜	五菜	五脏	季节
酸	麻	李	犬	韭	肝	春
苦	麦	杏	马	薤	心	夏
甘	稻	枣	牛	葵	脾	长夏
辛	黄黍	桃	鸡	葱	肺	秋
咸	豆	栗	猪	藿	肾	冬

【原文】

905　黄帝问曰：病有标本[1]，刺有逆从[2]，奈何？岐伯对曰：凡刺之方，必别阴阳，前后相应[3]，逆从得施[4]，标本相移[5]，故曰：有其在标而求之于标，有其在本而求之于本，有其在本而求之于标，有其在标而求之于本，故治有取标而得者，有取本而得者，有逆取而得者，有从取而得者，故知逆与从，正行无问[6]，知标本者，万举万当，不知标本，是谓妄行。（《素问·标本病传论》）

【校注】

（1）病有标本：疾病的发生有先后、缓急、主次之分。

（2）刺有逆从：针刺治病有逆治、从治之别。逆治：病在本而治标，病在标而治本。从治：病在本而治本，病在标而治标。

（3）前后相应：治病时注意对先发生的病证和后发生的病证相互照应。

（4）逆从得施：根据病情逆治、从治方法实施恰当。

（5）标本相移：治病时对本病和标病治疗的先后或逆从，要根据病情决定，标本不是固定的次序，而是可以互相转移的。

（6）正行无问：正确的治疗行为，没有疑问。

【导读】

论知标本逆从的意义。

1. 标本逆从的含义

"标本"是相对的概念，内涵广泛：有六气之标本，风寒燥火湿热为本，三阴三阳为标；有经脉之标本，经脉起始之处为本，经脉所过之处为标；有医患关系之标本，病人为本，医工为标；有正邪关系之标本，正气为本，邪气为标等。本节的标本代表病证的先后、主次、病情的轻重缓急。此之"逆从"，专指针刺治标本病证的方法。

2. 知标本逆从的意义

"知逆与从，正行无问；知标本者，万举万当，不知标本，是谓妄行"。说明医生必须掌握标本逆从的规律；诊治疾病时必须做到分清标本，灵活运用逆从治法。如此才能做到"正行无问"、"万举万当"。正如张介宾所言："奈何今之医家，多不知求本求标、孰缓孰急之道，以故治标者常八九，治本者无二三，且动称急则治其标，缓则治其本，尚不知孰为可缓，孰为最急，颠倒错认，举手误人，是未明此篇标本之真义耳。"

【原文】

906　夫阴阳、逆从、标本之为道也，小而大⁽¹⁾，言一⁽²⁾而知百病之害，少而多⁽¹⁾，浅而博⁽¹⁾，可以言一而知百也。以浅而知深，察近而知远，言标与本，易而勿及⁽³⁾。

治反为逆，治得为从⁽⁴⁾。先病而后逆者治其本⁽⁵⁾，先逆而后病者治其本，先寒而后生病者治其本，先病而后生寒者治其本，先热而后生病者治其本，先热而后生中满者治其标⁽⁶⁾，先病而后泄者治其本，先泄而后生他病者治其本，必且调之，乃治其他病，先病而后先⁽⁷⁾中满者治其标，先中满而后烦心者治其本。人有客气，有同气⁽⁸⁾。小大不利治其标⁽⁹⁾，小大利治其本。病发而有余，本而标之⁽¹⁰⁾，先治其本，后治其标；病发而不足，标而本之⁽¹¹⁾，先治其标，后治其本。谨察间甚，以意调之，间者并行，甚者独行⁽¹²⁾。先小大不利而后生病者治其本。(《素问·标本病传论》)

【校注】

(1) 小而大、少而多、浅而博：能掌握疾病的阴阳逆从标本之理，对其认识就能由小到大、从少到多，由粗浅到广博逐渐提高。

(2) 一：指阴阳逆从标本之理。

(3) 言标与本，易而勿及：论标本之理，不难理解，但具体运用标本理论解决实际问题，却不能达到要求。及，达到。

(4) 治反为逆，治得为从：治疗违反阴阳、逆从、标本之理，则为治之逆；符合阴阳、逆从、标本之理，则为治之顺，即从。此逆从言治疗效果之成败，非逆治从治之谓。高世栻注："不知标本，治之相反，则为逆；识其标本，治之得宜始为从。"得，适当、满意。

(5) 先病而后逆者治其本：先发生疾病而后出现气血逆乱，或病势逆常者，当先治其本病。

(6) 先热而后生中满者治其标：先发热而后发生中焦胀满者，应先治其标病——中满。

（7）先：据《素问·至真要大论》王注引本文当作"生"。

（8）有客气，有同气：《新校正》："按全元起本，'同'作'固'"。当从。人体内存在着客气和固气。客气，新感外邪，外邪在身犹客之在舍，故曰客气。固气，人体内既有的邪气。固气导致的病为本病，客气导致的病为标病。

（9）小大不利治其标：凡病见大、小便不通利症状者，先治其标，即先通利大、小便。张介宾注："无论客气、同气之为病，即先有他病，而后为小大不利者，亦先治其标。诸皆治本，此独治标，盖二便不通，乃危急之候，虽为标病，必先治之，此所谓急则治其标也。"

（10）病发而有余，本而标之：病发而有余者，邪气有余为本，故治疗当先祛其邪气，然后再治标病，是谓"本而标之"。

（11）病发而不足，标而本之：病发不足是正气不足，当先治标症，然后再调补正气之本，此谓"标而本之"。

（12）间者并行，甚者独行：病证轻浅者，标本兼治。病证急重者，标本单独施治，或治本，或治标，以求治之精专，增强疗效。间，病轻。张介宾注："病浅者可以兼治，故曰并行；病甚者难容杂乱，故曰独行。"

【导读】

本节首先提出标本之道，"小而大"，"少而多，浅而博，可以言一而知百也"，进而提出，标本理论的理解不难，但结合实际灵活应用并非易事，并具体论述了标本理论的临床应用。

1. 先治本病

本节指出："先病而后逆者治其本，先逆而后病者治其本，先寒而后生病者治其本，先病而后生寒者治其本……必且调之，乃治其他病。"一般的说，标根于本，病本能除，标亦随之而解。所谓"治病必求于本"，是治疗中的根本大法。

2. 急则治标

标本先后的治疗原则并不是一成不变的，必须根据病情的缓急灵活处置。本节指出"先热而后生中满者治其标"，"先病而后生中满者治其标"，"小大不利治其标"，对此，张介宾解释说："诸病皆先治本，而唯中满者先治其标，盖以中满为病，其邪在胃，胃者藏府之本也，胃满则药食之气不能行，而藏府皆失其所禀，故先治此者，亦所以治本也。""盖二便不通，乃危急之候，虽为标病，此所谓急则治其标也。"一般来说，在疾病的发展演变过程中，标病将要危及生命，或在诸多病理矛盾中，标病成为突出的重要矛盾时，当先治标，否则恐贻误病机，甚则虞及生命。本节提出的"中满"及"小大不利"只是示范而已。

3. 间者并行

即病情轻缓者，应标本兼治。也就是说，病轻缓者未必独治其本。从临床实际情况看，病证属纯阳纯阴、纯虚纯实者少，虚实夹杂、表里相兼、新旧同病者多。在病势不甚急危的情况下，多数应标本同治。当分析标本偏颇的侧重，或治标顾本，或治本顾标，或标本齐顾。如《伤寒论》第18条载"喘家作，桂枝加厚朴杏子佳"。素有咳喘宿疾，复中风邪，新病旧恙标本同治，临床治慢性支气管炎急性发作，多循此则。

4. 甚者独行

即指疾病严重者，必须根据实际情况，标急则独治其标，本急独治其本，是谓"独行"。如《伤寒论》第93条有"伤寒，医下之，续得下利清谷不止，身疼痛者，急当救里；后身疼痛，清便自调者，急当救表"。按先病为本，后病为标分，表证身疼痛为先病，属本；里证下利清谷为后病，属标。现标病为急故先以四逆汤救里治标；俟里病缓解则相对地说本病为急。故继以桂枝汤救表治本。

5. 标本先后

本节说："病发而有余，本而标之，先治其本，后治其标；病发而不足，标而本之，先治其标，后治其本"。这是根据病证虚实确定标本先后治则，具体实践时还须结合虚实的轻重缓急，审证论治，亦非固定程式。

要之，本篇为我们充分展示了灵活使用标本治则的种种范例，对今天的临床实践颇多启迪，从中我们再一次体味经文所示"言标与本，易而勿及"的深刻含义。

【原文】

907　能毒[1]者以厚药，不胜毒者以薄药，此之谓也。气反者[2]，病在上取之下，病在下取之上，病在中傍取之[3]。治热以寒，温而行之；治寒以热，凉而行之；治温以清，冷而行之；治清以温，热而行之[4]。（《素问·五常政大论》）

【校注】

（1）能（nài 耐）毒：耐受气猛味厚作用峻猛的药物。

（2）气反者：病情标本违反常态者。

（3）病在上取之下……病在中傍取之：对病情标本不同，气反常态的患者采用的治疗法则：病在上部，取治于下部；病在下部，取治于上部；病在中部，取治于旁（傍）侧。王冰注："下取，谓寒逆于下，而热攻于上，不利于下，气盈于上，则温下以调之。上取，谓寒积于下，温之不去，阳藏不足，则补其阳也。傍取，谓气并于左，则药熨其右，气并于右，则熨其左以和之，必随寒热为适。"

（4）治热以寒……热而行之：论治气反者的服药方法，治热病用寒药，待温时服用；治寒病用热药，待凉时服用；治温病用凉药，待冷时服用；治凉病用温药，应热时服用。

【导读】

在整体观念指导下，阐述体质、病位与治疗用药、服药方法的关系。

1. 体质与用药

耐药性强的人，可以选用气味浓厚、作用较峻猛的药物，否则药力不足，疗效不佳；耐药性差的人，应谨慎选择气味温和、作用轻缓的药物，过则伤正，亦影响疗效。影响耐药性的因素很多，不单纯是体质问题，与药物种类、服药时间长短等皆有关。

2. 病位与用药

病位与用药有关，如经文所述，但并不是绝对的，因为，这是言治气反之病用药的一般规律。若对标本一致的疾病，其治疗则是病在上取之上，病在下取之下……总之，当求病机所在而治之，是谓常法。如马莳注："然有反气而治者，则病在上取之下，盖气壅于上而宜降之也。病在下取之上，盖气滞于下而宜升之也。病在中者则旁取之，盖病在于中，而经脉行于左右，则或灸或刺，或熨或按，皆当取之于旁也。"张介宾注："气反者，本在此而标在彼也。其病既反，其治亦宜反。故病在上取之下，谓如阳病者治其阴，上壅者疏其下也。病在下取之上，谓如阴病者治其阳，下滞者宣其上也。病在中傍取之，谓病生于内而经连乎外，则或灸或刺或熨或按，而随其所在也。"

至于服药方法，常见有四种：一是凉药热服，"治热以寒，温而行之"。要求治疗热病，用寒凉的方药，在药汤尚温热时服用。二是热药凉服，"治寒以热，凉而行之"。说明治疗寒性病证，应用热性方药，必待药汤凉后再服用。三是凉药凉服，"治温以清，冷而行之"。治疗温热病证，当用清凉方药，要等待药汤冷后才可服用。四是热药热服，"治清以温，热而行之"。凡治疗寒性病证，当用温热方药，要趁药汤热时服用。历代医家多从正治、反治理解，认为：凉药热服，热药凉服，属反治范围；凉药凉服，热药热服，属正治范围。其实不然，此应属服药的反佐法，防止药性与病性格拒。张介宾注："凡药与病逆者，恐不相投，故从其气以行之，假借之道也。"此指气反者，是根据阴阳、标本、逆从确定的，可结合《素问·标本病传论》《素问·阴阳应象大论》等相关篇论全面理解。

【原文】

908 病有久新，方有大小，有毒无毒，固宜常制⁽¹⁾矣。大毒治病，十去其六；常毒治病，十去其七；小毒治病，十去其八；无毒治病，十去其九，谷肉果菜，食养尽之⁽²⁾，无使过之，伤其正也。不尽，行复如法⁽³⁾。（《素问·五常政大论》）

【校注】

（1）有毒无毒，固宜常制：药物气味有浓淡之分，作用有峻缓之别，其制方、服药有常规法则。

（2）谷肉果菜，食养尽之：服药未尽之症，可用谷物、肉食、水果、蔬菜等调养正气以消除之。

（3）行复如法：对邪气不除，病不愈者，继续用药，方法如同上述。

【导读】

论用药法度及饮食调养的作用：疾病有新感和痼疾的不同；方剂有大、小、缓、急、奇、偶、复的区别；药有有毒、无毒的差异；人有耐毒、不胜毒之体质不等……因而用药有一定的法度。中医药治病的关键是调整机体的生命机能，调动机体主动的驱邪、抗病、康复能力，故用药不要求除邪至尽，强调食疗、食养促使机体正气的自然康复。这一观点对当今临床具有深刻的现实意义。

【原文】

909 黄帝问曰：妇人重身⁽¹⁾，毒之何如？岐伯曰：有故⁽²⁾无殒，亦无殒⁽³⁾也。帝曰：愿闻其故何谓也？岐伯曰：大积大聚，其可犯也，衰其太半而止，过者死。（《素问·六元正纪大论》）

【校注】

（1）重（chóng 虫）身：妇女怀孕者，以其身中有身，故曰"重身"。

（2）故：本意为原因、根由。此引申作"病"。《礼记·曲礼下》："君无故玉不去身"。郑玄注："故谓灾患丧病"。

（3）殒（yǔn 陨）：死亡、坠落。此作损伤。

【导读】

经文讨论孕妇患病的用药法则——"有故无殒，亦无殒也……衰其太半而止"。在辨证论治思想指导下，有是证便可用是药，所谓有病则病当之，既不伤胎儿，也不伤母体。但是必须注意《内经》作者的提示："衰其太半而止，过者死"。陈自明说："千金有半夏茯苓汤、茯苓丸专治恶阻，此方从来少用，以半夏动胎之故……其实凡恶阻，非此方不能止，有故无殒也。"

【原文】

910　寒者热之，热者寒之，微者逆之⁽¹⁾，甚者从之⁽²⁾，坚者削之，客者除之，劳者温之⁽³⁾，结者散之，留者攻之，燥者濡之，急者缓之，散者收之，损者温之⁽⁴⁾，逸者行之⁽⁵⁾，惊者平之⁽⁶⁾，上之下之，摩之浴之⁽⁷⁾，薄之劫之⁽⁸⁾，开之发之，适事为故。

帝曰：何谓逆从？岐伯曰：逆者正治，从者反治⁽⁹⁾，从少从多，观其事也。帝曰：反治何谓？岐伯曰：热因寒用，寒因热用⁽¹⁰⁾，塞因塞用，通因通用⁽¹¹⁾。必伏其所主，而先其所因⁽¹²⁾。其始则同，其终则异⁽¹³⁾。可使破积，可使溃坚，可使气和，可使必已。

帝曰：善。气调而得者何如？岐伯曰：逆之从之，逆而从之，从而逆之，疏气令调，则其道也。

帝曰：善。病之中外⁽¹⁴⁾何如？岐伯曰：从内之外者调其内；从外之内者治其外；从内之外而盛于外者，先调其内而后治其外；从外之内而盛于内者，先治其外而后调其内；中外不相及则治主病⁽¹⁵⁾。

帝曰：论言治寒以热，治热以寒，而方士不能废绳墨⁽¹⁶⁾而更其道也。有病热者，寒之而热，有病寒者，热之而寒，二者皆在，新病复起⁽¹⁷⁾，奈何治？岐伯曰：诸寒之而热者取之阴⁽¹⁸⁾，热之而寒者取之阳⁽¹⁹⁾，所谓求其属⁽²⁰⁾也。（《素问·至真要大论》）

【校注】

（1）微者逆之：病势轻浅，病情单纯，疾病表象与病机一致，逆其病象而治。

（2）甚者从之：病势急，病情深重、复杂，疾病表象与病机不完全一致，顺从与病机不一致的表象而治。

（3）劳者温之：虚劳一类病证，用温补法治疗。

（4）损者温之：虚损一类病证，用温补法治疗。

（5）逸者行之：由过度安逸导致气血壅滞，运行迟缓一类病证，治宜行气活血法。

（6）惊者平之：惊悸不安、精神亢奋一类病证，以镇静安神法平抑之。

（7）摩之浴之：按摩、汤液浸渍洗浴治病的方法。

（8）薄之劫之：用具有侵蚀作用的方药治病谓"薄之"；以作用峻猛的方药劫夺邪气的治病方法谓"劫之"。

（9）逆者正治，从者反治：张介宾注："以寒治热，以热治寒，逆其病者，谓之正治。以寒治寒，以热治热，从其病者，谓之反治。"

（10）热因寒用，寒因热用：热药因为寒证而应用，寒药因为热证而应用，属正治。近人有认为：此文系回答"反治可谓？"因此疑为"热因热用，寒因寒用"之误，据下文"塞因塞用，通因通用"改，当从。即以热药治疗真寒假热证，用寒药治疗真热假寒证。

（11）塞因塞用，通因通用：运用补益固涩的方药治疗正虚所致的胀满闭塞不通病证，运用通利泻下的方药治疗结实下利病证。

（12）必伏其所主，而先其所因：治病必须治疗疾病的本质，因而要先探求疾病的原因。伏，制伏；主，指疾病的本质；因，病因。

（13）其始则同，其终则异：以热药治假热，寒药治假寒，开始用药与疾病假象似乎相同；待假象消失真象显现，药性与病象相反。

（14）病之中外：内伤病与外感病的关系。

（15）中外不相及则治主病：疾病内伤外感不相关者，治其主要病证。

（16）绳墨：本指木工制作木器用的墨线，此喻规则标准。

（17）二者皆在，新病复起：经治疗后原有的热证与寒证依然存在，反又增加新的病证。复，此作又。

（18）诸寒之而热者取之阴：用寒药治热证，热势不减者，为阴虚发热，当用补阴法治疗。王冰注："壮水之主，以制阳光。"

（19）热之而寒者取之阳：用热药治寒证，寒象不消者，为阳虚生寒，当用补阳法治疗。王冰注："益火之源，以消阴翳。"

（20）求其属：探求疾病本质的属性。

【导读】

1. 关于正治与反治

正治：逆疾病征象而治，即所选药物的属性与疾病的性质相反。"逆者正治"，正治又名"逆治"。适用于病情轻浅而单纯无假象的疾病，所谓"微者逆之"。如：寒者热之，热者寒之，坚者削之，客者除之，劳者温之，结者散之，留者攻之，燥者濡之，急者缓之，散者收之，损者温之，逸者行之，惊者平之等。运用时应把握"适事为故"的原则。

反治：顺从疾病假象而治。"从者反治"，反治又名"从治"。适用于病势较重、病情复杂并出现假象的疾病，所谓"甚者从之"。如：寒因寒用，热因热用，塞因塞用，通因通用。反治是针对病证假象制定的治疗原则，但从本质上来说，药性与疾病的性质还是相反的，与正治无区别。在运用时应注意"必伏其所主，而先其所因"，"从多从少，观其事也"，也即先求病因，再治其病本，至于从药多少，视病情而定。

2. 病之中外的治疗

先病为本，后病为标，故"从内之外者调其内；从外之内者治其外……"。内伤、外感不相关的，抓主要矛盾治疗，体现急则治其标的原则。

3. 关于阴阳虚衰所致寒热的治疗法则

经文提出"寒之而热者取之阴，热之而寒者取之阳"。对此注家认识不一：（1）王冰认为："寒之而热"是阴虚阳旺产生的虚热，治当"壮水之主，以制阳光"；"热之而寒"是阳虚阴盛而产生的虚寒，治当"益火之源，以消阴翳"。（2）认为是反佐法。如张志聪注："夫寒之而不寒者，真阴之不足也。热之而不热者，真阳之不足也。是以病不解而久用寒热，偏胜之病反生，故当求其属以衰之……取之阴取之阳者，谓当补其阴而补其阳也。夫以寒治热、以热治寒，此平治之法也。补阴以胜热，补阳以胜寒，乃反佐之道也。"（3）高世栻以寒热真假解："诸寒之而热者，以寒为本，故取之阴，当以热药治之；诸热之而寒者，以热为本，故取之阳，当以寒药治之。夫寒之而热，治之以热；热之而寒，治之以寒，所谓求其属以治之也"。观后文"治其王气，是以反也"当以王注为是。

"治寒以热，治热以寒"的法则，是治疗实寒、实热的常法。但对因阳气不足、无以配阴的虚寒证，或阴气不足、无以制阳的虚热证，仅治其相对偏盛的阴盛或阳亢，则愈伤其本来不足之阴阳，从而导致阴更盛或阳更亢。故必须补阳以配阴，或滋阴以制阳，最终达到阴平阳秘，疾病痊愈。这种补阳抑阴、滋阴制阳的法则，是治疗寒热证的变法，也为后世辨识、治疗虚寒、虚热证树立了楷模。

【原文】

911 人之情，莫不恶死而乐生，告之以其败[1]，语之以其善[2]，导[3]之以其所便，开之以其所苦，虽有无道之人[4]，恶有不听者乎？（《灵枢·师传》）

【校注】

（1）告之以其败：指出疾病的危害性，引起病人对疾病的重视。

（2）语之以其善：讲明患者与医生合作将取得良好的疗效。

（3）导：诱导病人创造适宜自己、方便治愈疾病的条件。

（4）无道之人：不明事理、不通人情的乖僻愚昧之人。

【导读】

《内经》十分重视心理因素在治疗中的重要作用。《素问·宝命全形论》就有"一曰治神，二曰知养身，三曰知毒药为真……"的论述，把"治神"置于治法之首；《素问·阴阳应象大论》有"悲胜怒"、"恐胜喜"、"怒胜思"、"喜胜忧"、"思胜恐"的记载，创"以情胜情"法；《素问·移精变气论》有"祝由"法等。本节经文所示，属劝说开导心理疗法。"告之以其败"，即指出疾病的危害，引起病人的重视，使病人对疾病有正确的认识和态度；"语之以其善"，即指出只要与医务人员配合，治疗及时，措施得当，是可以恢复健康的，以增强病人战胜疾病的信心；"导之以其所便"，即告诉病人如何进行调养，指出治疗的具体措施；"开之以其所苦"，即解除病人消极的心理状态，克服内心的苦闷、焦虑和紧张。总之，通过说服、解释、鼓励、安慰等方法，动之以情，晓之以理，喻之以例，明之以法，从而起到改变病人精神及躯体状况的目的。

心理因素能致病也能治病，心理治疗不仅对精神方面的疾患是必不可少的，而且对躯体疾病引起的心理问题也有良好的作用。诚如吴师机《理瀹骈文》所说："情欲之感，非药能愈，七情之病，当以情治"。《东医宝鉴》引太白真人曰："欲治其疾，先治其心，必正其心，乃资于道。"《内经》关于心理医学方面有很多有价值的记载，值得进一步深入研究。

二、单元小结

1. 论述了因地、因人制宜。五方之域自然条件的差异，造就了人类体质的共性与个性，发病有整体规律，也有个体区别。因而医生治病，既要懂普遍性，更要认识复杂性，掌握一般治疗、特殊治疗的手段和方法的同时，对疑难病证要学会"杂合以治"的综合治疗方法。

2. 强调医生治病要效法阴阳，掌握治疗时机，分清虚实，根据病情辨证论治。除药物治疗外，还有各种非药物疗法，如导引、按摩、渍浴、放血等。

3. 从汤液、醪醴到针石、艾灸、毒药等治疗手段的发展变化，说明因时制宜原则的重要性。重点论述汤液、醪醴、针石、艾灸、毒药等虽能治病，但只是外部条件，它必须通过人体内在因素"神机"才能产生治疗作用，这是中医学治疗思想的精华。充分体现了疾病自愈、治愈、治而不愈的三种转归，并以临床"标本不得"进行验证。所以，"标本不得"的意义旨在重申"神不使"在治疗中的核心地位。

4. 指出"标本逆从"治则的概念，掌握"标本逆从"治则的意义。

5. 以整体观念为指导思想，论证体质、病位与治疗用药、服药方法的关系。

6. 阐述了用药法度和饮食的作用；以孕妇用药法则说明"有故无殒，亦无殒也"。但应谨慎，"衰其太半而止"。

7. 举例说明正治反治原则的概念、适用范围及寒热病证的治疗。

8. 提出了心理治疗中的开导劝说法，顺应人类"恶死乐生"的特征，以提高疗效。

附　篇

《内经》的注家与注本

　　《内经》文字古朴，义理深邃，法象天地，论辩阴阳，出于战国、秦汉间，实非成于一时一人之手。纵观历代医家学有所成者，必有所宗。然《内经》词简而义深，去古甚远，衍文错简，仍或有之，鲁鱼之误，在所难免。且传本纷纭，莫衷一是，往往使人索解殊难，读不终卷，甚至以为古不宜今，厌而弃之。于是自晋迄隋，皇甫谧、全元起、杨上善等，分别为之整理、重编、阐解、注释，务使《内经》之奥旨微言，皆能显豁呈露，而了然于心目。直至唐王冰次注《素问》，复经宋林亿新校正，后又有史崧刊家藏《灵枢经》，《内经》始有定本。其后金元诸家崛起，《内经》遂备受推崇，或研究发挥，或摘要分类，均能启发思路，撮其要领。明清之际，《内经》注本蜂出叠呈，为其作全部注释者，有马莳、张志聪等；为其《素问》作注释者，有吴崑、高士宗；为其全部分类重编并注者，有张介宾、黄元御等。

　　弇陋者当思扩其见闻，泛滥者当知学有流别。"读书不知要领，劳而无功；知某书宜读，而不得精校精注本，事倍功半"（张文襄《书目答问》）。现谨选历代《内经》注家与注本中颇有代表性者，按成书年代，予以简要介绍，以期为学习《内经》者提供阅读线索，探讨研究方法。诚所谓："目录书者，所以告学者以读书之方，省其探讨之劳也"。

1. 《素问全元起注》

　　八卷，梁·全元起注。

　　全氏生于公元6世纪，齐梁间人，籍贯不详。《南史·王僧孺传》有"侍郎全元起欲注《素问》，访以砭石"。《隋书·经籍志》、《唐书·艺文志》、《宋史·艺文志》皆载："《素问全元起注》八卷"。全注本于南宋以后即告失传，但因其先后为王冰、林亿等所引用，并于新注中标明了原来的篇次，故可由此得其梗概。

　　《素问全元起注》，又叫做《素问训解》。史称全氏"悉祖《内经》，以医鸣隋"。极富临证经验，故其所注颇有参考价值。如《素问·生气通天论》"风客淫气，精乃亡，邪伤肝也。"全元起注云："淫气者，阴阳之乱气。因其相乱而风客之，则伤精，伤精则邪入于肝也。"又《素问·热论》"三阳经络皆受其病，而未入于藏者，故可汗而已。"全元起云："藏作府"，并注云："伤寒之病，始入于皮肤腠理，渐胜于诸阳，而未入府，故须汗发其寒热而散之。"上述前者把"淫气"解释为内在的因素，"风客"解释为外在的条件，颇合病变机理。后者先校正藏为府之讹，才符合三阳经的受病，既云："可汗而已"，当然邪尚在阳经表分，是合乎辨证论治原则的。

2.《黄帝内经太素》

三十卷，隋·杨上善撰注。

杨上善，为隋唐间著名医家。因正史无载，故他的字号、籍贯都无法考证，生卒年月未详。《黄帝内经太素》是杨氏主要著作之一，新旧《唐书》均载三十卷，大约在南宋·金元年间逐渐散佚，故《宋史》称《黄帝内经太素》仅存三卷。此后连三卷亦复不见。直至清·光绪年间（公元 1875～1908 年）年杨惺吾访书于日本，始得二十三卷，另有残卷一册，共十三纸，1924 年肖延平予以校注，即现在通行本《黄帝内经太素》。1979 年 11 月王雪苔等赴日考察时，日本友人小川晴赠送由日本仁和寺新发现的《黄帝内经太素》第十六、第二十一、第二十二卷等三卷，1980 年加以影印成册，所以现在可以见到的《黄帝内经太素》实为二十六卷。

杨上善身为医家，博览群书，精探医理，对医学理论，特别是《内经》研究深刻。《黄帝内经太素》是其毕生研究《内经》成就的总结，也是其医疗经验的结晶。由于杨上善对《内经》的研究，发展了《内经》的理论，在推动中医理论发展中起到了不可磨灭的作用，所以《黄帝内经太素》不仅是研究《内经》的最早著作之一，而且是现在研究《内经》必不可少的参考书。

《黄帝内经太素》研究《内经》的主要成就，首先是改编经文、开分类注解《内经》之先河。杨上善在皇甫谧《针灸甲乙经》的启发下，把《素问》《灵枢》两部书内容全部打乱，然后按不同性质或侧重面分成：摄生、阴阳、人合、脏腑、经脉、经穴、营卫气、身度、诊候、证候、设方、九针、补泻、伤寒、寒热、邪论、风论、气论、杂病等十九大类，每类下再设子目，合为三十卷，以类相从，不失经旨，纲目清晰地反映了《内经》的学术思想和医学成就。如《黄帝内经太素》"诊候篇"收录了《素问》《灵枢》十六篇文章中有关诊断学的理论和经验，不仅反映了古代诊断学的学术成就，并对诊断学的理论和经验有所发挥，发展了诊断学理论。

日本医家丹波元胤对杨氏分类研究给予很高评价，指出"今睹其体例，取《素问》《灵枢》之文，错综以致注解者，后世有二经分类之书，上善实为上首"。其次，杨上善《黄帝内经太素》在对经文的注释中，对针灸旨意进行了系统阐发，对命门学说、脾胃学说进行了系统的研究，对阴阳学说进行了深刻分析，并首次提出了"一分为二"的朴素的辩证法观点，都对后世产生了重要影响。此外杨氏注释经文还在训诂和反切两方面作出积极贡献。他善于将释音、释词、释义、释形结合起来，带有六朝经书注家的释经特点。常以《说文》作为训诂依据，很少逞其意必、妄说字义，可谓"名物训诂，独步古今"，至今仍有很大参考价值。其释音除采用直音法外，大量采用反切法，反切上字的声纽系统，反切下字的韵类系统，与《广韵》音韵系统基本一致，是唐初实际读音的反映，符合当时的语音情况，在中国医籍注释中，以大量反切释音者，杨上善是最早的一位。研究中古音者，常常较为注意《黄帝内经太素》注中这些活生生的语音材料。

3.《黄帝内经素问》

二十四卷，唐·王冰注。

王氏自号启玄子，唐代医家。因感《素问》"世本纰缪，篇目重叠，前后不伦，文义悬隔，施行不易，披会亦难"；乃"精勤博访，历十二年"，而重予注释，于唐宝应元年（公元762年）撰成，世谓"次注本"。王注《素问》以全注为祖本，首先调整篇次，纠正原来的重出与错易，改编为二十四卷，八十一篇。全本篇次大致以诊法、经络、藏象、治法、病能、养生、阴阳为序，而王氏次注则将养生类篇目置于卷首，依次按阴阳、藏象、诊法、病能、经络、治法等排列，反映了作者主张从防到治、由理到法的科学思想。

由于《素问》早佚一卷，王氏谓有"旧藏之卷"，取而补之，即是《天元纪大论》以下七篇，以论述运气学说为主要内容。后人有疑非《素问》原文，但究其文字古奥，立论宏伟，意旨精深，仍不失为有介值的古典医籍。

王氏整理注释《素问》，较为突出的贡献主要是对于原本文字的重叠、错乱作了大量的校订工作。如其序中所言："其中简脱文断，义不相接者，搜求经论所有，迁移以补其处。篇目堕缺，指事不明者，量其意趣，加字以昭其义。篇论吞并，义不相涉，阙漏名目者，区分事类，别目以冠篇首。君臣请问，礼仪乖失者，考校尊卑，增益以光其意。错简碎文，前后重叠者，详其指趣，削去繁杂，以存其要……凡所加字，皆朱书其文，使今古必分，字不杂糅"。其次是引证多种古籍。对《素问》原文作了详细注释。其注文追本溯源，深入浅出，着重发挥了养生思想、阴阳理论、运气学说以及藏象、病机和辨证施治等医学观点，对后世医学理论和实践的发展产生了深远的影响。如王氏注释《素问·四气调神大论》："夫四时阴阳者，万物之根本也。所以圣人春夏养阳，秋冬养阴，以从其根"时，对阴阳互根理论作了十分精辟的分析，注云："阳气根于阴，阴气根于阳，无阴则阳无以生，无阳则阴无以化，全阴则阳气不极，全阳则阴气不穷……滋苗者必固其根，伐下者必枯其上，故以斯调，从顺其根，二气常存，盖由根固。"明确指出阴不能没有阳，阳不能没有阴，凡阳之所以生，阴之所以化，皆依赖于阴阳二气的相互作用，阳气的旺盛，有赖于保全阴气；而阴气的充沛，又必须阳气无损。王氏这种阴阳互根的医学观点，对后世有重要影响。张介宾《景岳全书》所谓"善补阳者，必于阴中求阳，则阳得阴助而生化无穷；善补阴者，必于阳中求阴，则阴得阳升而泉源不竭"的著名论述即渊源于王氏之说。

4.《重广补注黄帝内经·素问》

二十四卷，唐·王冰注，宋·林亿等新校正。

林亿，北宋医家。宋仁宗嘉祐二年（公元1057年），设校正医书局于编修院，命其与掌禹锡、高保衡、孙兆等校正医书。历十余年完成，为保存我国古代医书文献，促进医药学术的传播，作出了重要的贡献。钱熙祚《金山钱氏家刻书目》中说："林亿荟萃群书，析疑正误，方诸吾儒，其郑注之有贾疏乎。"

《重广补注黄帝内经·素问》，系林亿等对《黄帝内经素问》一书在唐·王冰整理编次的基础上加以补订增注而成。林亿谓《素问》："去圣已远，其术晻昧，是以文注纷错，义理混淆"。于是在王冰注本基础上，又"搜访中外，哀辑众书，寝寻其义，正其讹舛"，并端本而寻支，沂流而讨源，"正谬误者六千余字，增注义者二千余条"。且"一字去取，必有稽考，舛文疑义，于是详明"，从而使汉唐以来该书纷乱多序的情况得以纠正。《素问》文字从此亦趋于稳定，基本无更大的变动。王、林注本问世后，即成为最为医家认可的《素问》文字依据。曾有宋、金、元、明、清以及近、现代多种刊本。其中主要的版本有：

明·嘉靖二十九年庚戌（公元 1550 年）武陵顾从德雕北宋刻本；清·光绪三年丁丑（公元 1877 年）新会李元纲刻本；1956 年人民卫生出版社据顾本影印本及 1963 年铅印本等。

5.《读素问钞》

三卷，元·滑寿编撰。

滑寿，字伯仁，号樱生，河南许昌人。元初，因其祖父任官江南，迁居仪真和浙江余姚。滑氏先后从师于王居中和高洞阳，博通经史，尤精于医，对《内经》《难经》《伤寒论》研究造诣精深。撰有《难经本义》《十四经发挥》等。滑氏治学严谨，善于审证用药，尤长于针灸，考订经络俞穴较详，对中医学的发展有积极贡献。滑氏认为医源于岐黄，不读《素问》，不知病源，故集《素问》之精华，选录其主要内容，重订篇次，各以类从，分为藏象、经度、脉候、病能、摄生、论治、色脉、针刺、阴阳、标本、运气、汇萃十二类，附补遗一篇。该书实为元、明以后节要类分诸家之首，而且钩玄提要，对后世医家有所影响，为研究《素问》之重要文献。程文杰曾评曰："其删取之精，编辑之审，其功犹程朱二子之于四书也。"

6.《黄帝内经素问注证发微》《黄帝内经灵枢注证发微》

各九卷，明·马莳注。

马莳，字仲化，号玄台子，浙江会稽人。本书系《素问》《灵枢》合刊的全注本。因作者认为王冰旧注"章节不分，前后混淆"，滑伯仁《读素问抄》亦沿王误，且其卷数又与《汉书·艺文志》所载不合，遂取黄钟九九之数，分为九卷，重予注释。书中原文依照王冰注本次序排列，篇首作"篇释"，然后逐篇逐节对原文的医理、词义予以辨注。一般认为《素问注证发微》少有过人之处，而对于《灵枢注证发微》则历来评价甚高，不仅因其为《灵枢》第一注家，而且由于马氏素娴针灸、经脉，故其注在剖析医理和申明字义等方面均有过人的发挥，后人谓其注较之《素问》部分"过之远矣"。如清·汪昂指出："《灵枢》从前无注，其文字古奥，名数繁多，观者蹙额颦眉，医率废而不读。至明始有马玄台之注，其疏经络穴道，颇为详明，可谓有功于后学。"此外，马氏注《灵枢》时，以之与《素问》互相参照，凡有相同者，"则援引之"，"后世医籍有讹者，则以经旨正文于分注之下"。并指出："后学者，当明病在何经，用针合行补泻，则引而伸之，用药亦犹是也。"

7.《黄帝内经素问吴注》

二十四卷，明·吴崑注。

吴崑，字山甫，别号鹤皋，安徽歙县人，生于明嘉靖三十年（公元 1551 年），卒于明泰昌元年（公元 1620 年）。其精于医理，推崇《内经》，又注重临床实践，主张针药并用，是明代晚叶卓有成就的医学家。

《内经素问吴注》，又名《素问注》、《素问吴注》，是吴氏一生中最有代表性的重要著述之一。该书以通行的王冰二十四卷本为底本，注重于辨经文，正谬误。凡自以为讹误、错简者，多有改动，均在注文中加以说明。全书类此者有 250 余处，其对原文的注释，采取按篇分段逐句注释的方式，篇首简述该篇大意，颇为明白晓畅，有助于掌握全篇的精神实质。如《四气调神大论》篇释为："此篇言顺于四时之气，调摄精神，亦上医治未病也。"每段文字则结合临床详加阐析，大多妥切入理。如注《灵兰秘典论》"三焦者，决渎之官，水道出焉"时，结合临床所见病变，说明"三焦"的功能。认为："决，开也。渎，水道也。上焦不治，水溢高原；中焦不治，水停中脘；下焦不治，水蓄膀胱。故三焦气治，则为开决沟渎之官，水道无泛滥停蓄之患矣。"由于吴氏之注取义简明，文辞朴实，既精于医理，又切合实际，且发挥恒多，故后世医家多宗其说，清·汪昂谓："《素问吴注》间有阐发，补前注所未备。"清·程樱谓："其生平学问，得力于《灵》、《素》也最深，其发为语言著作也，亦最精而且当。一音一义，莫不与经旨息息相通。"《安徽通志艺文考稿》中言其"批郤导窾，深入显出，治《内经》者，皆当读之。"

8.《类经》

三十二卷，明·张介宾类注。

张介宾，字会卿，号景岳，别号通一子，明·嘉靖崇祯间人（公元 1553 – 1640 年）。祖籍四川绵竹，后移居浙江山阴（今浙江绍兴）。张氏学术上初从朱丹溪"阳常有余，阴常不足"之说，后又提倡"阳常不足，阴本无余"，创左归、右归等著名方剂，为温补派的主要代表人物。

张氏认为《内经》分为二书，有诸多不便，且"经文奥衍，研阅诚难"，遂潜心研究，"从类分门，然后附意阐发"历 30 余年，重编类注而成，乃使其"条理井然，易于寻览"，名之为"《类经》"。这是杨上善之后将全部《内经》分类阐发的最负盛名的医学巨著。他在编写《类经》过程中，认为"义有深邃而言不能该者，不拾以图，其精莫聚；图像虽显而意有未达者，不翼以说，其奥难窥"。于是又另撰《类经图翼》和《类经附翼》以补其不足。三者汇合，构成一部完整的张氏《内经》学，给后世《内经》的研究提供了极大的便利和重要的启发。

《类经》全书三十二卷，分摄生、阴阳、藏象、脉色、经络、标本、气味、施治、疾病、针刺、运气、会通等十二类，类下又分三百六十二节，每节下引录《内经》原文，并注明所引篇目，然后详加注释。注中评论旧解，益以新意，审阴阳之阖辟，辨五行之运化，无论是洞察色脉藏象，阐述经络始终，还是分析治法之玄机，贯穿易理之发挥，均有独到之处。

张氏认为："类之者，以《灵枢》启《素问》之微，《素问》发《灵枢》之秘，相为表里，通其义也。"将《内经》分类汇编，虽非他的首创，隋人杨上善的《黄帝内经太素》已开其端，元人李杲和罗天益的《内经类编》继其后，但这两部书在明代都没有流传，无从借鉴。因此，张氏之作，其价值与首创相埒，并且他的分类方法远较杨氏《太素》为优。

张氏学识渊博，思路广阔，对天文、象数、律吕、兵法等均深有研究，尤其是熟谙《易经》，用《易经》的思想和观点来阐发《内经》精义，因此有许多独到的见解和精辟的议论。例如对"病机十九条"的阐述，他抓住了"有者求之，无者求之；盛者责之，虚者责之"这一包涵辩证法思想的纲领，并把它贯穿到每一条病机的阐述中去，所以其分析较之其他注家显得更为深刻、切合。

张氏注释《内经》，还采用分类注解与专题发挥相结合的方法，以《图翼》与《附翼》来弥补《类经》的不足，俾阐发更为深邃，如《素问·生气通天论》说："阳气者，若天与日，失其所，则折寿而不彰，故天运当以日光明"。前人之注，于此多轻易放过，他却由此悟出法门，撰写了著名的《大宝论》，力倡"阳非有余"之说，强调阳气在人体的重要性，鲜明地表达了自己的学术观点，给后世以重要而深远的影响。

9.《内经知要》

二卷，明·李中梓辑注。

李中梓，字士材，号念莪，明末江苏华亭人，生于明·万历十六年（公元1588年），卒于清·顺治十二年（公元1655年），一生博览群书，尤对《内经》深有研究。《内经知要》撰于崇祯十五年（公元1642年），是《内经》节注本，约五万字。《素问·至真要大论》云："知其要者，一言而终，不知其要，流散无穷。"本书是李氏择《素》《灵》中最重要的部分，加以分类编排，使其由博返约，要言不烦，故名之为《内经知要》。全书共分道生、阴阳、色诊、脉诊、藏象、经络、治则、病能八类。其内容之精炼，分类之简要，皆胜过滑氏。其结合临证所进行的注释和阐解，每能条分缕析，提纲挈领，所以颇受后世学者所重。如清·薛生白指出："以其仅得上下两卷，至简至要，方便时师之，不及用功于鸡声灯影者，亦可以稍有准则于其胸中也。"

10.《黄帝内经素问集注》《黄帝内经灵枢集注》

各九卷，清·张志聪注。

张志聪，字隐庵，浙江钱塘人，生于公元1610年，约卒于1674年。世代医家，师事张子卿学医，业医数十年，曾于杭州胥山建"侣山堂"，聚同道者论医讲学，攻研古典医籍，辨其是非，从者甚众，成为清初著名医家之一。

《素问集注》与《灵枢集注》，系《内经》全注本，由张氏在"侣山堂"会其诸生数十人，历五载而撰写完成，故名《集注》。因其集众人之智慧而成，故注释质量较高，在研究《内经》诸书中颇有影响。其特点有四：其一，以散在于《内经》各篇的论点解释原文；其二，在注释中并不拘泥于历代医家的看法，而主张以临床实践为标准，强调从临床应用来阐发医理；其三，注释中注意《素问》与《灵枢》二书医理的相互联系、互相印证；其四，注文较精审，每摒弃旧说，益以新解，阐发原文意旨颇为详备，因而每受后世医家称许。陈修园遍览各家，绝少许可，惟心折张注、高注。如对《素问·阴阳别论》中"二阴一阳发病，善胀，心满善气"中"心满善气"的理解，各家看法不一，王冰注为："肾胆同逆，三焦不行，气蓄于上故心满，下虚上盛故气泄出也。"马莳注为："胆气有余故善气。"二注均未说明其症状与病机情况。张志聪《集注》谓："心肾之气，不能相交，故心满善气也。善气者，太息也。心系急则气道约，故太息以伸出之，此三焦也。"张氏之注，明确指出"善气"一症就是太息的临床表现，这是由于心肾不交，致使心系之脉道约束而气机不畅。盖心中满闷而善太息，是临床经常并存的症状，其原因多为胸中气机失宣而致。因三焦为气化通路，胆属少阳为枢，心居胸中，肾主气化，心肾失交，气机失宣，见有此症，理所当然。

11.《素问直解》

九卷，清·高世栻撰。

高世栻，字士宗，清初浙江钱塘人，生于公元1637年，卒年不详。曾随张志聪学医，遇病必究其本末，处方不同流俗。本书系《素问》之全注本。作者认为，《素问》虽有多种注本，但"后之注者，或割裂全文，或删改字句"，"非苟简隙漏，即敷浅不经"，志聪《集

注》又"义意艰深，其失也晦"，故重予编注，使之"直捷明白，可合正文诵读"，名为
"直解"。此书撰成于康熙三十四年（公元1695年），计五十七万八千字。注释时，先解篇
名，次及篇中经文大旨，分节注释，所述较为明白晓畅，深入浅出，虽发挥无多，却能畅其
经旨，启迪后学，且又繁简适宜，通俗易懂，此是高注之特点。如释《素问·通平虚实论》
的"邪气盛则实，精气夺则虚"，指出："虚实者，非但经脉血气之虚实，乃邪气盛于人身
则实，精气夺于内藏则虚，是邪实而正虚也"。寥寥数语，道出经旨之深意。又如注《素问
·四气调神大论》中之"春夏养阳，秋冬养阴"，指出："春夏养阳，使少阳之气生，太阳
之气长；秋冬养阴，使太阴之气收，少阴之气藏，养阴养阳以存其根"。日人丹波元简《素
问识》中谓："高氏此解，贯通前章，尤为切当，王注诸家及朱彦修说，并似失章旨焉。"

12.《素问灵枢类纂约注》

三卷，清·汪昂纂辑。

汪昂，字讱庵，安徽休宁人。生于明万历四十三年（公元1615年），寿至八旬，卒年
未详。早年业儒，后弃举业，专攻医学。擅采众家之长，尤长本草与方剂，著有《本草备
要》、《医方集解》、《汤头歌诀》等。汪氏认为《内经》理全渊深，包举弘传，为医家必遵
之经典。然全书浩衍，又随问条答，不便观览，故将《素问》《灵枢》合纂为一编，并分藏
象、经络、病机、脉要、诊候、运气、审治、生死、杂论等九篇，并节其繁芜而保持前后条
贯，且参酌旧注，"辨其谬误"，增入己见，"详其未悉"，务令语简义明，使读者了然心目，
故名为"类纂约注"。

本书所选原文以《素问》为主，《灵枢》为副，其《素问》与《灵枢》同者，则取
《素问》而不选《灵枢》。所加注释，多采王冰、马莳、吴崑、张志聪诸家之言，并删繁辨
误，附以己意。所述或详其未尽，或畅其文义，大多平正而简明，故在医林中颇有影响，
《珍藏医书类目》中谓其"在素灵节注中，可称善本焉"。

13.《素问经注节解》

九卷，清·姚止庵撰。

姚止庵，字绍虞。清·顺治、康熙间人。初业儒，涉猎医学。因感《内经》之学"其
旨奥，其事博，其文错杂而难稽"。遂寝馈于《内经》中十有四年，参断诸篇，斟酌损益，
撰成《素问经注节解》，因书中贯穿"损有余，补不足，以归乎中正之节"宗旨，故名。该
书完成于康熙十六年（公元1677年），分内、外两篇。内篇三卷，首论阴阳，再论治法，
载文四十八篇。外篇六卷，论针灸、运气等，载文三十一篇。书中注释，以王冰注为主，兼
采杨上善《太素》、林亿等《新校正》、马元台《注证发微》、张介宾《类经》等各注释之
长，并抒发己见。对经文"斟酌而损益之"，凡经文中"赘词"、"重出"者，则删削之；
"脱误"、"舛讹"者，则进行"补葺"和"订正"；对"句语之颠倒，段落之参错"者，则
进行更易。书中多有发前人所未发，补前人所未逮之论注，诚为《内经》研究很有价值的
参考文献。

对于经文的注解，他虽推崇王冰，但也指出王注类多随文顺释，且有舛错及疏漏之处，
于是辨析其是非，参证其得失。注解先会通大意，而后诠释本文，或阐明本条而后补出全
旨。他实际上是在王冰次注、林亿校正的基础上，为之修补，为之按疏和补葺，从而撰成这

部精心杰作的。因此，在读王注疑而不能明、明而不能彻的时候，多可从姚注中获得切合的解决。如《素问·生气通天论》中"因于湿，首如裹，湿热不攘，大筋软短，小筋弛长，软短为拘、弛长为痿"的解说，认为"湿热郁蒸，筋络受病，或急而为拘挛，或缓而为痿痹，……筋大则粗而有力，故见拘挛；筋小则柔而无力，故见痿弱也"。以大筋、小筋不同的生理情况来说明拘挛和痿弱的不同病理变化，是推勘入微，时出新意的。

14.《灵素节注类编》

十卷，清·章楠撰。

章楠，字虚谷。清·乾隆、道光间人，亦儒而医者，一生研究《内经》甚勤，颇多领悟。所撰《灵素节注类编》十卷，书成于道光14年（公元1834年），系传世稿本，共十册，约三十余万字。章氏治学十分严谨，故直至晚年，才将《灵》《素》"要妙之文，节取注解，分类编辑"，撰成《类编》一书。这种"删去繁芜，撮其枢要"的做法，导源于元之滑寿。因为切合实用，所以后来的李中梓、汪昂、薛雪诸家均相继效法。章氏参照其例，将节取的经文和自己的注释分隶于禀赋源流、摄养为本、阴阳脏腑、营卫经络、四诊合参、外感内伤、治法准则诸门之下，并殿之以乾隆年间张姓隐者的《运气要略》。

《类编》在各门之前，都列有总论一篇。这是章楠融会贯通经旨，结合临床实践所作的提纲挈领的概述，有助于学者对节取经文的重新组合，得到比较完整的理解。

章氏之纂注《类编》不仅节取之经文，远较他家为丰富，凡有关实用者，都网罗无遗，而且注释经文，更是甚用心力，"凡深奥简古之文，悉心体会，详细辨注，必明其不易之理"。并敢于大胆提出自己的看法，颇有创新精神。如《外感内伤·热病》指出，凡"病伤寒而成温者"一节，实为《素问·刺热》之提纲，后人不察，将其割裂，放在《素问·热论》结尾，致使《热论》有了赘文，而《刺热》缺了提纲。于此可见，无论对经文内涵的探索，或是文字章节的研究，他都有独到的见解。由于章楠是一位"享大名于粤浙之间"（何谦臣《吴批医门棒喝》序）的温病学家，因此把已经成熟的温病学说带进了这部著作之中，无疑给《类编》增添了新的光彩。如对《素问·刺热》的解说，就从伏邪立论，可谓独具慧眼。

15.《素问释义》

十卷，清·张琦撰。

张琦，字翰风，又字宛邻。清代江苏阳湖人，张氏工诗文，又精医道，为官时设医局，自诊民疾。重医理、尤好《素问》。因感《素问》旧注多有改窜误解，王冰之说亦多"牵强附会"，乃逐条重为注释，自序中谓其"疑者阙之，伪者乙之，合者存之，误者正之"。如此潜心研究二十年，始著成《素问释义》九卷。其篇次、原文悉依王冰旧本，但注释内容却不取王说，而以林氏校正分注，并参考黄元御《素灵微蕴》、章合节《素问阙疑》等书。由于黄、章二著世少流传，发挥经论又多创见，因而张氏注本在保留前人注释精华等方面很有参考价值。此外，张氏在注释过程亦注意参以己见，具有阐阴阳互根而重阳，论阴阳升降在乎中气，辨温病非伤于寒等独到见解，对经义发挥颇多，因而是学习和研究《素问》的重要参考书。

16. 《素问识》《灵枢识》

前书八卷，后书六卷，（日）丹波元简编。

丹波元简，字廉夫，丹波氏原姓多纪，后赐姓丹波，精于医学，并将考证方法运用于医学研究，所著甚丰，为日本著名医家。本书系作者采集《素问》历代诸注，参考多种医学古籍，进行节要注释而成。其篇次依王冰注本，但未列《天元纪大论》以下七篇。卷首列有"序"、"素问题解"、"素问汇考"、"素问诸家注解书目"、"全元起本卷目"等。注解方式是摘取每篇中重要或深奥的词句，然后选录切当的前人注释，并参以己见，加以辨析。意在"补其遗漏，正其纰缪"，"释言训义"，"阐发经旨"，如有疑义，则举众说载之，而不抉择是非。

书中所选注家，主要有王冰、马莳、吴崑、张介宾、张志聪、高士宗等。作者所引注文多甚入理，不妄言"识"。如《四气调神大论》之"春夏养阳，秋冬养阴"；《生气通天论》之"四维相代"；《阴阳应象大论》之"治病必求于本"等，皆力推高注。《阴阳别论》之"肠澼"，则从马说；《平人气象论》之"闰以太息"，则独尊张介宾。选注如此精审者，书中不胜枚举。

此外，作者所加之"简按"，亦每有高明之处。如《五脏生成篇》之"三焦膀胱"条下所列"有名有状之三焦"、"如雾如沤如渎之三焦"、"手少阳经脉之三焦"等"经论三焦说"，即为前代诸家所不及。又如《逆调论》中之"不能生长"。丹波元简引《谷梁传》云："独阴不生，独阳不长，正此之义也"。如此简明切要之注，每每可见，并颇受其后《内经》研究者的重视。

《灵枢识》的编撰方法、体例、内容等，均仿《素问识》，系《灵枢经》的节要集注本，也是初次运用训诂考证学写成的正统的《灵枢》注释书。由于受当时《太素经》尚未被发现等时代的限制，所校勘资料为医统本《针灸甲乙经》、《千金方》、《外台》、《病源》、《脉经》等。书中的"简案"对原文的六百七十三处进行了注解。

五运六气

运气学说是古人研究天体日月运行，五类元素运动引起六气变化的情况，并运用阴阳五行生克制化理论，以天干地支系统进行归纳演绎推理，对宇宙、天地、万物、人以及疾病等方面加以整体观察的规律性总结。可属于古代医学气象学和时间医学的范畴。

运，木、火、土、金、水五运。气，风、寒、热、火、湿、燥六气。"运气"即是"五运六气"的简称。它在整体观念的指导下，尤其重视把自然现象和生物现象统一起来，把自然气候与人体发病统一起来。因此是古代医家探求自然界气候变化及人体疾病防治规律的一门学说。

运气学说不是古人的臆测，是古代劳动人民在长期实践中，通过对天体的运行、时间的推移，以及与此相应的气候变化，作了长期的、反复的、认真仔细的观察和研究，认识到自然界的气候随着时间的推移而表现出有规律的循环变更。于是从天体的运转，气候的变化，自然界（包括人体在内）的各种物化特征中找出其内在规律。五运六气学说，就是古人以阴阳五行学说为依据，归纳的这一规律。可见，这一学说是建立在实践基础之上的。此外，运气学说的产生，还与古代历法成就有着密切的关系。在商周时期，人们就已用干支甲子来纪日，就有阴阳历的时间调整。如《尚书·尧典》中记载："期三百有六旬有六日，以闰月定四时成岁。"

运气学说有其重要的意义，归纳有三：其一，把气候变化与自然界的生物现象统一起来。如《素问·六元正纪大论》："厥阴所至为风府，为璺启。少阴所至为火府，为舒荣……，厥阴所至为毛化……，少阴所至为羽化……"等；其二，把气候变化与发病统一起来。如《素问·六元正纪大论》："厥阴所至为里急，少阴所至为疡胗身热"。从客观表现方面来探讨气候变化和人体健康及发病的关系；其三，把气候变化与治疗用药统一起来。如《素问·至真要大论》："厥阴之胜，治以甘清，佐以苦辛……以咸泻之"。又说："厥阴之复，治以酸寒……此治之大体也"。因此，也可以说，运气学说是结合气象活动规律探讨医学的学说。

总之，运气学说是古人用以认识自然规律的学说。这一学说对时间迁移与气候变化，气候变化对生物界的影响，气候变化与人体生理病理，以及用药的关系等问题，作了一般性论述和探讨，仅属于常规和常法。由于我国幅员辽阔，加之时代的变迁，所以古人总结的运气学说在今天仍有其一定现实意义，但运用时却不能泥守常法，要结合当时当地具体情况而定。张子和曾说过："病如不是当年气，看与何年运气同，便向某年求和法，方知都在至真中"。意思是说，如果发病与当年运气推算结果不符合，那么就看与该年发病规律相符年份的运气变化情况，于是从与其相符年份的运气规律中寻找相应治疗方法。宋代著名科学家沈括在其《梦溪笔谈》中也说："大凡物理，有常有变，运气所主者，常也；异夫所主者，皆变也。常则知其气，变者无所不至，而各有所占。"张、沈二人所言，既指出对待运气学说的态度，同时也讲了运用这一学说的方法。

（一）运气学说中包含的有关学科内容

运气学说为了探求自然气候变化对生态系统特别是人类影响的规律，吸取了古代天文、气象、物候、医学地理等多种学科的知识。

1. 天文学

运气学说是在古代天文学基础上，守用"综合性气候年变化推演预报"的方式方法，其中包含了丰富的天文学知识。

我国是世界最早迈入农耕生活的国家之一，农业生产要求掌握准确的农事季节，所以古人对天象的观测非常精勤。据传，我国最早"周公作时训，定二十四气，辨七十二候"。战国末期，秦相吕不韦集合门客共同编写的著名杂家代表作《吕氏春秋》，已有了明确的记载，并作了比以前较为系统的概括。"以五日为一候"，三候为一气；一年分二十四气，共"七十二候"。在此之前人们的天文知识亦颇为普遍，《诗经》中即有"七月流火，九月授衣"之句，火是"大火星"，是说盛夏已过，要赶紧准备寒衣了。正如明代顾炎武《日知录》说："三代以上人人皆知天文。'七月流火'，农夫之辞也。'三星在户'，妇人之语也。'月离于毕'，戍卒之作也。'龙尾伏辰'，儿童之谣也。后世文人学士有问之而茫然者矣"。

古人在长期的生产和医疗实践中形成了对宇宙万物的整体性认识，他们发现人类随时随地受着自然的影响，天体、自然界生物之间存有不可分割的关系，通过不断实践，反复观察，从而总结出五运六气规律。

首先，古人认为一年四季的变化是日月星辰在天体不断运动的结果，正如《素问·天元纪大论》说："天有五行，御五位，以生寒暑燥湿风。"说明宇宙天体运动，引起地球四季变化。《素问·五运行大论》还谓宇宙间"寒暑六入"引起地球上"燥胜则地干，暑盛则地热，风胜则地动，湿胜则地泥，寒盛则地裂"等各种气候变化。《素问·六元正纪大论》所谓"夫六气者，行有次，止有位，故常以正月朔日平旦视之，睹其位而知其所在矣"。《素问·六微旨大论》："因天之序，盛衰之时，移光定位，正立而待之。"这些论述都是对古人观察天象反复验证的反映。当时古人对宇宙演化和结构的认识虽属朴素与直观，但其中含有不少深刻的见解。《素问·天元纪大论》说："臣积考《太始天元册》文曰：太虚寥廓，肇基化元，万物资始，五运终天，布气真灵，揔统坤元，九星悬朗，七曜周旋，曰阴曰阳，曰柔曰刚，幽显既位，寒暑弛张，生生化化，品物咸彰。"说明广袤无垠的宇宙，孕育着造化之机，是天地万物化生的本元；明亮的九星炫耀太空，日月五星周而复始地运转，才出现了阴阳消长，刚柔相济，昼夜明暗，寒暑的交替，万物从而生化彰著。由此深刻揭示了四时季节、气候、昼夜晨昏的变化，决定于天体的运行。

由于当时人们观察到在天日月星辰的运行与在地万物的生成直接相关，所以决定了运气学说将日月之行的天度和万物化生的气数联系起来考察，处处注意二者的配合，并体现了古代天文学的特点。《素问·六节藏象论》说："天度者，所以制日月之行也；气数者，所以纪化生之用也。"何谓天度？张介宾说："故岁之日数，由天之度数而定；天之度数，实由日之行数而见也"（《类经图翼·运气上·气数统论》）。可见所谓天度，是用来标志日月行程迟速的，它指周天 365$\frac{1}{4}$度，即"日行"的黄道线上的度数（周率）。所谓"日行"并非太阳真实行走，而是反映地球在天空间绕日球运行的环行轨道，也就是地球公转一年的周率等于 365$\frac{1}{4}$日的时间，此为阳历年的时间，所以浑天仪"黄道线"的周率是 365$\frac{1}{4}$度。《素问·六节藏象论》："日为阳，月为阴，行有分纪，周有道理，日行一度，月行十三度而有奇焉"，即为太阳和月亮在天空依一定的轨道和一定的速度运行，太阳每行一度（古人认为地不动而日行，故曰日行一度），月亮每日行 13 度多。气数，是指一年二十四节气的常数，是用来标记天地间万物生长化收藏规律的。所谓"气者天地之气候，数者天地之定数。天地之道，一阴一阳而尽之，升降有期而气候行，阴阳有数而次第立。次第既立，则先后因之而定，气候既行则节序由之而成。节序之所以分者，由寒暑之再更，寒暑之所以再更者，由日行之度异（《类经图翼·运气上·气数统论》）。由于天地之气相通，天气的变异直接影响到万物的生长化收藏规律，因而在运气学说中考察天气的变化可以从气数方面进行描述。譬如节令未到而气候已到是为年运太过，节令虽到而气候实际未到是为年运不及。

以上说明了宇宙天体与自然界包括人在内的生物彼此相连，浑然一体。季节更替气候变化主要来自天体运动，万物化生莫不与气候季节有关，它们之间密不可分的关系，正是运气学说富有天文学内容的关键所在。

2. 气象学

人类居住的地球包裹着一层厚达 2000~3000km 的空气，称为地球的大气层。大气层中不停地进行着各种运动过程，导致各种天气现象发生、发展，引起各地天气气候状况的变化。运气学说对气象学诸如气候、节令、大气运动、天气预报以及医学气象等方面均有涉及，反映了古人在长期的生活生产实践中对气象运动已有一定科学的见解。

不同节令的到来，必然随之反映出不同的气候。关于节令的划分，《素问·六节藏象论》说："五日谓之候，三候谓之气，六气谓之时，四时谓之岁"，即指出了候、气、时、岁的划分办法。五天称作一候，三候十五天称作一个节气，六个节气称作一时（即一季），四时称为一年，前已述及一年二十四节气实际是把黄道分成二十四段，每段占黄径十五度多一点，太阳在其视运动中每到一个分点上就表示到了一个节气。我国古代节候知识起源在世界为最早。到秦汉时期基本上已认识到一年四季春夏秋冬"二十四节气"，有规律地反映出季节与气候变化的关系。二十四节气的划分是我国古代气象的杰出成就，运气学说依此讨论了"六气主时"的问题。具体说来，将一年分为六步，每步各占四个节气。初之气厥阴风木，包括大寒、立春、雨水、惊蛰；二之气少阴君火，包括春分、清明、谷雨、立夏；三之气少阳相火，包括小满、芒种、夏至、小暑；四之气太阴湿土，包括大暑、立秋、处暑、白露；五之气阳明燥金，包括秋分、寒露、霜降、立冬；六之气太阳寒水，包括小雪、大雪、冬至、小寒。实质上是将一年分为六个季，运气学说分别以风、热、火、湿、燥、寒形象地说明了各季的气候特征。用今天的话来讲就是风季、暖季、热季、雨季、干季、寒季，可以说它是建立在阳历基础上并结合气候特点而提出的一项季节划分方案，是针对黄河中下游地区常年平均实际气候而制定的，和二十四节气浑然一体。运气学说不仅重点强调了气候变化的规律性，且又注意了气候的特殊变化，明确指出"时有常位，而气无必也"（《素问·至真要大论》），并以"时"和"气"的相应与否作为分析气候正常与否的根据。"其有至而至，有至而太过"（《素问·六微旨大论》），即说明六气的运动有与季节相应发生的，但也有季节到而气候不到的或季节不到而气候已到的。其原因为"至而不至，来气不及也；未至而至，来气有余也"，说明节气到气候不到是来气的不及，相反节气未到而气候到，是亥气有余的缘故。"运太过则其至先，运不及则其至后"（《素问·六微旨大论》），"苍天之气，不得无常也，气之不袭，是谓非常，非常则变矣"（《素问·六节藏象论》）。以上均说明气候异常的原因，在于"气"的运行迟速早晚。此处"气"的概念似与气象科学中的其些术语如天气系统等有着相邃之处，每个季节影响我国天气的主要天气活动虽有一定的规律性，但它们的强弱变化，移动进退，出现迟早均会影响各季节的天气状况。再者，从季风进退对我国天气气候的影响也可以解释和说明"未至而至，至而未至"的道理。由此说明运气学说反映了古代气象学研究的某些成就。

3. 物候学

所谓物候，就是指自然界中的生物和非生物受气候和其他因素的影响而出现的现象。如植物的萌芽、发叶、开花、结实、叶黄、叶落，候鸟的来往以及见霜、下雪、结冰、打雷、河冻、河开等等都叫做物候。而物候学就是记录一年中植物的生长荣枯、动物的往来生息（如柳树绿、雁往返、燕始来、桃花开等），从而了解气候变化及其对生物的影响的一门学科。主要是依靠目见耳闻自然界植物、动物和环境变化加以记载，进而研究它们的周期变化之间的相互关系，以达到认识自然季节现象规律的目的。

运气学说除了利用天文知识外，很重要的一点就是运用了当时已掌握的物候知识，不断摸索和总结认识气候变化的规律，成为运气学说的要素之一。

地球的自转给地面带来昼夜的更替，其绕日不断运动而产生春夏秋冬四季变化，气候的寒热温凉。季节的气候变化使自然界的动、植物作出了相应的反应，表现出不同的物候现象。物候现象是季节来临早迟的指示器，故观察物候之表现可知气候变化和季节早晏。《素问·六节藏象论》"五日谓之候，三候谓之气"是说五天一候，气候有一个小的变化，三候十五天为一节气，则有一个较大变化，一年二十四节气七十二候都有相对的物候现象出现。

探求气候变化规律的运气学说，对于物候的征验特别加以注意。五运的太过不及淫郁胜复，六气的轮转司天、运气结合而出现的复杂气候变化，使自然界展现出各种各样的物候现象。反过来讲，通过物候表现便可以了解运气的太过不及以及运气结合的种种情况。《内经》七篇大论中就列举了大量物候现象。主岁木运太过，风气太盛，故天上云物飞动，地上草木摇落不宁，甚至草木倒偃；主岁火运太过，水气来复时可见雨水寒霜降临，少阴君火、少阳相火司天时，炎热如大火燔灼而出现水泉枯涸，万物干焦枯槁；主岁土运太过，又遇土旺之时，则可见泉水涌出，河水泛滥，干涸的沼泽之中长出鱼类。若木气来复则风雨大作，堤防崩溃，鱼类漫游于陆地；主岁金运太过，金气峻急，生发之气被削弱，而见生气收敛，青干凋谢；主岁水运太过，水胜土复则大雨骤降，湿气郁蒸则天空中雾露迷蒙，若遇太阳寒水司天则雨雪冰霜不时下莑等等。

总之，物候是生物和非生物对天气现象、气候变化、节令早晏作出的客观反映，它为运气学说探求气候变化规律提供了重要依据。运气学说在其展现的甲子60年的各种气候变化中与自然界的物候现象密切结合,阐述了丰富的物候学内容。

4. 医学地理学

气候变化要受到许多因素的影响。在运气学说中已注意和强调不同的地理环境会造成气候发生不同的变异,并与人体生理、病理以及治疗等方面都有比较密切的关系。

我国地域辽阔具有多种气候类型。由于地理方位有不同,地势有高下之别,因而各地气候往往存在明显的差别。如《素问·五常政大论》指出:"阴阳之气,高下之理,太少之异也。东南方,阳也,阳者其精降于下,故右热而左温。西北方,阴也,阴者其精奉于上,故左寒而右凉。是以地有高下,气有温凉,高者气寒,下者气热",即说明东南方位属阳,阳气运动由上而降下,所以南方热而东方温;西北方位属阴,阴气运动由下而上行,所以北方寒而西方凉。地势高峻则气候寒冷,地势低下则气候温热,指出气候随东南西北方位和地势高下的不同而异。运气学说注意到寒冷的气候,使万物的生化往往后于时令,温热的气候又使万物的生化先于时令,即《素问·五常政大论》所谓"崇高则阴气治之,污下则阳气治之,阳胜者先天,阴胜者后天,此地理之常,生化之道也。"《素问·六元正纪大论》指出:"至高之地,冬气常在,至下之地,春气常在,必谨察之。"认为山区地势高峻,阴气较重,气温较低;峡谷盆地,地势低洼,阳气较重,气温较高,由于地势的高下不同而造成冷暖变化有别,自然反映出物候有先后差异。

人与天地相应,与自然界相通,由于地理形势、地域方位的气候不同,决定了所处环境人的特殊体质,引起不同的生理变化。如居地势高峻地带,因气候寒冷,其气主收敛,故人体的腠理开少闭多;地势卑下,则气候湿热,其气主疏泄,所以人体的腠理也就开多闭少,诚如《素问·五常政大论》谓"腠理开闭之常,太少之异耳"。同样,不同的地理气候也会使人体发生相应的病理变化而造成一些不同特点的疾病。如"寒凉者胀,湿热者疮",即说明寒冷地带多发胀病,湿热地带则发疮病。其治疗方法随不同的病情而有异,故"下之则胀已,汗之则疮已"。又如《素问·五常政大论》强调,"西北之气,散而寒之,东南之气,收而温之,所谓同病异治也。故曰:气寒气凉,治以寒凉,行水渍之。气温气热,治以温热,强其内守。必同其气,可使平也,假者反之"。说明了西北方气候寒冷,居民喜欢热食,皮肤腠理紧密,容易外束风寒,而有郁热。东南方气候炎热,居民喜欢冷食,皮肤腠理疏松,容易气泄于外,而寒滞于内。因此同样的病,对于西北之人应注意散其外寒,清其内热,而对于东南之人则应注意收其外泄,温其内寒。治疗时必须与地理气候的温热寒凉相同,使之归于平复。

综上所述,说明方位、地域、地势高低等地理条件,皆会造成气候差异、人们生活习惯的不同,使人的体质、生理、病理等方面发生某些与之相应的改变,出现一些好发疾病,其治疗宜忌和方法亦各不相同。以上这些颇类似现代气候区划思想,运气学说在探求气候与疾病关系中特别强调"故治病者,必明天道地理,阴阳更胜,气之先后,人之寿夭,生化之期,乃可以知人之形气矣"(《素问·五常政大论》)。这些内容可视为早期的医学地理学思想。

通过以上四个方面的介绍,可以看出运气学说是结合医学来探讨气象运动规律的一门学问。它是在当时天文、气象、历法、物候、医学地理等科学成就的基础上发展起来的。

（二）干支甲子

干支甲子，是古人用以纪年、纪月、纪日、纪时和推算五运六气的工具。学习五运六气，必须首先了解干支甲子的具体内容。

1. 天干

干，有单个的意思。《汉书·食货志》颜师古注云："干，犹个也"。干有十个，甲、乙、丙、丁、戊、己、庚、辛、壬、癸，古人是用以纪天日次序的，所以又称天干或十天干。干支的次第先后，并不是随便排列的，它不等于一、二、三、四，仅仅是一个数字符号，它还包含着万物由发生而少壮，而繁盛，而衰老，而死亡，而更始的涵义在内。如《汉书·律历志》说："出甲于甲，奋轧于乙，明炳于丙，大盛于丁，丰楙于戊，理纪于己，敛更于庚，悉新于辛，怀妊于壬，陈揆于癸"。由此可知，甲为嫩芽将破甲壳而出的形状；乙为初生之芽尚乙屈的形象；丙为阳气充盛，生长显著之象；丁为幼苗不断壮大成长；戊为幼苗日益茂盛；己为幼苗长大并成熟至极；庚为果实收敛，生命将从此更换；辛为果实成熟收杀后，新的生机又开始酝酿；壬为新的生命又开始孕育；癸为第二代新的生命又将开始。

支，有分支的意思。支有十二，即子、丑、寅、卯、辰、巳、午、未、申、酉、戌、亥，古人用以纪月，所以又称为地支或十二地支。地支的排列次序也有其特定意义，主要仍在说明事物发展的由微而盛，由盛而衰，反复变化进展的过程。十一月冬至一阳复苏，生命潜藏于地，已渐有滋生之机（孳荫于子），故建之以子。十二月，阴气尽，阳气乏，新的生命已将解脱阴纽而出土（纽牙于丑），故建之以丑。正月为孟春，三阳开泰，生机已蚍然活泼（引达于寅），故建之以寅。二月仲春，阳气方胜，生物的成长渐茂（卯言茂也），故建之以卯。三月季春，春阳振动，生物越发得茂美（振美于辰），故建之以辰。四月阳气益为盛壮（已盛于巳），故建之以巳。五月阳盛阴生，生物成长，萼繁叶布（阴阳交，萼布），故建之以午。六月生物盛长，果实成熟（物成有味），故建之以未。七月凉秋初至，生物成熟渐收（申贼万物），故建之以申。八月阴气益盛，阳气益衰，生物衰老（万物之老），故建之以酉。九月季秋，生物尽收（万物尽灭），故建之以戌。十月阴气渐盛于外，阳气潜藏于内（阳气藏于下），故建之以亥。可见，地支的排列亦含有生、长、收、藏及再生长的涵义在内。

地，阴之谓也。阴的原始含义指"月"。由于十二地支用来纪月，每月各纪一支。月属阴，地亦属阴，故称用于纪月的十二个序号为"地支"。一年十二个月的月序是始于寅而终于丑。这种分别把十二支建立对应月份的方法，也叫做月建。（表1）

表1　月建表

春			夏			秋			冬		
正月	二月	三月	四月	五月	六月	七月	八月	九月	十月	十一月	十二月
寅	卯	辰	巳	午	未	申	酉	戌	亥	子	丑

地支的正常顺序是始于子终于亥，而十二支建月以后的顺序，却又是始于寅终于丑。这其中的道理，因为冬至前四一五日属今年，后四十五日属明年。《素问·脉要精微论》篇

说："冬至四十五日阳气微上，阴气微下；夏至四十五日，阴气微上，阳气微下。"冬至和夏至是自然界阴阳二气相互消长转化的转折点，故有"冬至一阳生，夏至一阴生"之说，因此，冬至所在的十一月乃阴消阳生之时，即阳气开始发生，阳生于阴中，故以子为始。而月建以寅为始，是因为正月为阳气完备、纯阳主事之时，故正月建寅。

2. 天干地支阴阳属性

"阳道奇，阴道偶"，这是干支阴阳属性划分的依据。干支各有其阴阳所属。天干的甲、丙、戊、庚、壬在表示顺序时为单（奇）数，为阳干；乙、丁、己、辛、癸在表示顺序时为双（偶）数，为阴干；地支的子、寅、辰、午、申、戌在序号中单（奇）数，属阳支。丑、卯、巳、未、酉、亥在序号中为双（偶）数，属阴支。（表2）

表2　天干、地支的阴阳属性

天干	阳	甲	丙	戊	庚	壬	
	阴	乙	丁	己	辛	癸	
地支	阳	子	寅	辰	午	申	戌
	阴	丑	卯	巳	未	酉	亥

为什么奇一定为阳，偶一定为阴？要解释这个问题仍应从阴阳本身来解释为好。自然界的一切事物和现象，都可以用阴阳加以归类，而一切事物也只有有了阴阳之间的运动才能产生无穷的变化。干支本身既然包含有万物生长、繁盛、衰老、死亡、更生的涵义在内，因此它本身必然就有阴阳的区分，否则它就不可能发生变化，这是一方面；另一方面干支本身也有数字的涵义，而数字不论大小，但总不出奇偶俩数，因此自然也就可以以奇偶区分阴阳。

3. 天干地支五行属性

干支配五行，是天干中的甲乙与木相配，丙丁与火相配，戊己与土相配，庚辛与金相配，壬癸与水相配。地支中的寅卯属木，巳午属火，申酉属金，亥子属水，辰戌丑未属土。（表3）

表3　天干地支五行配属表

五行所属	木	火	土		金	水
天干	甲	丙	戊		庚	壬
	乙	丁	己		辛	癸
地支	寅	午	辰	戌	申	亥
	卯	巳	丑	未	酉	子

为什么以甲乙配木，丙丁配火，戊己配土、庚辛配金、壬癸配水呢？方药中《黄帝内经素问运气七篇讲解·总论》说："一般有两种解释。其一，十天干本身次序的排列是按每年生长化收藏的次序来排列的，而五行相生的次序，也正是生长化收藏的次序，因此也就按次序与木、火、土、金、水五行相配。其二，在方位上甲乙属东方，东方是木位，所以甲乙属木；丙丁属南方，南方是火位，所以丙丁属火；戊己属中央，中央是土位，所以戊己属土；庚辛属西方，西方是金位，所以庚辛属金；壬癸属北方，北方是水位，所以壬癸属水"。这两种解释均可通，结合起来理解则更为全面。把五季、五方、五脏等概念统一于五行属性之中来进行区划。如肝气应于春，春主木气，木气生发，万物萌芽，甲乙为万物破甲乙屈初生之貌，故在日为甲乙。故"甲乙为木，东方干也"。又如心气应于夏，夏主火气，

火主长养，万物丰茂，丙丁为万物生长明显壮大之貌，故在日为丙丁，故"丙丁为火，南方干也"。为什么地支中以寅卯配木，巳午配火，申酉配金，亥子配水，辰未戌丑配土呢？因为地支的五行属性主要是根据方位与月建来确定的。根据月建（北斗星的斗纲所指），每年农历正月属寅，二月属卯，三月属辰，四月属巳，五月属午，六月属未，七月属申，八月属酉，九月属戌，十月属亥，冬月属子，腊月属丑。由于木是东方之气，旺于春，寅卯建于正、二月，位于东方，所以寅卯属木。火是南方之气，旺于夏，巳午建于四、五月，位于南方，所以巳午属火。金是西方之气，旺于秋，申酉建于七、八月，位于西方，所以申酉属金。水是北方之气，旺于冬，亥子建于十、十一月，位于北方，所以亥子属水。土为中央之气，寄旺于四维，在四季之末各十八日寄治，辰未戌丑建于三、六、九、十二月，位于四季之末，所以辰未戌丑都属土。

4. 甲子

天干和地支的配合运用就叫做甲子。其所以称这种组合为甲子，是取其组合中的第一组命名。这就是《素问·六微旨大论》所说："天气始于甲，地气始于子，甲子相合，命曰岁立。谨候其时，气可与期。"这段原文不但提示了干支组合运用命之为甲子的问题，也指出一年之中气候变化，都可从干支的组合来计算。

组合方法：天干在上，地支在下，按着干支原有的次序，以次相加。五个阳干与六个阳支相配，五个阴干与六个阴支相配，其结果便构成了六十个干支（或叫甲子）的组合，为甲子一周。由于六十年为一个甲子周期。故又称之为六十花甲子。从1924年到1983年正好是一个甲子周期，所以1984年便为又一个甲子周期的开始而为甲子年。正如《素问·天元纪大论》所说："天以六为节，地以五为制……千四百四十气，凡六十岁，而为一周。"由于在六十年的甲子周期中，天干往复排列六次，故曰"天以六为节"。地支往复排列五次，故曰"地以五为制"。一年有二十四节气，一千四百四十节气，正好是一个甲子周期，故曰："千四百四十气，凡六十岁而为一周"即指此而言。其次序列如下表：（表4）

表4　甲子周期表

天干	甲	乙	丙	丁	戊	己	庚	辛	壬	癸
地支	子	丑	寅	卯	辰	巳	午	未	申	酉
天干	甲	乙	丙	丁	戊	己	庚	辛	壬	癸
地支	戌	亥	子	丑	寅	卯	辰	巳	午	未
天干	甲	乙	丙	丁	戊	己	庚	辛	壬	癸
地支	申	酉	戌	亥	子	丑	寅	卯	辰	巳
天干	甲	乙	丙	丁	戊	己	庚	辛	壬	癸
地支	午	未	申	酉	戌	亥	子	丑	寅	卯
天干	甲	乙	丙	丁	戊	己	庚	辛	壬	癸
地支	辰	巳	午	未	申	酉	戌	亥	子	丑
天干	甲	乙	丙	丁	戊	己	庚	辛	壬	癸
地支	寅	卯	辰	巳	午	未	申	酉	戌	亥

运用：甲子周期表可用以纪年、纪月、纪日、纪时。

（1）甲子纪年法：每年都有一个干支甲子的符号为代表，如1983年为癸亥年，癸是天干，亥为地支。由于纪年方法是从甲子开始而终止于癸亥为一周期，所以从公元前873年

（甲子年）的西周共和五年迄今，已是第四十七个甲子周期，而1984年是甲子年，为第四十八个甲子周期的开始，以次推算到癸亥年（即2043年）复行一周，如此往复纪年。

（2）甲子纪月法：

甲子纪月，自甲年开始，用正月寅为地支第三位，故正月天干亦取第三位即丙，其后依次排列，二月为丁卯，三月为戊辰，四月为己巳……，六十个月即五年为一个月甲子，至第六年己年正月复见丙寅，于是，每逢甲己之年，正月为丙寅；乙庚之年，正月为戊寅；丙辛之年，正月为庚寅；丁壬之年，正月为壬寅；戊癸之年，正月为甲寅。这种确定正月干支的规律，谓之"五虎建元"。正月既定，余月可知。（表5）

表5　五虎建元表

年份	正月干支
甲己	丙寅
乙庚	戊寅
丙辛	庚寅
丁壬	壬寅
戊癸	甲寅

（3）甲子纪日法

"甲子纪日法"，据史学家研究证实，在春秋以后，至少在周幽王元年（公元前776年）十月辛卯日起到现在止，没有错乱或间断过，共计已有二千六百多年的记载了，这是世界上最悠久的纪日法，也是推算我国几千年来历法或考古的重要工具。干支纪日，每天都有一个日序，甲子为第一日，乙丑为第二日……六十日为一周。一周完了再由甲子日起。

（4）甲子纪时法

推算甲子纪时，关键是求时干。时支固定不变，即每昼夜24小时为十二个时辰，从23时至1时为子时，每二小时为一个时辰，以此类推。

推算时可按口诀寻求：

甲己起甲子，乙庚起丙子。

丙辛起戊子，丁壬起庚子。

戊癸起壬子，周而又复始。

就是说在求出当天日干支序数的基础上，进一步求时干支，如果日干为甲为己时，当日的第一个时辰为甲子，第二个时辰为乙丑……第十二个时辰（21至23时）的时干支则是乙亥，余皆类此。

（三）五运

五运，即木运、火运、土运、金运、水运五者的简称，是木、火、土、金、水五行之气在天地阴阳中的运行变化。自然界的气候是暑往寒来，秋去冬至，循环运转不已。按五行归类的方法，春温属木，夏热属火，长夏湿属土，秋凉属金，冬寒属水。同时也用五行表示不同年份的气候变化。

因此，木、火、土、金、水五运，实质上是代表着不同节令的气候特征。用木、火、土、金、水五行来说明一年五个季节的基本性质，这就是名为五运的基本意义所在。五运又有岁运、主运、客运之分。

1. 岁运

岁运也称中运、大运，即统管全年的五运之气。岁运可以反映全年的气候特征，物化特征，以及发病规律。

岁运是根据当年的年干确定的。《素问·天元纪大论》说："甲己之岁，土运统之；乙庚之岁，金运统之；丙辛之岁，水运统之；丁壬之岁，木运统之；戊癸之岁，火运统之。"这种在五行之上配以天干的方法，称之为"十干纪运"。五行之所以为十干所统，《内经》提出了五气经天之说，这是古人在对天体运动变化进行观察的基础上总结而成，如《素问·五运行大论》说："丹天之气，经于牛女戊分；黅天之气，经于心尾己分；苍天之气，经于危室柳鬼；素天之气，经于亢氐昂毕；玄天之气，经于张翼娄胃。所谓戊己分者，奎壁角轸，则天地之门户也。夫候之所始，道之所生，不可不通也"。丹、黅、苍、素、玄是红、黄、青、白、黑五色之气。牛、女、心、尾等是二十八宿。（图1）

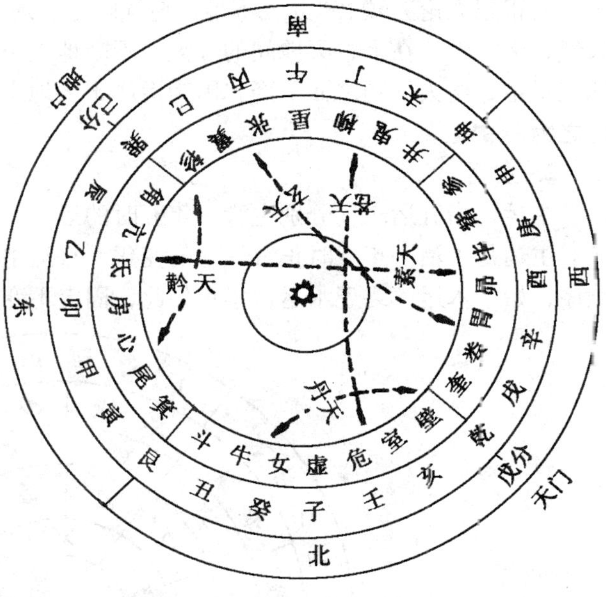

图 1　五气经天图

面南而立，俯视图1就可清楚地看到二十八宿的方位，分别分布在东、南、西、北四个方位上。分布于图中的天干，是标示五行在五方中的位置，即东方甲乙木，南方丙丁火，西方庚辛金，北方壬癸水。这说明天干化五运，是由二十八宿位于天体上的方位来决定的。牛、女二宿在北方偏东之癸位，奎、壁二宿当西北方戊位，五行火气在天体上经过牛、女、奎、壁四宿时，在十干则适当戊癸的方位，因而戊癸主火运。心、尾二宿当东方偏北之甲位，角、轸二宿当东南方己位，五行土气在天体上经过心、尾、角、轸四宿时，在十干则适当甲己的方位，因而甲己主土运。危、室二宿当北方偏西为壬位，柳、鬼二宿当南方偏西之丁位，五行木气在天体上经过危、室、柳、鬼四宿时，在十干则适当于丁壬的方位，因而丁壬主木运。亢、氐二宿当东方偏南之乙位，昂、毕二宿当西方偏南之庚位，五行金气在天体上经过亢、氐、昂、毕四宿时，在十干则适当乙庚的方位，因而乙庚主金运。张、翼二宿位于南方偏东之丙位，娄、胃二宿位于西方偏北之辛位，五行水气在天体上经过张、翼、娄、胃四宿时，在十干则适当丙辛的方位，因而丙辛主水运。

图中的天门、地户是根据太阳在天体的位置以及时令气候的变化命名的。当太阳的周年运动位于奎、壁二宿时，时值春分，正当由春入夏，是一年之中白昼变长的开始，也是温气流行，万物复苏生发，故曰天门，言阳气开启。角、轸二宿为巽位己方，时值秋分，正当由秋入冬，是一年白昼变短的开始，又是清凉之气流行，万物收藏，故曰地户，言阳气始敛。

所谓春分司启，秋分司闭，有门户之意，故将奎壁宿称为天门，将角轸宿称为地户。

岁运之所以又称之为中运，是因为五行之气处于天气地气升降之中的缘故。如《素问·六元正纪大论》说："天气不足，地气随之；地气不足，天气随之，运居其中而常先也"。天气在上，地气在下，天地间的气流，不断地上下升降运动。天气不足则地气随之而上升；地气不足，则天气随之而下降，因为运居于天地之气间，并随气流的运动而先行升降，所以称之为"中运"。

2. 主运

主运，指五运之气分别主管一年五时的运。

主运是主治一年五时正常气候的变化，每运主一时，各七十三天零五刻，依五行相生的顺序，始于木运，终于水运，年年如此，固定不变。（图2）

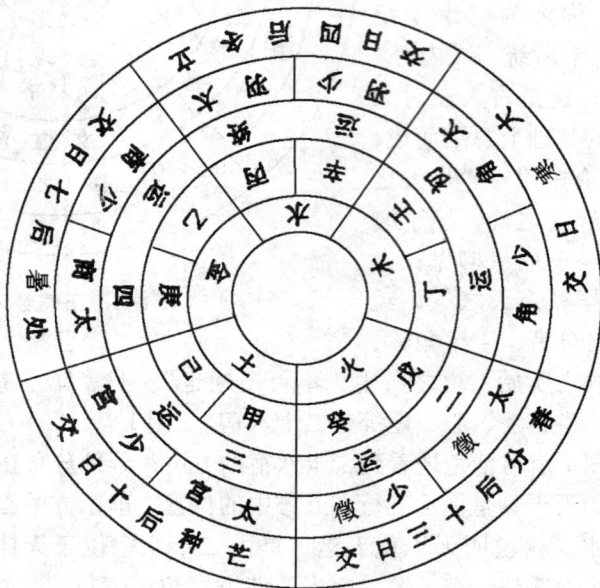

图2 五运主运图

主运五步的交司时间基本相同，初运木运起于大寒日，二运火运起于春分后十三日，三运土运起于芒种后十日，四运金运起于处暑后七日，五运水运起于立冬后四日。五运轮转，周而复始。

主运各年的具体交司时刻各有不同，兹简介如下：

主运分主五时虽然固定不变，但主运五步的太过、不及则有变化。推算时要通过"五音建运"、"太少相生"和"五步推运"来进行。

（1）五音建运：五音，即角、徵、宫、商、羽。角为木音，徵为火音，宫为土音，商为金音，羽为水音。将五音分别建于五运（主运）十干之上，并根据五音的太、少来推求主时五运的太过或不及，就是五音建运。关于五音的意义及其建运情况，晋书曰："角者触也，象诸阳气触动而生也，其化丁壬。徵者止也，言物盛则止也，其化戊癸。商者强也，言金性坚强也，其化乙庚。羽者舒也，言阳气将复，万物将舒也，其化丙辛。宫者中也，得中和之道，无往不离"。说明五音性同五行，可以代表五运，并推算主运的有关关系。

　　（2）太少相生：太，即太过、有余；少，即不及、不足。五运的十干分阴阳，凡阳干属太，阴干属少，五音建于五运之上，亦有太、少之分。五音的太少分属是：甲己土运宫音，甲属阳土为太宫，己属阴土为少宫；乙庚金运商音，乙属阴金为少商，庚属阳金为太商；丙辛水运羽音，丙为阳水为太羽，辛为阴水为少羽；丁壬木运角音，丁属阴木为少角，壬属阳木为太角；戊癸火运徵音，戊属阳火为太徵，癸属阴火为少徵。太少相生，就是建于五运之上的五音太少，按照五行关系而发生的相应变化。其顺序是：少角（阴木）生太徵（阳火）生少宫（阴土）生太商（阳金）生少羽（阴水）生太角（阳木）生少徵（阴火）生太宫（阳土）生少商（阴金）生太羽

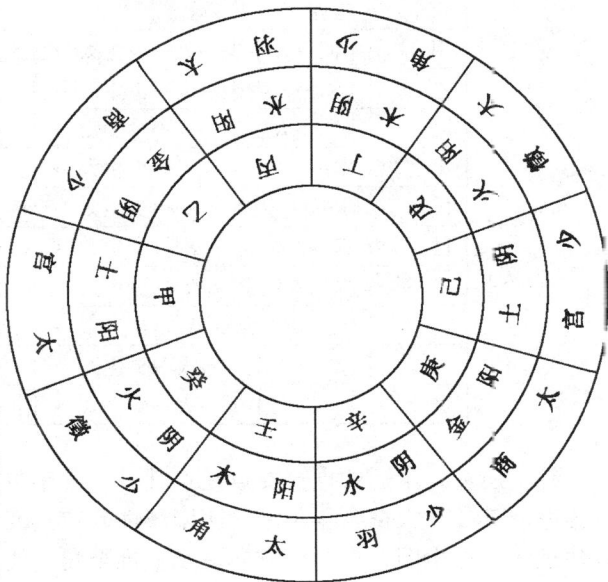

图3　五音建运太少相生图

（阳水）生少角（阴木）。如此太少相生，以衍成运气阴阳的变化（图3）。故《类经图翼·五音五运太少相生解》说："盖太者属阳，少者属阴，阴以生阳，阳以生阴，一动一静，乃成易道。故甲以阳土，生乙之少商；乙以阴金，生丙之太羽；丙以阳水，生丁之少角；丁以阴木，生戊之太徵；戊以阳火，生己之少宫；己以阴土，生庚之太商；庚以阳金，生辛之少羽；辛以阴水，生壬之太角；壬以阳木，生癸之少徵；癸以阴火，复生甲之太宫"。

　　（3）五步推运：主运虽然始于木角，终于水羽，年年不变，但主运由于受司岁大运年干阴阳属性的影响，各个年份的阴阳太少有所区别，也就是说，初运是太角还是少角，是太生少还是少生太，还必须用五步推运之法才能求得。五步推运之法是从当年年干的五音太少，依五音建运太少相生图顺序，沿逆时针方向逐步上推至角，便可推出初运木角的太少，然后循太少相生而确定二、三、四、终运的太少。如1984年为甲子年，甲年为阳土，司岁大运为太宫用事，即从太宫上推，生太宫的是少徵，生少徵的是太角，所以本年主运的初运为太角。太少相生，二运为少徵，三运为太宫，四运为少商，终运为太羽。余依此类推。（表6）

　　从上表可以看出：（1）主运的太过不及，是五年一转，十年一周期。（2）各年主运的太过不及，与该年岁运的太过不及是一致的，如戊年岁运为火运太过，则该年主运二运火运也是太过。又如辛年岁运为水运不及，则该年主运终运水运也是不及。掌握了这个规律，推算主运的太过不及有一个简便的方法。这个方法是：看该年的岁运是什么运，是太过还是不及，则该年的主运和岁运是一致的，再前后太少一推便得。如丙年，岁运为水运太过，则该年的主运的终运水运也是太过，前推四运金运为不及，三运土运为太过，二运火运为不及，初运木运为太过。

表6　主运五步推运太少相生表

年干	初运	二运	三运	四运	终运
甲	木→太生少→	火→少生太→	土→太生少→	金→少生太→	水
乙	木→太生少→	火→少生太→	土→太生少→	金→少生太→	水
丙	木→太生少→	火→少生太→	土→太生少→	金→少生太→	水
丁	木→太生少→	火→少生太→	土→太生少→	金→少生太→	水
戊	木→太生少→	火→少生太→	土→太生少→	金→少生太→	水
己	木→太生少→	火→少生太→	土→太生少→	金→少生太→	水
庚	木→太生少→	火→少生太→	土→太生少→	金→少生太→	水
辛	木→太生少→	火→少生太→	土→太生少→	金→少生太→	水
壬	木→太生少→	火→少生太→	土→太生少→	金→少生太→	水
癸	木→太生少→	火→少生太→	土→太生少→	金→少生太→	水

综上所述，主运的推算要点是：其一，各年主运次序不变，均起于角终于羽，以五行相生为序。其二，根据各年年干的阴阳属性确定其五音太少。其三，以当年年干的太少，依五音建运太少相生图，逆时针方向逐步上推至角，便得出初运木角的太少，然后循太少相生而定余下各运的太少。

3. 客运

客运与主运相对而言，因其十年之内年年不同，如客之往来，故名客运。

客运也是主时之运，即是说每年五步的任何一步，同时有一个主运和一个客运共同主持。客运与主运的相同之点是：五步之运分主一年五时，每运各主七十三日零五刻；都以五行相生之序，太少相生，五步推运。主运与客运的不同点在于客运随着岁运而变。

客运的推算方法，是以当年的岁运为初运，然后以五行太少相生的顺序，分作五步，行于主运之上，逐年变迁，十年一周期。如逢甲之年，岁运为阳土太宫用事，那么该年便是太宫，二运为少商，三运为太羽，四运为少角，终运为太徵，其他年份仿此。（图4）

（四）六气

六气，是指风、热（暑）、火、湿、燥、寒六种不同气候的统称。这是我国古代劳动人民在长期实践观察和研究的基础上总结而成的，是对不同季节气候变化的概括。六气分主气、客气、客主加临三种。主气用以测常，客气用以测变，客主加临，即是把主气和客气相结合，进一步综合分析气候变化及其影响。六气的推求方法是以十二地支进行演绎的，根据纪年的地支与六气的关系进行推演分析。（表7）

表7　十二地支配六气表

十二地支	子午	丑未	寅申	卯酉	辰戌	巳亥
三阴三阳	少阴	太阴	少阳	阳明	太阳	厥阴
六气	君火	湿土	相火	燥金	寒水	风木

六气是气候变化的本源，三阴三阳是六气产生的标象。标本相合，就是风化厥阴，热化少阴，湿化太阴，火化少阳，燥化阳明，寒化太阳。所以《素问·天元纪大论》说："厥阴

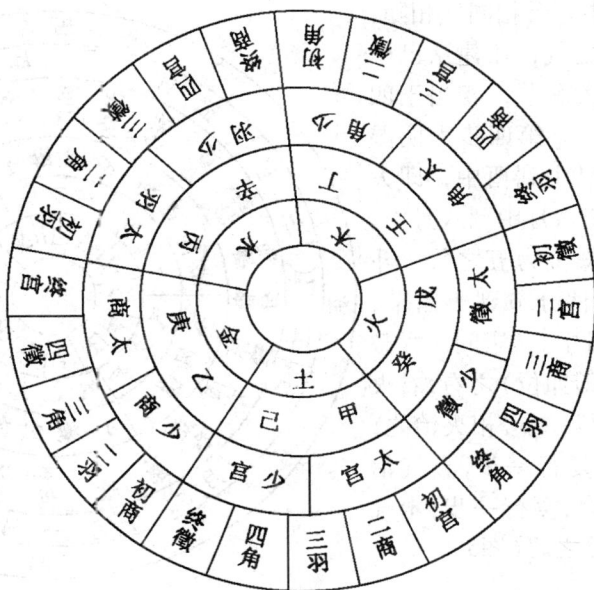

图4　五运客运图

之上，风气主之；少阴之上，热气主之；太阴之上，湿气主之；少阳之上，相火主之；阳明之上，燥气主之；太阳之上，寒气主之。所谓本也，是谓六元。"

十二支为什么按上述所说配三阴三阳六气呢？历代也有不同的解释，一种是从阴阳配合五行作释。认为十二地支的前六支属阳属刚，后六支属阴属柔。前后配合即阴阳相结合就构成子午、丑未、寅申、卯酉、辰戌、巳亥六对，然后按五行相生的次序把它排列起来，就构成上述情况。另一种是正、对化之说。《玄珠密语·天元定化纪篇》说："厥阴所以司于巳亥者何也？谓厥阴木也，木生于亥，故正司于亥也，对化于巳也。少阴所以司于子午者何也？谓少阴君火，君火尊位，所以正得南方离位也，即正化于午对化于子也。太阴所以司于丑未何也？谓太阴为土也，土主中宫，寄卦于坤，坤位西南居未分也，即正化于未对化于丑也。少阳所以司于寅申者何也？谓少阳为相火之位，卑于君火也，虽有午位君火以居之，即火生于寅也，故正司于寅对化于申也。阳明所以司于卯酉者何也？谓阳明为金，酉为西方金也，即正司于酉对化于卯也。太阳所以司于辰戌者何也？谓太阳为水，水虽有于子位，谓君火对化也，水乃复于土中，即六戊在天门，即戌是也；六己在地户，即辰是也。故水归土用，正司于戌对化于辰也。"上两说均可通，而以正对化之说较为明白。

1. 主气

主气，是主治一年六个季节的正常气候变化，故称为主时之气。因其恒居不变，静而守位，故年年如此。

主气的推算：把一年二十四个节气分属于六气六步之中，主气一年分为六步，一步主四个节气，也就是六十天八十七刻半，始于厥阴风木，终于太阳寒水，年年不变，具体推算步骤是：第一步，厥阴风木为初之气，斗建从丑中到卯中，即大寒节到春分节，相当于十二月中到二月中。木生火，第二步少阴君火为二之气，斗建从卯中到巳中，即春分节到小满节，相当于二月中到四月中。君相同气相随，第三步少阳相火为三之气，斗建从巳中到未中，即小满节到大暑节，相当于四月中到六月中。火生土，第四步太阴湿土为四之气，斗建从巳中到酉中，即大暑节到秋分节，相当于六月中到八月中。土生金，第五步阳明燥金为五之气，斗建从酉中到亥中，即秋分节到小雪节，相当于十月中到十二月中。《素问·六微旨大论》说："显明（即卯位）之右，君火之位也；君火之右，退行一步，相火治之；复行一步，土气治之；复行一步，金气治之；复行一步，水气治之；复行一步，木气治之；复行一步，君火治之。"（图5）

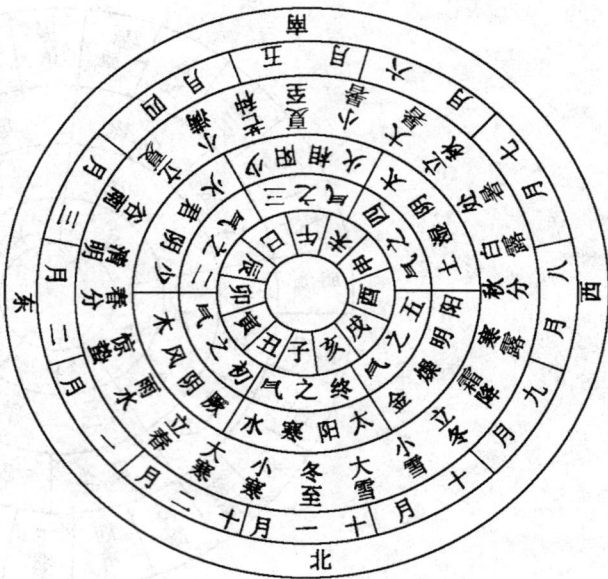

图5　六气主时节气图

2. 客气

客气，即是在天的三阴三阳之气，因其运动不息，与固定的主气不同，犹如客之往来，故称客气。推算客气必须运用三阴三阳和司天在泉四间气，所以首先要知道这些内容。

（1）三阴三阳：按阴阳气的多少把阴和阳各分为三，就是三阴三阳。三阴之中厥阴阴气最少，少阴其次，太阴最盛；三阳之中少阳阳气最少，阳明其次，太阳最盛。《素问·六微旨大论》说："上下有位，左右有纪，故少阳之右，阳明治之；阳明之右，太阳治之；太阳之右，厥阴治之；厥阴之右，少阴治之；少阴之右，太阴治之；太阴之右，少阳治之。"说明客气六步的次序，是三阴在前，三阳在后。一阴厥阴风木，二阴少阴君火，三阴太阴湿土；一阳少阳相火，二阳阳明燥金，三阳太阳寒水。客气的推算就是按照三阴三阳的次序，再配合地支、六气及五行来进行推算。

（2）司天之气：司天，就是轮值主司天气的意思，也就是当令的气候。司天象征在上，主上半年的气候变化，也称岁气，各年的司天之气只凭年支和地支纪气规律，就可直接求得。司天的位置在六步气运的三之气上。其推算方法如《素问·天元纪大论》所说："帝曰：其于三阴三阳合之奈何？鬼臾区曰：子午之岁，上见少阴；丑未之岁，上见太阴；寅申之岁，上见少阳；卯酉之岁，上见阳明；辰戌之岁，上见太阳；巳亥之岁，上见厥阴"。即凡子午之岁，则为少阴君火司天；丑未之岁，则为太阴湿土司天；寅申之岁，则为少阳相火司天；卯酉之岁，则为阳明燥金司天；辰戌之岁，则为太阳寒水司天；巳亥之岁，则为厥阴风木司天。

由于司天之气为岁气，统管上半年的初、二、三之气，故《素问·六元正纪大论》说："岁半之前，天气主之。"

（3）在泉之气：在泉之气也是岁气，统管下半年的气候，其位在终之气。所以《素问·六元正纪大论》说："岁半以后，地气主之。"由于司天之气位置在上的南方，故称之为天气。而在泉位置在正北，故也称为地气。在泉与司天之气是对应的，凡一阴司天，必然是一阳在泉；二阴司天，必然是二阳在泉；三阴司天，必然是三阳在泉。反之亦然。所以子午少阴君火与卯酉阳明燥金相对，两者互为司天在泉；丑未太阴湿土与辰戌太阳寒水相对，两者互为司天在泉；寅申少阳相火与巳亥厥阴风木相对，两者互为司天在泉。由于客气是以阴阳为序，所以轮值的司天在泉，总是一阴一阳，二阴二阳，三阴三阳相对，反之阳气司天也是一样。

（4）间气：客气除司天和在泉外，其余的初之气、二之气、四之气、五之气统称"间气"。《素问·至真要大论》说："帝曰：间气何谓？岐伯曰：司左右者，是谓间气也。帝曰：何以异之？岐伯曰：主岁者纪岁，间气者纪步也。"指出司天在泉的左右，都叫间气，主要是纪客气六步的。

客气六步的位置是：司天在上，在泉在下，司天、在泉的左右，即间气的位置。所谓上，是指正南方位；所谓下，是指正北方位。左右代表间气。如司天的左右间气（即二之气和四之气）的位置与司天的关系在《素问·五运行大论》中说："诸上见厥阴，左少阴，右太阳。见少阴，左太阴，右厥阴。见太阴，左少阳，右少阴。见少阳，左阳明，右太阴。见阳明，左太阳，右少阳。见太阳，左厥阴，右阳明。所谓面北而命其位，言其见也。"这里所言的左右是指面向北方时所见的位置。因为司天在正南方，面对正北方在泉的位置，司天的左间即为四之气，右间即为二之气。

在泉的左右间气与司天之气的左右间气相反。《素问·五运行大论》又说："何谓下？岐伯曰：厥阴在上，则少阳在下，左阳明，右太阴。少阴在上，则阳明在下，左太阳，右少阳。太阴在上，则太阳在下，左厥阴，右阳明。少阳在上，则厥阴在下，左少阴，右太阳。阳明在上，则少阴在下，左太阴，右厥阴。太阳在上，则太阴在下，左少阳，右少阴。所谓面南而命其位，言其见也。"这里所说的左右，是指面向南方时所见的位置，它和司天面向北方所定的左右恰恰相反。左间在初之气，右间在五之气。

六气的运转，是按纪年的岁支顺序进行的，六年一周期，每一年都有值年的司天、在泉和间气。司天之气，自上而右转，下降于地；在泉之气，自下而左转，上升于天，左右旋转一周，于是就回归原来的位置，故《素问·五运行大论》说："动静何如？岐伯曰：上者右行，下者左行，左右周天，余而复会也。"（图6）

此外，还必须注意客气司天还有两种异常变化情况：一是客气的胜复变化。胜，指偏胜之气，是气的主动抑制作用；复，指报复之气，是气的被动反弹作用。客气的胜复，是说客气有所胜则有所复。这是气候变化在异常情况下的一般规律，也是气候变化的一种自然调节作用。一般而言，司天的上半年有超常的胜气，下半年则随之发生相反的复气以克之，有胜有复则为常，有胜无复即为害；二是客气的不迁正或不退位。《素问遗篇·刺法论》提出"不迁正"、"不退位"的说法。所谓不迁正，就是应值司天之气不及，不能按时主值；不退位，就是旧的司天之气太过，应退位而未退位。在这种情况下，左右四间气也应升不升，应降不降，致使整个客气规律失常而发生变乱。

3. 客主加临

客主加临，就是将每年轮值的客气加在固定的主气之上，便称客主加临。临，是会合的

意思。加临的方法是将司天之气加于主气的三之气上，在泉之气加临于主气的终之气上，其余的四间气分别以次加临。（图7）

图示为卯酉年阳明燥金司天的客主加临情况，因为客气六步是随着纪年的岁支而变，所以只要把图中客气圈逐年向左转动一格，就是各该年的客主加临图。

客主加临的推算：客主加临就是把客气加在主气上面来进行比较分析和推算，具体方法是：将值年司天的客气加于主气的三之气上，在泉之气加于主气的终之气上，其余四间气则依次相加。由于主气的初之气是厥阴风木，二之气是少阴君火，三之气是少阳相火，四之气是太阴湿土，五之气是阳明燥金，终之气是太阳寒水，故值年司天的客气加

图6　司天在泉左右间气图

于主气的三之气上，实际上就是加于少阳相火之上，在泉之气加于主气的终之气上，也就是加于太阳寒水之上。相加之后，主气六步不动，客气六步则每年按一阴、二阴、三阴、一阳、二阳、三阳的次序，依次推移，六年一转，运行不息。

客主加临，主要是用来推测该年四时气候的常变情况。如同《运气易览》所说："天之六气主之，每岁转居其上，以行天之令也。是故当其时而行，变之常也，非其时而行，变之兴也，如春行夏秋冬之令，此客加主之变也。故有德化政令之常，有暴风疾雨、风雷飘电之变，冬有烁石之热，夏有凄风之清，此无他，天地之气胜复郁发之致也。"这种变化情况，是根据客主之间的顺逆和相得、不相得的关系来表明的。

客主加临，有三种情况：其一，主客之气是否相得。将客气加于主气之上，凡主客之气为相生关系，或者主客同气，便为相得。其二，如果主客之气表现为相克关系，便为不相得。凡相得者，则气候正常，人体不易发生疾病；不相得者，则气候反常，也容易引起疾病的发生。正如《素问·至真要大论》中说："主胜逆，客胜从"。从，即顺和的意思。因为主气主常令，固定不变，客气轮流值年，主气是短暂的，如果主气制胜客气，则客气的作用受到抑制，所以为逆。相反客气制约主气，但为时短暂，很快就会过去，因而对主气的影响不甚，所以是为顺和。其三，君火与相火的加临。君火为主，相火为从，因此当君火为客气加临于相火（主气）时，也称为顺；而当相火为客气，君火为主气，相火加临于君火之上时，便为逆，此即所谓"君位臣则顺，臣位君则逆"。

（五）运气同化

运气同化，就是五运与六气同类化合。运与气在六十年变化之中，除互为生克，互为消

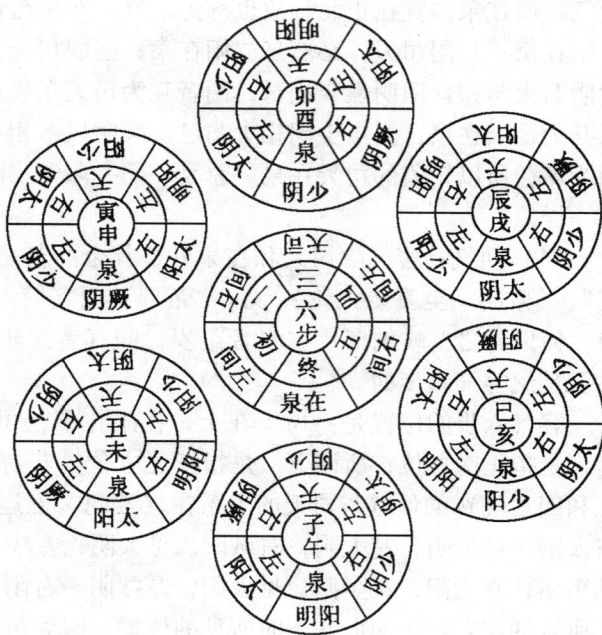

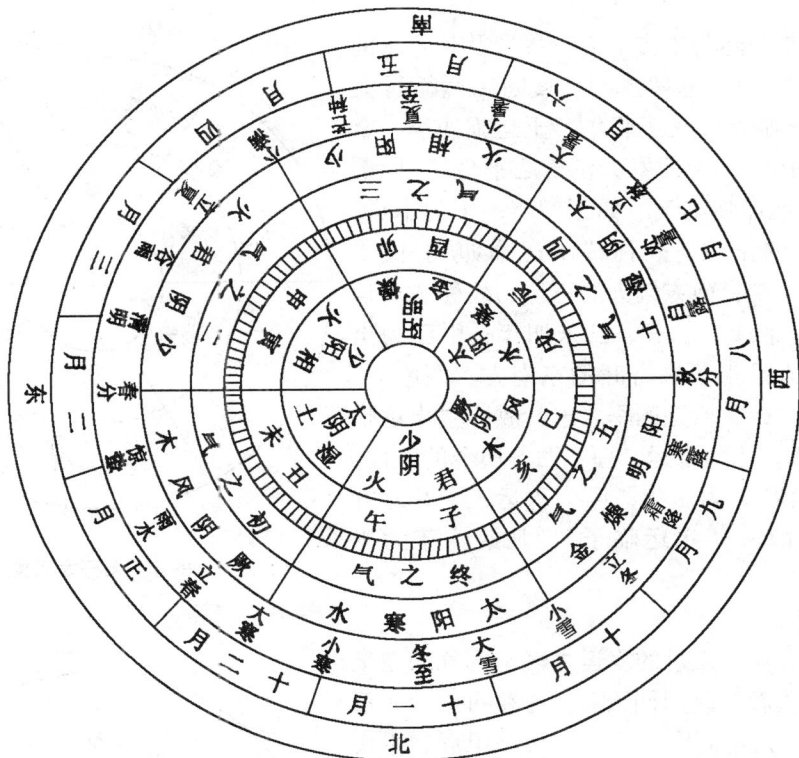

////// 为可以转动的部分

图7　客主加临图

长外，还有二十六年同化关系。这种关系的产生是指运与气在遇到彼此性质相同的情况下，往往产生同一性质的变化。如木同风化，火同暑热化，土同湿化，金同燥化，水同寒化。但由于岁运有太过而不及，岁气有司天在泉的不同，因而就有同天化地化的区别，所以运气同化表现的类型就有天符、岁会、同天符、同岁会、太乙天符五种不同类型。

1. 天符

凡岁运之气与司天之气的五行属性相符合，称为天符。《素问·六微旨大论》说："帝曰：土运之岁，上见太阴；火运之岁，上见少阳少阴；金运之岁上见阳明；木运之岁上见厥阴；水运之岁，上见太阳，奈何？岐伯曰：天之与会也，故《天元册》曰天符。"土运之岁，上见太阴，即己丑、己未年，土湿同化。火运之岁，上见少阳、少阴，即戊寅、戊申、戊子、戊午年，火与暑热同化。金运之岁，上见阳明，即乙卯、乙酉年，金燥同化。木运之岁，上见厥阴，即丁巳、丁亥年，木风同化。水运之岁，上见太阳，即丙辰、丙戌年，水寒同化。说明六十年中，形成天符的有乙卯、乙酉、丙辰、丙戌、丁巳、丁亥、戊子、戊午、己丑、己未、戊寅、戊申等十二年。总之，天符的推算方法可分三步：第一步，先根据年干确立岁运；第二步，再根据岁支定其岁气（司天之气）；第三步，将岁运与岁气相比较，其五行属性相符者即为天符之年。（图8）

2. 岁会

岁会，是指岁运与岁支的五行属性及其所示的五方正位相同，便称为岁会。《素问·六微旨大论》说："木运临卯，火运临午，土运临四季，金运临酉，水运临子，所谓岁会，气之平也。"所谓"临"，就是本运加临本气。如丁卯年，丁为木运，卯在东方属木的正位，故称"木运临卯"。戊午年，戊为火运，午在南方属火的正位，故称"火运临午"。甲辰、甲戌、己丑、己未四年，甲己为土运，而辰戌丑未是土分别寄旺的东南方、西南方、东北方、西北方，又恰是四季之末，故称"土运临四季"。乙酉年，乙为金运，酉在西方属金的正位，故称"金运临酉"。丙子年，丙为水运，子在北方属水的正位，故称"水运临子"。凡此八年为岁会。（图9）

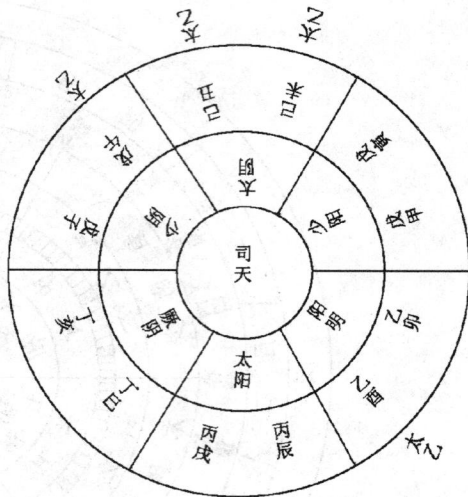

图8 天符太乙图

3. 同天符

凡逢阳干之年，太过的岁运之气与客气的在泉之气相和而同化者，就叫同天符。《素问·六元正纪大论》说："太过而同天化者三……甲辰、甲戌太宫，下加太阴；壬寅、壬申太角，下加厥阴；庚子、庚午太商，下加阳明，如是者三。"又说："加者何谓？岐伯曰：太过而加同天符。"就是说，在六十年中，岁运太过而与客气在泉相合的有三，即甲辰、甲戌，壬寅、壬申、庚子、庚午六年。甲辰、甲戌，甲为太宫用事，属土运太过，而客气的在泉之气又是太阴湿土，于是太过的土运与湿气相合而同化。壬寅、壬申年，壬为阳木太角用事，是木运太过，而客气的在泉之气是厥阴风木，故太过的木运与风气相合而同化。庚子、庚午年，庚为阳金太商用事，属金运太过，而客气的在泉之气为阳

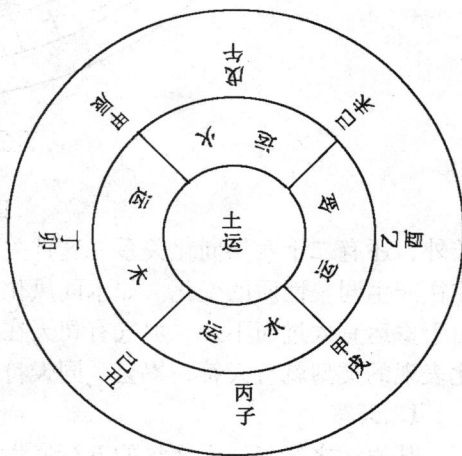

图9 岁会图

明燥金，太过金运与燥气相合而同化。以上六年都是太过的岁运与在泉之气相合同化。（图10）

4. 同岁会

凡逢阴干之年，不及的岁运与客气的在泉之气相合而同化的年份，叫同岁会。如《素问·六元正纪大论》说："不及而同地化者亦三……癸巳、癸亥少徵，下加少阳。辛丑、辛未少羽，下加太阳。癸卯、癸酉少徵，下加少阴，如是者三。"又说："不及而加同岁会也。"在六十年中，"同岁会"共有六年。其中癸卯、癸酉、癸巳、癸亥是阴干之年，岁运

为火运不及，而客气的在泉之气分别是少阴君火热和少阳相火暑在泉，故岁运与在泉之气相合而同化。辛丑、辛未年，岁运为水运不及；丑、未是太阳寒水在泉，故不及的岁运与客气的在泉之气相合而同化。以上六年都是不及的岁运与在泉之气相同，所以都叫"同岁会"。（图10）

5. 太乙天符

太乙天符，是指既是天符，又是岁会的年份。《素问·六微旨大论》说："天符岁会何如？岐伯曰：太乙天符之会也。"在六十年中，戊午、乙酉、己丑、己未四年，均属太乙天符，太乙天符是指岁运与司天之气、岁支之气的五行属性三者会合主令，即《素问·天元纪大论》所说的"三合为治"。例如戊午年，戊为火运，

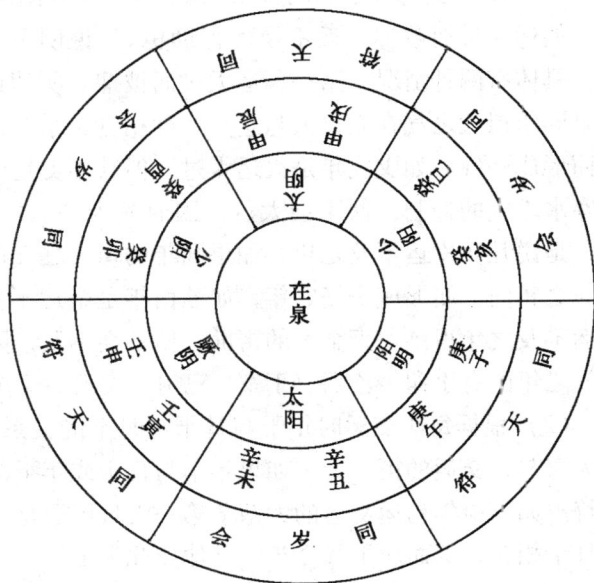

图10　同天符同岁会图

午为少阴君火司天，这既是岁运与司天之气同气的"天符"，又是岁运与岁支同气居于南方正位的"岁会"。乙酉年，乙为金运，酉为阳明燥金司天，既是岁运与司天之气同气的"天符"，又是岁运与岁支同居西方正位的"岁会"。己丑、己未年，己为土运，丑未为太阴湿土司天，丑未又为土居之正位，故此二年，岁运少宫与司天之气及岁支土位相合，以上四年，均为司天、岁运、岁支的五方正位三者会合的年份，都是"太乙天符"。

在运气同化关系中，虽有天符、岁会、同天符、同岁会、太乙天符的区别，但都是用以说明运和气相会的年份，彼此虽然没有胜复，气象变化比较单一，但却因此而造成一气偏胜独治。这样就容易给人体和其他生物造成危害。正如《素问·六微旨大论》所指出："天符为执法，岁会为行令，太乙天符为贵人。帝曰：邪之中也奈何？岐伯曰：中执法者，其病速而危；中行令者，其病徐而持；中贵人者，其病暴而死。"一年之中，岁运、司天、在泉各行其令，一旦自然会合，贯通在岁气之中，就会形成较强大而单纯的气候变化，所以《内经》分别以"执法"、"行令"、"贵人"形容其力量和作用。执法位于上，故为"天符"之邪所伤，则发病迅速而严重；行令位于下，故为"岁会"之邪所伤，则病势徐缓而持久；贵人统乎上下，故为"太乙天符"之邪所伤，则病势急剧而有死亡的危险。

（六）平气之年

岁运除了太过、不及外，还有平气之年。平气是指无太过无不及之气。平气之年，气候平和，疾病流行少，即使发病，病情较单纯。

平气的推算方法可归纳为以下三种：

（1）根据运与气之间的关系来推算：《类经图翼·五运太少齐兼化逆顺图解》说："平气，如运太过而被抑，运不及而得助也。"说明平气可由岁运与岁气之间的相互关系来确定。具体有两种情况：第一，运太过而被抑。所谓运太过而被抑，就是凡属运气太过之年，如果同年司天之气在五行上与它是一种相克关系时，当年的岁运便会因其克制而不致太过，从而形成平气。如戊戌年是火运太过，但其年支是戌，辰戌太阳寒水司天，太过的火运受司天寒水之气的抑制，便不会太过，因而成为平气之年。第二，运不及而得助。运不及而得助，是说凡属岁运不及之年，如果同年的司天之气在五行属性上与之相同，或其年支五行属性与之相同，便形成平气之年，如乙酉年是金运不及，但其年支是酉，卯酉阳明燥金司天，金运不及之年得到司天金气的帮助，便不会不及，因而成为平气之年；逢运不及而得助成为平气之年的有丁卯、乙酉、丁亥、己丑、癸巳、辛亥、乙卯、丁巳、己未等九年。

（2）根据每年交运时年干与日干、时干的关系来推算：每年初运交运的时间均在年前的大寒节，交运的第一天，如果年干与日干或年干与时干相合，也可以产生平气。又名为干德符。如壬申年初运交运的大寒节第一天日甲子是丁卯，丁壬同可化木，刚柔相济，其年干与日干相合，因而属平气之年。其他如此类推。

（3）根据岁运与月干之间的关系来推算：在岁运不及之年，因所逢的月干皆符合相济，没有胜制它的，仍然称为平气。

（七）运气学说与发病

1. 岁运太过与发病

岁运统主一年的运气。岁运太过则气候表现为该运所主的运气特点异常激烈变化，其疾病发生亦具有一定的规律性，凡阳干之年均属运气太过之年，如甲己土运，甲为阳土，所以逢甲年，为土运太过之年，因此，六十年中，凡甲子、甲戌、甲申、甲午、甲辰、甲寅六甲之年，都是岁运土气太过之年。余六丙、六戊、六庚、六壬之年均仿此。

岁运的太过，各有不同的气候变化及所患疾病，这里举岁木太过为例，如《素问·气交变大论》说："岁木太过，风气流行，脾土受邪。民病飧泄食减体重烦冤，肠鸣腹支满，上应岁星。甚则忽忽善怒，眩冒巅疾。化气不政，生气独治，云物飞动，草木不宁，甚而摇落，反胁痛而吐甚，冲阳绝者，死不治。上应太白星。"木运太过影响人体发病的规律是肝木本身及其所胜之脏脾土的病变。木胜克土，故见飧泄食减，肠鸣腹满等症；肝木本气太过，则见善怒、眩冒巅疾、胁痛等症。

再如："岁火太过，炎暑流行，肺金受邪。民病疟，少气咳喘，血溢血泄注下，嗌燥耳聋，中热肩背热。上应荧惑星。甚则胸中痛，胁支满胁痛，膺背肩胛间痛，两臂内痛，身热肤痛，而为浸淫。收气不行，长气独明，雨水霜寒，上应辰星。"此为火运太过，导致心的本身及其所胜之脏肺金的病变。火克金，故见病疟，少气咳喘；心火太甚，则见血溢血泄、嗌燥等等症状。从上举二例来看，岁运太过致病的基本规律，除本脏外，主要是在其相胜之脏。

具体可见表8。

表8   岁运太过与发病关系表

五运太过	木	火	土	金	水
气候特点	风气流行，云物飞动，草木不宁，甚则摇落	炎暑流行，火燔焫，水泉涸，物焦槁	雨湿流行，泉涌河衍，涸泽生鱼，风雨大至，土崩溃	燥气流行，肃杀而甚，草木敛，苍干凋陨	寒气沉行，大雨至，寒气早至，霜不时降
所伤	肝脾	心肺	脾肾	肺肝	肾心
症状表现	掉眩、善怒、巅疾、吐利、胁痛、食减、体重、烦闷	疟、少气、咳喘、血溢、血泄、注下、咽燥耳聋、中热肩背痛、胸中痛、谵妄狂越、咳喘息鸣、下甚血泄	腹满、清厥、意不乐、体重烦满、肉痿、足痿不收、脚下痛、行善瘈、中满食减、溏泄、肠鸣	两胁及少腹痛、目赤痛、疡、耳无所闻、胸痛、咳喘逆气	身热、烦心、躁悸、阴厥上下中寒、谵妄、心痛、腹大胫肿、喘咳、腹满肠鸣、溏泄、食不化

2. 岁运不及与发病

凡阴干之年，为岁运不及。不及，指五运之气衰少。运不及之年除了导致胜气妄行以外，还会出现制止胜气的复气，所谓有胜必有复。例如木运不及则燥金之气大行，但不及的木运之子火气必复母仇而产生火热气候。所以《素问·气交变大论》说："岁土不及，燥乃大行……复则炎暑流火"；"岁火不及，寒乃大行……复则埃郁，大雨且至"；"岁土不及，风乃大行……复则收政严峻，名木苍凋"；"岁金不及，炎火乃行……复则寒雨暴至"等。

岁运不及年份的发病规律是：一则与岁运相应之脏被抑而病，二则所不胜之脏偏盛而病，三则因复气偏胜而产生相应病证。

具体可见表9。

表9   五运不及与发病关系表

五运不及	木	火	土	金	水
胜气	燥气大行	寒气大行	风气大行	炎火大行	湿气大行
复气	炎暑流火	大雨且至	肃杀霖霪	寒雨暴至	大风暴发
所伤脏	肝、肺、心	心、肾、脾	脾、肝、肺	肺、心、肾	肾、脾、肝
症状表现	中清，胠胁痛，少腹痛，肠鸣，溏泄，寒热，疮疡，胗，痈痤，咳而鼽	胸中痛，胁支满，膺背肩胛间两臂内痛，心痛，暴瘖，腹大，骛溏腹满，食饮不下，寒中肠鸣，泄注腹痛	飧泄霍乱，体重腹痛，肌肉眴酸，善怒，胸胁暴痛，下引少腹，善太息，食少无味	血便注下，阴厥，且格阳反上行，头脑户痛，延及囟顶，发热，口疮，甚则心痛	腹满身重，濡泄，寒疡流水，腰股痛发，烦冤足痿清厥，跗肿，腹满浮肿，筋骨并辟，肉眴瘛，目视䀮䀮，气并膈中，痛于心腹

3. 司天在泉与发病

客气又有司天和在泉之分，对人体发病的影响也有区别。当根据客气变化判断疾病时，要从司天在泉本气偏胜致病，找出一般发病规律。

司天在泉胜气与发病：司天之气主管上半年，在泉之气主管下半年，所谓司天在泉胜气发病，就是指司天在泉之气淫胜时，除引起与之相应的内脏有病外，同时还会按五行相克规律，出现胜气所胜之脏为病，如子午之年，少阴君火司天，阳明燥金在泉，上半年的胜气就是火气，除有火气亢胜所致病证外，由于火旺而克金，那么上半年除火证、心病外，肺病也较多。而下半年则是气候偏燥，肺和大肠之病较多外，由于金旺克木故下半年还会因燥金胜气的影响，而有"善太息，心胁痛"等肝病发生。如《素问·至真要大论》说："厥阴司天，风淫所胜，则太虚埃昏，云物以扰，寒生春气，流水不冰。蛰虫不去。民病胃脘当心而痛，上支两胁，鬲咽不通，饮食不下，舌本强，食则呕，冷泄腹胀，溏泄，瘕，水闭，病本于脾。"厥阴司天，则风气淫其所胜，天空尘浊不清，风起云涌扰动不宁，冬季行春温之令，流水不能结冰，蛰虫不去伏藏。人们多病胃脘疼痛，上撑胀二胁，咽膈不通利，饮食不下，舌本坚硬，食则呕吐，冷泄、腹胀、便溏、泄、瘕，小便不通，其病的根本在于脾藏，如果冲阳脉绝，则是死证，不能救治。

在泉之气，对疾病的影响，如《至真要大论》说："岁厥阴在泉，风淫所胜，则地气不明，平野昧，草乃早秀。民病洒洒振寒，善伸数欠，心痛支满，两胁里急，饮食不下，膈咽不通，食则呕，腹胀善噫，得后与气，则快然如衰，身体皆重"。岁厥阴在泉之年，风淫过甚，则地气不明原野昏昧，草提早吐秀。人们多病洒洒然振栗恶寒，时喜伸欠，心痛而有撑满感，两侧胁肋拘急不舒，饮食吃不下，胸膈咽部不利，食入则呕吐，腹胀多噫气，得大便或放屁后，觉得很轻快，全身沉重乏力。

司天之气或在泉之气，能使人五脏相应而发病，但也能出现应当某脏发病而不病，或脏气应当相应起作用，反而不相应不起作用的情况，这是因为受着天气的制约，人身脏气上从于天气的关系，如《素问·五常政大论》说："其岁有不病，而藏气不应不用者何也？岐伯曰：天气制之，气有所从也。"

4. 客主加临与发病

客主加临，主气固定不动，客气逐年流转，以客气加于主气之上，这样上下相交，客主加临，主司气候的变化。在客主加临的顺序上，如果加临之气与主气是五行相克的，就会使人生病。如《素问·五运行大论》说："上下相遇，寒暑相临，气相得则和，不相得则病。帝曰：气相得而病者何也？岐伯曰：以下临上，不当位也。"相得，是指客主之气五行相生；不相得，就是客主之气，相互克贼；以下临上，是说君火和相火，下加于上为逆，上加于下为顺。正如《素问·六微旨大论》说："君位臣则顺，臣位君则逆，逆则其病近，其害速；顺者其病远，其害微。所谓二火也。"这种以下位加于上位的情况，虽似相得，但也属于克贼之类。

在客主加临的关系上，是有胜气而无复气的，主气胜是逆，客气胜是顺，其致病情况，举厥阴司天为例。《素问·至真要大论》说："厥阴司天，客胜则耳鸣掉眩，甚则咳；主胜则胸胁痛，舌难以言"；"厥阴在泉，客胜则大关节不利，内为痉强拘瘛，外为不便，主胜则筋骨繇并，腰腹时痛"。

（八）运气学说的临床运用

1. 古代医案摘录

（1）明·王肯堂医案（《医学穷源集》）

土运年吴姓病例：

吴姓，二十六。风邪外感日久，医汗之下解，后致胸膈不宽，腹中鞕，遍身筋骨拘挛，医又用承气法下之，不效，脉数濡。案：湿热固结三焦，以至营气格绝而枯闷也。难矣哉。

大豆黄卷　竹茹　通草　泽泻　净银花　瓜蒌仁　车前　枳实

释：此甲寅年白露前六日方也。月建申金，天运交少角，客气阳明主事，此时客气与月建相合，治法当以阳明为主，固已。而少角为乙木，实管周身之筋脉。又前运之太羽失于滋养，则水气不能滋木，不得不急用补干之法，使太羽之水气流通无滞而后乙木可条达，庚金可传布也。黑豆本属水，又经水浸而生芽，勾萌甲坼，得水木相生之意，仲景薯蓣丸用之虚劳风气，理可推矣。

后三日换方：

案：木气少舒，金气尚多壅滞。

藿香　白芥子　猪苓　川郁金　葛根　阿魏　青皮　枳实　半夏

释：纯以开散阳明为主，且青皮兼有舒木之意。但月建将近申金，亦须兼理，急用芥子以清辛金之痰，治法实为周密。

后四日换方：

赤茯苓　白茯苓　木通　木香　瓜蒌皮　宣木瓜　神曲　阿魏　黑芝麻　净银花

释：此白露后一日方也，酉金为湿金，故白露亦称湿令，况证本由于湿热，自当以利湿为主，而降痰导滞清理阳明，又为此时切要，但木通、木瓜兼理少角耳。

后三日换方：

案：邪气盘居阴分过虚，急脉缓收可也。

鲜首乌　赤苓　柏子仁　枳实　藿香　楂肉　稻根

煎汤代水，加姜汁三匙。

释：重用首乌稻根，滋金水二脏，因辛当月建，癸能化戊也，而柏仁、楂肉又有火土相生之意，盖久病枯闷之证，不能专用克伐故耳。

（2）明·汪石山医案（《运气易览》）

例一，人旅寓北方，夏秋久雨，天行咳嗽，头痛，用益元散：滑石六两，甘草一两，姜葱汤调服。应手效，日发数十斤。此盖甲己土运，湿令痰壅肺气上窍，但泄膀胱下窍而已，不在咳嗽例也。

例二，戊年楚地春瘟，人不相吊，予以五瘟丹投泉水，率童子分给，日起数百人。五瘟丹乙庚年黄芩为君，丁壬山栀为君，丙辛黄柏为君，戊癸黄连为君，甲己甘草梢为君，为君者多一倍也。余四味与香附、紫苏为臣者，减半也。七味生用，大黄三倍，煎浓汤去渣熬膏和丸，如鸡子大，朱砂雄黄等分为衣，贴金箔，每用一丸，取泉水浸七碗可服七人。

例三，丹溪曰：小儿痘陈文中用木香异功散，温热之药多，因立方之时乃值运气寒水司天、在泉，时令又值严冬大寒，为阴寒郁遏，疮不红绽，故用辛热之剂发之。今人不分时令寒热，一概施治，误人多矣。

例四，一人年四十五，平生瘦弱血少，值庚子年，岁金太过，至秋深燥金用事，久晴不雨，得燥症，皮肤拆裂，手足枯燥，搔之屑起，出血痛楚，十指甲厚，反而莫能搔痒，予制一方名生血润肤膏，药用归、芪、生地、天麦二门冬、净芩、栝蒌仁、桃仁泥、酒红花、升麻，煎服十数帖，其病如脱。大便结燥，加麻仁、郁李仁。后治十数人皆验。

（3）清·叶天士医案（《临证指南医案》）

例一，程，虚劳。今年厥阴司天，春分地气上升，人身阳气上举。风乃阳之化气，阴衰于下，无以制伏，上愈热，则下愈寒，总属虚象。故龟胶人乳，皆血气有情，服之小效者，非沉苦寒咸也，兹定咸味入阴，介类潜阳法。

熟地、龟胶、阿胶、炒远志、炒山药、湖莲，六七日后仍进琼玉膏减沉香。

例二，陈氏，呕吐。未病先有耳鸣眩晕，恰值二之气交，是各藏根蒂未固，春升之气泄越，无以制伏，更属产后精气未复，又自乳耗血，血去液亏，真阴日损，阳气不交于阴，变化内风，上巅犯窍，冲逆肆横，胃掀吐食，攻肠为泻，袭走脉络，肌肉皆肿，譬如诸门户尽撤，遂致暴风飘漾之状。医者辛散苦降重坠，不但病未曾理，致阳更泄，阴更涸，烦则震动即厥，由二气不能自主之义，按以两脉，右手涩弱，虚象昭然，左脉空大，按之不突，亦非肝气肝火有余，皆因气味过辛散越，致二气造偏，兹以病因大旨，兼以经义酌方：人参、茯苓、半夏、白芍、煨姜、炒粳米。

例三，温，泄泻。长夏湿胜为泄，腹鸣尿少，腑阳不司分利，先宜导湿和中，胃苓汤。

向年阴分伤及阳位，每有腹满便溏，长夏入秋，常有滞下，此中焦气分积弱，水谷之气易于聚湿，或口鼻触入秽邪，遂令脾胃不和，是夏秋调摄最宜加意，拟夏秋应用方备采，天暖气蒸，南方最有中痧痞胀诸恙，未受病前，心怀疑虑，即饮芳香正气之属，毋令邪人为第一义。藿香梗、白蔻仁、橘红、桔梗、杏仁、郁金、降香、厚朴。

夏至后，热胜湿蒸，气伤神倦，用东垣益气汤，若汗出口渴，兼生脉散敛液。

2. 现代临床应用举例

（1）脊髓灰质炎辨证治疗中运用运气学说收到满意疗效（福建中医药，1962，2：34）

1959年为己亥年，中运属阴土少宫，司天为厥阴风木，在泉是少阳相火，春初气为厥阴风木，客气为阳明燥金。本年属厥阴风木司天，司天主上半年之气，因此春季仍为厥阴风木盛令。从中运看"岁土不及，风及大行"，原因是土不及则水胜，水生木。因而风盛行，病多飧泄，筋惕肉瞤，腹胀，肢不能举，掉眩巅疾，所表现的征象与夏秋季因湿热导致"痿"、"痹"的症状有所不同。从龙溪专区医院中医科收治患者中的7例来看，均为儿童，年龄最小的1岁，最大者9岁，皆经西医确诊。发病过程中表现有的头晕突然昏倒，有的口噤不会说话，有的上下肢瘫痪不能活动，有的闻振动声而惊跳，有的并发眼球斜视、四肢抽搐。这些症状皆属肝阳上升，肝风内动而非风寒湿三气合而为痹。说明疾病的发生与运气学说（中运、司天）有着比较密切的关系。且治疗中并未使用一般清热逐湿的方药，而是根据运气学说辨证，一般用生地、白芍、当归、石决明、牛膝、桑寄生、钩藤、地龙等镇肝凉肝活血。上下肢瘫痪或酸痛则佐以"四藤片"、"虎潜片"以驱风通络，另外配合临床所见的兼症分别用药而收到迅速的疗效（部分病例配合西药抗生素及新斯的明治疗，后期一般配合针刺）。具体说，如发高热，头痛，神昏用羚羊角平肝阳以降热，喉痹则加六神丸（雷氏）治疗。其疗程最短者 10 天，最长者 50 天，平均 22 天治愈，由此说明运气学说作为探讨病因、诊断和治疗似有一定的意义。

（2）流行性乙型脑炎与气象之间的关系研究（福建中医药，1965，4：1）

1955 年石家庄乙脑流行，证偏热，多呈高热神昏，舌绛脉数等症，采用清热解毒法，用白虎汤加减取效显著。1956 年北京地区多雨，其证偏湿，多见高热，胸闷，舌苔厚腻。开始以石家庄方法处理，效不佳，后按湿热治疗，疗效显著提高。1958 年广州地区乙脑流行，证属热盛湿伏，采用清热透湿法较显效。1960 年厦门乙脑流行，气值庚子，少阴君火司天，阳明燥金在泉，为金运太过之年，"岁金太过，燥气流行，肝木受邪"，发病正处处暑节气，为暑、燥、火相合而致，以白虎汤清燥金，羚羊角、全蝎、蜈蚣、地龙干平肝风；又虑暑热过盛克金，故以西洋参苦甘补土生金。138 例治愈 122 例，死亡 15 例，其中 4 例入院 24 小时死亡，故修正死亡率为 8.23%。

《内经》现代研究概况

（一）《内经》与天文历法

《内经》中蕴涵着丰富的天文历法知识，到 20 世纪 70 年代末期，其中的内容开始引起国内学术界的重视，并深入开展了多学科的协作研究，已有的研究表明，《内经》关于天文历法的认识对于现代天文学的发展无疑具有重要的借鉴作用。

1. 《内经》中的天文学知识

《内经》中的天文学知识主要涉及宇宙结构以及天体的分布运行情况，与现代天文学有很多相似之处。

（1）《内经》中的宇宙观

《内经》称宇宙为太虚，明确指出宇宙是由天和地，形和气两种对立统一的物质形态构成，并为我们描绘了一个有生命力的生化不息的宇宙，正如《素问·天元纪大论》云："太虚寥廓，肇基化元，万物资始，五运终天，布气真灵，揔统坤元，九星悬朗，七曜周旋，曰阴曰阳，曰柔曰刚，幽显既位，寒暑弛张，生生化化，品物咸章"。说明无边无际的宇宙，充满了生化的大气，这是宇宙的本元，天地之气皆由之而生发。太虚之中的大气，分为阴阳两类。天地万物之生，都是阴阳二气相互作用，不断运动变化的结果。所谓"积阳为天，积阴为地"，"阳化气，阴成形"，"清阳上天，浊阴归地"，都指明阳气聚积而成为天，阴气聚积而成为地。由于阳气具有运动、扩散、清轻等特性，所以天是阳气的聚积，是没有形体的；而阴气具有静止、凝固、沉浊等特性，因而阴气的累积就成了具有形体的地。

《内经》中这种对宇宙构成的理论已经非常接近现代天体物理学的观点，在相对论和量子理论中也得到了充分体现。我们现在都已经知道，我们的宇宙诞生于大约 120 亿年以前的一次大爆炸，宇宙的演化过程中形成了整个太阳系，继而形成了我们所赖以生存的地球。此外，文中"揔统坤元"的相关论述，强调的是天对地的主宰作用，意思是说地上万象变化无不取决于天运，这在现代天文学中已经得到了证实。现代有关宇宙圈作用于地球环境圈的理论，指出宇宙对地球的作用是多层次的，从银河系、河外星系、太阳系、地月系到彗星、脉冲星、宇宙尘等天体，还有无形的万有引力和宇宙辐射等无不对地球的演化和生命的进化起着决定性作用。

（2）《内经》的日月星辰观

北斗星和北极星

《内经》中多处提到北斗星和北极星的名称。《灵枢·九宫八风》有"太一"、"招摇"的记载，《素问·天元纪大论》还有"九星悬朗"的说法。这里的"太一"即指北极星，"招摇"，是北斗星斗柄的代名词。此外，《内经》还有北斗星围绕北极星回转不息的描述，如《灵枢·九宫八风》说："太一常以冬至之日，居叶蛰之宫四十六日，明日居天留四十六日，明日居仓门四十六日，明日居阴洛四十五日，明日居天宫四十六日，明日居玄委四十六日，明日居仓果四十六日，明日居新洛四十五日，明日复居叶蛰之宫，曰冬至矣。"这里所叙述的"太一"依次移居九宫，术语称为"太一游宫"。实际上，"太一游宫"是北斗星围绕北极星回转不息，旋指十二辰的运动。北斗星围绕北极星回转不息，旋指十二辰，具有指示方向，规定节气的作用。

　　二十八星宿

　　二十八宿，是古天文学为了观测日、月、五星的运行所确认的二十八群恒星标志，它们的名称自西向东依次是角、亢、氐、房、心、尾、箕、斗、牛、女、虚、危、室、壁、奎、娄、胃、昴、毕、觜、参、井、鬼、柳、星、张、翼、轸。《灵枢·卫气行》中有："天周二十八宿而一面七星，四七二十八星，房昴为纬，虚张为经。"显然，《内经》已经认识到二十八宿的概念，并且其排列是分列四方，每方七宿，中心分别为房昴虚张。

　　日月五星

　　关于日月五星的运动，《素问·天元纪大论》表述为"七曜周旋"的形式。七曜，即日、月和金、木、水、火、土五星。五星，《内经》又称太白、岁星、辰星、荧惑、镇星。七曜周旋，是古人站在地球上所见到的日、月、五星等天体在黄道上的视运动。

　　①太阳的视运动

　　《内经》观测太阳视运动的方法有两种。一种是肉眼直接观测，例如《灵枢·卫气行》说："是故房至毕为阳，昴至心为阴。"这是指在二十八宿的恒星背景上对太阳的周日视运动的观测。《素问·五运行大论》说："所谓戊己者，奎壁角轸，则天地之门户也。"这是指在二十八宿恒星背景上对太阳周年视运动的观测。另一种是通过天文仪器观测太阳视运动的轨迹，太阳视运动的轨迹是没有办法直接显示在天空中的，但是可以通过太阳的投影标示在地面上。对于太阳的投影，《内经》使用了"圭表"进行观测，如《素问·六节藏象论》说："立端于始，表正于中，推余于终，而天度毕矣。""表"即圭表，是古代的一种天文仪器，观察日影投射在圭面的长短周期变化，可以测知太阳行程，校正时令节气。例如中午日影最长的位置为冬至，日影最短的位置为夏至，而两个冬至或夏至之间的时间长度为一个回归年。

　　②月亮的视运动

　　月亮在空中的周期运动规律有两种，一种是月相的朔弦望晦变化，称朔望月周期；另一种是月球在恒星背景中的位置变化，即月球绕地球公转一周的运动，称恒星月周期。

　　对于朔望月，《素问·八正神明论》提到"月始生"、"月廓满"、"月廓空"的月相盈亏盛衰变化，并与人体生理现象相联系，指出："月始生则血气始精，卫气始行。月廓满则血气实，肌肉坚。月廓空则肌肉减，经络虚。"《灵枢·岁露》中作了解释："人与天地相参也，与日月相应也。故月满则海水西盛，人血气积，……至其月廓空则海水东盛，人气血虚……"可见，《内经》认为月亮是引起潮汐的主要因素。由于天人相应关系，所以既然月亮引起了地上水流的变化，那么也会引起人体中流动的血气变化。而对于朔望月周期，《内经》没有明确论及，但《素问·六节藏象论》有"大小月"的记载。大月是 30 天，小月是

29 天，因此《内经》的朔望周期应该是 29.5 日。

对于恒星月周期，《素问·六节藏象论》仅仅提供了"日行一度，月行十三度有奇"的数据。"月行十三度有奇"，即月亮每日在周天运行的度数。《内经》以周天为 365.25 度，每日行 13 又 7/19 度，则恒星月周期应该是二者相除，等于 27.321850，与现代计算的 27.321661 误差极小。

③五星的视运动

对于五星的视运动，《内经》有一段详尽的描述。《素问·气交变大论》说："帝曰：其行之徐疾逆顺何如？岐伯曰：以道留久，逆守而小，是谓省下；以道而去，去而速来，曲而过之，是谓省遗过也；久留而环，或离或附，是谓议灾与其德也；应近则小，应远则大。芒而大倍常之一，其化甚；大常之二，其眚即发也；小常之一，其化减；小常之二，是谓临视，省下之过与其德也。德者福之，过者伐之。是以象之见也，高而远则小，下而近则大，故大则喜怒迩，小则祸福远。岁运太过，则运星北越，运气相得，则各行以道。故岁运太过，畏星失色而兼其母，不及则色兼其所不胜。"《内经》的这段原文主要讨论了五星的视运动、亮度和颜色的变化。不难看出，此段原文已经认识到行星的视运动有徐、疾、顺、留、守的运动变化规律和"以道留久，逆守留久，逆守而小"、"以道而去，去而速来，曲而过之"以及"久留而环，或离或附"三种运动轨迹。而文中所说的"应近则小，应远则大"，郝保华认为是指水星、金星亮度与大小变化的情况，另"高而远则小，下而近则大"则说的是火星、木星和土星亮度与大小变化的情况。

2.《内经》的历法

所谓历法，狭义地讲，就是将年、月、日、时等时间周期安排为一定的系统，或者就是把多种时间周期做适当的组合，以适应社会生产和生活的需要。《内经》为养生和治疗的需要，按照自然界运动变化与人类生命活动关系密切的观点，自然地注意人体与时令气候的关系，因此对季节的迁徙、气候的变异往往颇为重视，自然产生了历法。《内经》的历法主要分为太阳历和阴阳合历。

（1）太阳历

《内经》中的太阳历有两种形式：即二十四气历和九宫八风历。

关于二十四气历，《内经》中说："五日谓之候，三候谓之气，六气谓之时，四时谓之岁。"六气为一季，四季即二十四气。按二十四节气划分时令，气候、物候变化密切相符，用以表示生物一年之中的生化节律，有明显的优点，所以《内经》许多篇章中有关疾病的死生预后等内容常以节气来划分。

至于九宫八风历，这是一种鲜为人知的古历，但在《内经》中却占有显著地位。《灵枢·九宫八风》记载："太一常以冬至之日，居叶蛰之宫四十六日，明日居天留四十六日，明日居仓门四十六日，明日居阴洛四十五日，明日居天宫四十六日，明日居玄委四十六日，明日居仓果四十六日，明日居新洛四十五日，明日复居叶蛰之宫，曰冬至矣。太一日游，以冬至之日，居叶蛰之宫。数所在，日从一处，至九日，复返于一，常如是无已，终而复始。"

"太一"，又名"太乙"，即北极中大星。由于地球的公转，北极中大星每年环绕北天极运行一周，古代又称之"璇玑四游"。文中把北极中大星周行的北极附近的天区划分为八宫，加上中央北天极，名之曰九宫。九宫八风历把一回归年定为366日，自冬至日开始，将一年366日分配于八宫，规定北极中大星每过一宫主45日或46日，以此将一年划分为八节。它认为北极中大星过宫的交节之际，都有风雨相应，谓之八风。八风之来，如与北极中大星所在天区方向一致，则为天地正气，主长养万物；若与北极中大星所在天区方向相反，则为冲后之虚风贼风，有害于生物人体。

（2）阴阳合历

阴阳合历是兼顾太阳和月亮两种运动的历法，《内经》中也有两种：一种即将太阳回归年与朔望月相结合的阴阳合历，如《素问·六节藏象论》所介绍的："日行一度，月行十三度有奇焉，故大小月三百六十五日而成岁，积气余而盈闰矣。"《内经》对此历法的论述较为粗略，医家用之也不多，此处也不多作介绍。

另外一种就是五运六气历，这部历法记载于《素问·天元纪大论》等"七篇大论"中，全部历谱可用干支——五运阴阳系统推算出来。

天干地支，原是古人用来记载年、月、日、时的符号。在运气历中，干支与阴阳五行相配的方法与一般配法有不同。一般的分配为：甲乙属木，丙丁属火，戊己属土，庚辛属金，壬癸属水。而运气历中，除庚金己土外，其余八干全然不同，这就是《素问·天元纪大论》所说的："甲己之岁，土运统之；乙庚之岁，金运统之；丙辛之岁，水运统之；丁壬之岁，木运统之；戊癸之岁，火运统之。"至于这样相配的原因，正如《素问·五运行大论》说："丹天之气，经于牛女戊分；黅天之气，经于心尾己分；苍天之气，经于危室柳鬼；素天之气，经于亢氐昴毕；玄天之气，经于张翼娄胃。所谓戊己分者，奎壁角轸，则天地之门户也。夫候之所始，道之所生，不可不通也。"说明十干化运是由观察天象而来，按五运六气历原理，这五种不同颜色的光代表地面上木、火、土、金、水五种物质性质，并和同名的五星相关。它们在空间的流布有固定的位置和永久的影响，当与其方位相应的天干值年时，该年气候就呈现出对应的特异性变化，引起相关星象明亮度、颜色和运行轨道的改变，并对生存于天地气交之分的自然界万物和人体带来正常的和不正常的影响，引起虫、畜、谷、果繁育衰耗的变异和人体脏腑功能的生理病理改变。

3. 现代研究

在现代研究中，人们往往选取天体运行与人体之间的关系为研究点，应用现代科技手段，深入挖掘《内经》中的合理思想，已经取得了一定的研究成果。目前的研究表明，天体运行的周期性变化将会带来自然万物相应的变化。下面，就分别介绍一下有关太阳、月球和行星等天体的运行对生物体影响的现代研究。

太阳对地球上的生物来说，无疑有着举足轻重的地位。因为一方面，阳光的强弱可以直接作用于生物体，为之提供信息和能量，另外一方面，它可以导致大气中的一切物理过程以及气候条件的相应改变，间接影响生命活动。因此，当太阳上各种能造成电磁场辐射和微粒辐射变化的异常，如黑子活动加剧，磁爆发生、耀斑出现或日食等，都会给生物体带来相应的影响。国内曾对日全食时人体机能的异常变化做了系列观察，发现血浆环核苷酸、血浆皮质醇含量下降，尿-17羟类固醇排泄量下降，交感神经兴奋性显著抑制。另有学者对日食情况下正常小鼠脑内单胺类介质进行了测定。检测结果表明，日食开始后，脑内 5－HT 含量下降，DA 含量也急剧下降，日食过后又大幅度地回升。因为日食发生后，阳光辐射出现骤然变化，并同时导致大气电离、地球磁场和地面气象等环境因素的改变，而这些变化对于动物脑内异常敏感的神经递质来说，无疑都是刺激因素，从而导致了相应的变化。

同样，月球也会对生物体的活动产生相应的影响。出现这种现象的机制，现代研究资料以为，可能是因为受到月球引力、月球磁场和月光强弱的影响，目前的工作还有待于进一步深入。在已有的研究工作中，涉及最多的是女性月经周期。如对于《素问·八正神明论》所论的月节律，有学者总结到：女性月经周期平均为 28 天，恰好处于"恒星月"周期 27 天 7 小时 43 分 11.4 秒和一个朔望月之间，卵巢黄体的形成，也呈现 14±2 天的半月周期……大部分月经来潮时间在盈月，新月前为经期高蜂……满月前后受孕最多……在望月夜晚，妇女月经出血量成倍增加；而在月亏情况下，则出现相反现象。当然，研究者也发现男性的生理功能也会随月相盈亏而发生变动，如尿－17 羟类固醇的排泄量、胡须的生长、痛阈和体重的变化均呈月节律。

至于行星运动对地球的影响，其研究开始于 20 世纪 60 年代。有人认为行星效应可通过潮汐的作用影响太阳，而太阳的扰动又通过磁场的变化影响地球。也有人认为这是因为行星磁场对地球的影响，又加上月亮磁场的共同作用，对地球形成不同纬度带的"对应区"，从而造成了对地球大气环流的影响。对于文中所论述的星体的异常运行会形成一定的灾难，以往认为是唯心的，但近代研究却在一定程度上证明了这种说法的可靠性。比如，有人发现，彗星出现的周期现象同地球上某些疾病的流行周期相当一致。比如百日咳每 3.5 年一次的流行，恰与 Fncke 彗星每 3.5 年一次运行于地球附近空间同步出现。此外，对流感流行病学的研究也发现，流感的大流行与亮新星，特别是与其亮度极大期有着明显的对应关系。因此，如果将该项研究深入下去，对预防某些疾病的发生无疑将有着十分重大的意义。

4. 结语

总之，《内经》中蕴藏着丰富的天文历法知识，这是我国古代劳动人民在长期的劳动生产实践中总结发明出来的，人们对宇宙的形成、对天体日月五星的观察、对天体运行规律的论述、对历法的认识，无不体现了我国古代劳动人民的智慧。当然，由于当时的科学技术水平不够发达，观测结果不可避免地可能会存在一定的误差，而且其中也会出现一些唯心主义的思想，这就要求我们在研究时，应该全面地、辩证地去看待这些问题。同时我们还应该看到，虽然现代医学的研究层次在逐步深入，已经进入分子水平，但对于整个宇宙这个大系统以及人与宇宙的研究工作而言，显然我国中医学要占优势。在《内经》所阐述的天文历法知识中，充分体现了中医学"天人相应"的系统论和整体观，这是中医学的精髓之所在。目前，国外已经开始了"医学——生物学——太阳地球物理学——气象学"等一系列的相关研究。我们更应该发挥自身优势，深入挖掘和研究《黄帝内经》中的天文历法知识，深入理解其中所蕴涵的"天人合一"的意义，一方面从基础实验的角度进行研究，寻求外界变化对生物体产生影响的物质基础。另一方面，从临床应用的角度进行研究，根据日月星辰的运动变化与人体生理病理的关系，从而推断出人体脏腑经络、气血阴阳的变化，推测可能发生的疾病谱，并采取相应的预防治疗措施，达到防病治病目的。在研究中，我们还应该积极借鉴现代天文学、物理学、地理学、物候学、气象学、分子生物学等多学科知识,这对于发展多学科交叉渗透,以及发展现代天文学、生命科学等无疑也是一种促进。

(二)《内经》与医学气象学

医学气象学,是近代国际上研究气象因素与疾病关系的一门新兴的边缘性学科。据有关资料表明,公元前400年左右,希波克拉底在他的著作中,就有关于医学和气象关系的论述,到18、19世纪,西方医学对医学和气象关系的认识渐趋细致。至20世纪30年代以后,对这门学科开始进行了较多的研究工作,50年代才发展成为一门独立的学科。在我国,早在2000多年前的《内经》时代就已经对医学与气象的问题有了较深的认识,它以人和自然界的密切联系为基本出发点,以四时六气为中心,把气候及天气对人类健康的关系具体贯穿到生理、病理、诊断、治疗和预防等各个方面,形成了一套较为完整的医学气象理论,对后世医学的发展有着重大的影响。

1. 关于《内经》记载的古代气象科学成就

《内经》认为,人类生活在大自然中,与自然界息息相关,故它指出:"上下之位,气交之中,人之居也"(《素问·六微旨大论》)。而人与自然的关系首先表现在自然界是人类赖以生存的必备条件,如《素问·宝命全形论》说:"人以天地之气生,四时之法成。"《素问·六节藏象论》说:"天食人以五气,地食人以五味……"等等。基于这一认识,《内经》进一步认为自然界的运动变化,直接或间接地影响人体,而人体对这些影响,也必然相应的反映出各种不同的生理、病理变化,所以《灵枢·岁露论》说:"人与天地相参也,与日月相应也"。

从四时、八节、二十四节气的确立来说,《内经》对此有着详细的论述。四时,指春、夏、秋、冬四季。《内经》中的"分别四时"(《素问·上古天真论》),"春夏养阳,秋冬养阴"(《素问·四气调神大论》)等皆为四时的概念。八节,《内经》中或称"八正",或称"八纪"。《素问·阴阳应象大论》所谓"天有八纪",这里的"八纪",即是二分(春分、秋分),二至(夏至、冬至),四立(立春、立夏、立秋、立冬),是指太阳周年视运动中,太阳在黄道上的八个不同位置,太阳在这八个不同位置时,地球上的气候有所不同而有各种气候的差异。关于二十四节气,《素问·六节藏象论》指出:"五日谓之候,三候谓之气,六气谓之时,四时谓之岁。"也就是五天称作一候,三候是十五天,称作一个节气(一年二十四个节气),六个节气是九十天,称作一时(即一季),四时成为一年。二十四节气实际上是把黄道分成二十四段,每段占黄道十五度有一个分点,太阳每运动到一个分点上,就表示到了一个节气。《内经》所说的"因天时之序,盛衰之时,移光定位,正立而待之"(《素问·六微旨大论》)及"立端于始,表正于中"(《素问·六节藏象论》),描述了古代用圭表测影以定节气的方法,《周髀算经》和《后汉书·律历志》等许多古书中都记载着二十四节气的日影长度数值,这说明二十四节气实际上是太阳视运动的一种反映,用圭表测定节气日期的方法,是我国古代劳动人民的伟大创造。

《内经》对气运动的论述也十分丰富,它把气分为阴阳两大类,认为阳气有运动、发散、清轻和温暖的特性;阴气则有静止、凝结、沉浊和寒冷的特征。由于两者的相互作用,所以有"阳化气,阴成形","清阳为天,浊阴为地"(均见《素问·阴阳应象大论》),《内经》对其运动的原理及表现形式，认为主要是"气之升降，天地之更用也"，"升已而降，降者谓天；降已而升，升者谓地。天气下降，气流于地；地气上升，气腾于天。故高下相召，升降相因，而变作矣"（《素问·六微旨大论》），指出了气流的上升下沉运动是空间因素与地面因素的相互作用的结果，上升与下降有互为因果的连锁关系，所以产生变化。不仅如此，《内经》还进一步认为大气层的变化处于永恒的运动之中，所以说"非出入，则无以生长壮老已；非升降，无以生长化收藏"（《素问·六微旨大论》）。

《内经》对大气运动过程中的相互制约、转化的规律也有具体论述，如《素问·气交变大论》说："夫五运之政，犹权衡也，高者抑之，下者举之，化者应之，变者复之，此生长化收藏之理，气之常也，失常则天地四塞矣。故曰：天地之动静，神明为之纪，阴阳之往复，寒暑彰其兆，此之谓也。"就是说自然界具有一种调节机制，犹如权衡之器，太过的加以抑制，不及的给予加强，旧的平衡破坏了，又建立新的相对平衡，这是生长化收藏的道理，也是四时气候变化应有的规律，如果失去这些规律，天地之气不升不降，就会闭塞不通了。

就天气周期性变化而言，《内经》将一年分为"六步"，每步各占四个节气，认为每步都有相应的气（即风、寒、暑、湿、燥、火六气）与之配合，这就是所谓六步之气。如有一个时令到了，相应的时令也就随之出现，如"春三月，此谓发陈，天地俱生，万物以荣"，"夏三月，此谓蕃秀，天地气交，万物华实"，"秋三月，此谓容平，天气以急，地气以明"，"冬三月，此为闭藏，水冰地坼"等（均见《素问·四气调神大论》）。《内经》还指出，四时气候的变化，寒暑的往来，是四时阴阳消长更胜的结果，即所谓"四时之变，寒暑之胜，重阴必阳，重阳必阴"（《灵枢·论疾诊尺》）。如果相应的气候应至而不至，或未至而至，都是反常的现象。不仅如此，《内经》还对一日之中昼夜晨昏的气温变化作了说明，如《灵枢·顺气一日分为四时》所说的"以一日分为四时，朝则为春，日中为夏，日入为秋，夜半为冬"即是。就非周期性的变化而言，《内经》论及"寒湿相遘，燥热相临，风火相值"（《素问·六微旨大论》）的问题，并指出"气有胜复，胜复之作，有德有化，有用有变"（同上），就是说，当其寒湿燥热风火相遇时，将会产生相互斗争，因为其中有主动的抑制作用，也有被动的反抗作用，所以出现各种变化。现代气象学中的锋面理论认为，在大气层中存在着一些气团，它们是一股大的气流，如果当两种属性不同的气团，如冷气团与热气团相遇而不混合，两者之间会出现一条很薄的过渡带，可看作为两个气团的分界面，这种分界面就叫做锋。在锋面上，冷、暖、干、湿等属性不同的空气交遇，发生了气流的抬升、下沉、水气凝聚、冻结，以至空气分子电离，从而导致了云块生消、刮风下雨、冰雹、电闪雷鸣等天气现象，如"地有高下，气有温凉，高者气寒，下者气热"（《素问·五常政大论》）。以上论述，在气象科学史上都是很有意义的。

2. 关于气候变化与人体生理的关系

《内经》作为一部医学著作，它所论述的气象问题，是直接为医疗保健服务的。《内经》中关于四时及昼夜昏晨气候变化与人体生理的关系问题有较系统认识。

（1）四时与精神活动的关系

《素问·阴阳应象大论》说："天有四时五行，以生长收藏，以生寒暑燥湿风。人有五脏化五气，以生喜怒悲忧恐"。指出自然界有春、夏、秋、冬四时的更迭，有木、火、土、金、水五行的生克变化，因此产生了风、暑、湿、燥、寒的气候，它影响到自然界的万物，形成了生、长、收、藏的规律；人与天地相应，人体五脏的生理也产生喜、怒、悲、忧、恐五种不同精神活动。

（2）四时与脏腑功能活动及经气运行的关系

《素问·金匮真言论》曾明确提出"五脏应四时，各有收受"的问题。指出五脏和自然界四时阴阳相应，各有影响。《素问·六节藏象论》则具体地说："心者，生之本……为阳中之太阳，通于夏气。肺者，气之本……为阳中之太阴，通于秋气。肾者……为阴中之少阴，通于冬气。肝者，罢极之本……为阳中之少阳，通于春气……"《素问·藏气法时论》中也有肝主春，心主夏，脾主长夏，肺主秋，肾主冬的明文记载。张介宾对此认为："人应春温之气以养肝，以夏热之气以养心，以长夏之气以养脾，以秋凉之气以养肺，以冬藏之气以养肾"。说明五脏之气，必应天气，五脏之气的强弱虚实与四时气候变化有密切关系。

（3）四时对气血运行及脉象的关系

《内经》认为外界气候变化对人体气血的影响也是显著的，如天热则气血畅通易行，天寒则气血凝滞沉涩，所以《素问·八正神明论》说："天温日明，则人血淖液而卫气浮，故血易泻，气易行；天寒日阴，则人血凝泣而卫气沉"。气候对气血运行的变化进一步引起脉象的变化，如冬季气温低，气压高，由于气温低，人体经常处于紧束状态，脉亦呈现紧象，气压高则血液流向体表时，受到外界的阻力增大，则脉因之而沉，从而形成了深沉有力微石的冬脉。相反，夏季的特点是气温高，气压低。气温高则人体经常出汗，而脉管易于扩张，气压低则外界阻力减弱，这就形成了微钩的夏脉等。所以有春弦、夏钩、秋毛、冬石的四季不同脉象。《素问·脉要精微论》对四季脉象变化，曾作过形象生动的描述，如"四变之动，脉与之上下，以春应中规，夏应中矩，秋应中衡，冬应中权……阴阳有时，与脉为期"。又说："春日浮，如鱼之游在波；夏日在肤，泛泛乎万物有余；秋日下肤，蛰虫将去；冬日在骨，蛰虫周密，君子居室"，这里不难看出，这些论述同前述四季与五脏生理关系也是相互贯通的。

（4）四时气候变化与人体水液排泄调节的关系

《灵枢·五癃津液别》指出："天暑衣厚则腠理开，故汗出。……天寒则腠理闭，气湿不行，水下留于膀胱，则为溺与气。"说明春夏阳气发泄，气血容易趋向于表，表现为皮肤松弛，疏泄多汗等；秋冬阳气收藏，气血容易趋向于里，表现为皮肤致密，少汗多溺等，以维持和调节人与自然的统一。这里值得提出的是《内经》初步认识到由于自然界的不断变化，人体也能十分有效地依靠自动调节能力适应各种气候环境。

（5）昼夜晨昏气候变化与人体生理的关系

《素问·生气通天论》说："阳气者，一日而主外，平旦人气生，日中阳气隆，日西而阳气已虚，气门乃闭"。这就指出了人体的卫阳之气，在白昼趋向体表，它的过程是与自然界气温的转化关系相一致的。早晨气温温和，卫阳之气亦逐渐由内向外升发，中午气温较高，卫阳之气由生而旺，太阳西下之时，气温由热而转清凉，人体的阳气内收，表阳之气已虚，故腠理毛孔逐渐闭密。人本阳气白天多趋向于表，夜晚多趋向于里的现象，反映了人体在昼夜晨昏的自然变化过程中的生理活动适应性。《灵枢·营卫生会》还谈到："卫气行于阴二十五度，行于阳二十五度，分为昼夜，故气至阳而起，至阴而止。故曰：日中而阳陇为重阳，夜半而阴陇为重阴。"近年曾有人观察到同一经穴在不同时间内，其生物电测值表现不同，也从一个方面说明人体十二经五腧穴在不同时间里有不同生理反应。时间生物学研究表明，随着周日的改变或睡、醒节律，神经内分泌也有节律地波动，可能所有激素分泌都有一定节律性改变，周日节律和中枢神经系统及下丘脑有关，可能在人体内有几个"生物钟"在起控制作用。《内经》的作者在当时有限的条件下，通过对大量气候与人体生理变化现象的观察，总结出气候与人体生理关系的规律，是颇有深意的。

3. 关于气候变化与发病的关系

中医学的病因学说十分重视气候变化对发病的影响，如《素问·至真要大论》说："夫百病之生也，皆生于风寒暑湿燥火，以之化之变也。"但《内经》始终认为疾病的发生，起决定因素的还是机体的内因条件，所以《灵枢·百病始生》指出："风雨寒热，不得虚，邪不能独伤人……此必因虚邪之风，与其身形，……参以虚实，大病乃成。"这说明在人与自然这对矛盾中，如果气候变化急剧，超过了人体调节机能的一定限度，或者由于人体的调节机能失常，不能对外界变化作出适应性的调节时，就会发生疾病，明确指出了疾病的产生是由内外因素相互作用的结果，对作为致病因素的气候条件，作出了科学的见解。

（1）关于季节性的多发病及疾病的季节分类问题

《内经》讨论了人体疾病的发生与四时气候变化相关的一般规律，指出："四时之气，各不同形，百病之起，皆有所生。"（《灵枢·四时气》)，并在大量医疗实践的基础上，对某些季节性的多发病或时令流行病，作过比较符合实际的总结。如《素问·金匮真言论》所说"春善病鼽衄，仲夏善病胸胁，长夏善病洞泄寒中，秋善病风疟，冬善病痹厥"等。不仅如此，《内经》还注意到四季发病的相互影响问题，如《素问·阴阳应象大论》中"冬伤于寒，春必病温；春伤于风，夏生飧泄；夏伤于暑，秋必痎疟；秋伤于湿，冬生咳嗽"的论述。清·雷少逸曾以此八句经文为纲领，结合他的临床经验写成《时病论》一书，详论了各种时令病的病因病理症状特点，以及立法依据，为近世医家所推崇。还须指出的是，《内经》对疾病季节性的分类也作了论述，《素问·热论》指出："凡病伤寒而成温者，先夏至日者为病温，后夏至日者为病暑。"这里就以夏至作为病温、病暑分界，从而据此确定不同的治疗原则。

（2）关于不同气候的致病特点及疾病发生的关系

《内经》认为，各种气候变化有它各自的特点。《素问·五运行大论》说："燥以干之，暑以蒸之，风以动之，湿以润之，寒以坚之，火以温之……故燥胜则地干，暑胜则地热，风胜则地动，湿胜则地泥，寒胜则地裂，火胜则地固矣。"《内经》对六淫致病的性质、特点做了详细的论述。如风邪的性质是动而不居，变化不定，为百病之先导，故《素问·风论》说："风者善行而数变……故风者百病之长也，至其变化乃为他病也，无常方，然致有风气也。"指出一年气候之中，风气无时不有，而四季中的温热寒凉之气多依此而侵袭人体，发生疾病，诸如风湿、风寒、风热等无不皆然，所以说为"百病之长"。其致病特点，首先易于侵犯人的体表，如《素问·骨空论》说："风从外入，令人振寒，汗出头痛，身重恶寒"。若风木之气太过，则会进一步影响脾土致病，如《素问·至真要大论》说："风气大来，木之胜也，土湿受邪，脾病生焉。"对于寒邪为病，《素问·热论》说："今夫热病者，皆伤寒之类也……人之伤于寒也，则为病热。"指出寒为热病之因。对寒邪的致病特点，《素问·痹论》说："痛者，寒气多也，有寒故痛也。"《素问·举痛论》又说："寒气入经而稽迟，泣而不行，客于脉外则血少，客于脉中则气不通，故卒然而痛。"若寒邪过胜，则会影响心受病，如《素问·至真要大论》说："寒气大来，水之胜也，火热受邪，心病生焉。"六淫中的暑与火，其性质是"其在天为热，在地为火……其性为暑"（《素问·五运行大论》）。暑邪致病的特点是令人多汗耗气，如《素问·刺志论》说："气虚身热，得之伤暑。"《素问·举痛论》说："炅则腠理开，荣卫通，汗大泄，故气泄。"暑邪的发病症状多有心神闷乱，甚则暴死，如《素问·六元正纪大论》说："炎火行，大暑至……故民病少气……甚则瞀闷懊侬，善暴死。"如火热之邪太过，则肺受病，如《素问·气交变大论》说："岁火太过，炎暑流行，肺金受邪。民病疟，少气咳喘，血溢……"对于湿邪致病的描述，《素问·阴阳应象大论》说："地之湿气，感则害皮肉筋脉"，《素问·生气通天论》说"因于湿，首如裹"，这些都反映了湿邪致病有重浊黏滞的特点。至于燥邪为病，《素问·气交变大论》说："岁金太过，燥气流行，肝木受邪。民病两胁下少腹痛，目赤痛。"《素问·阴阳应象大论》关于"风胜则动，热胜则肿，燥胜则干，寒胜则浮，湿胜则濡泻"的论述，可谓是对不同气候的致病特点的概括说明。《内经》关于六淫致病的性质、特点的论述，有助于我们在临床实践中从疾病的特征上探求病因，推断病情，而更值得重视的是关于这些病理气象的探讨，现今还是不可多得的宝贵文献。

　　一定的气候因素与某种疾病的发生是有其内在联系的，《内经》在这方面也作了探讨。如《素问·六元正纪大论》说："湿热相搏……民病黄疸。"概括地说明了黄疸的病因、病理，并涉及足以影响黄疸发生的自然环境、气候变化特点等相关因素。又如《素问·痹论》说风寒湿三气侵袭人体是形成痹证的成因，而且指出因感受其三者的偏胜不同而有行、痛、着痹之别。

　　（3）异常季节现象及其在病理现象上的意义

　　前已述及，一年四季的气候有周期性变化，但如果发生了"太过"和"不及"，将对人体产生"寒暑过度，生乃不固"的影响。《素问·五运行大论》指出："五气更立，各有所先，非其位则邪，当其位则正。"《素问·六微旨大论》更具体说到六气"其有至而至，有至而不至，有至而太过……至而至者和；至而不至，来气不及也，未至而至，来气有余也"。我们知道由于大气环境的变化，有些年份的气候有着不同的突出现象。反常的气候条件可以使某些疾病易于发生流行，而某些疾病的发生流行也往往和当时及前期的天气特征有关。对于异常季节现象及其病理气象的问题，《内经》曾作过详细的探讨，如《素问·六元正纪大论》说："水郁之发，阳气乃辟，阴气暴举，大寒乃至，川泽严凝，寒雾结为霜雪，甚则黄黑昏翳，流行气交，乃为霜杀，水乃见祥。故民病寒客心痛，腰椎痛，大关节不利，屈伸不便，善厥逆，痞坚腹满。"大意是指强烈的寒潮暴发，暖空气退避，极为寒冷的空气就此到来，河泽结冰，寒露结成霜雪，甚则昏暗浑浊之气流于气交之中，在这种情况下，人们多感受寒邪而发生上述病变。

　　（4）关于不同地区的气候类型与病证的关系

　　我国地域辽阔，具有多种气候类型，由于地理条件及各地的生活习惯不同，因此出现某些地方性疾病。《素问·异法方宜论》就讨论了东、南、西、北、中五方的地理气候特点及生活习惯与好发疾病的关系，这些颇似现代气候区划思想。

　　（5）昼夜变化与病变的关系

　　《灵枢·顺气一日分为四时》在论述一日分为四时之后，接着谈到"朝则人气始生，病气衰，故旦慧；日中人气长，长则胜邪，故安；夕则人气始衰，邪气始生，故加；夜半人气入脏，邪气独居于身，故甚也"。解释了人的生理活动随着昼夜更替而有变化。因此，在病理情况下，随着外界气温的变化，人体阴阳消长就会有不同的反映状态。

　　4. 关于气候变化对疾病诊断和判断预后的关系

　　《素问·移精变气论》说："理色脉而通神明，合之金木水火土四时八风六合，不离其常，变化相移，以观其妙，以知其要……色以应日，脉以应月，常求其要，则其要也。"指出研究色脉的道理，能够联系到金、木、水、火、土，四时，八风，六合，从正常的规律和异常的变化来综合分析，观察它的变化奥妙，从而知道其中的要领。后世常根据《内经》注重气候阴阳转折和疾病相关的理论用于推断病情，如一年四季中的二分二至，是阴阳气交之时；一日之中的子午卯亥，为阴阳交替之时，气象按期周转规律均有较明显的改变，所以掌握这个时气转变可以判断疾病。清·叶天士亦特别重视从寒暑交替，昼夜阴阳变化，联系整体，知时论证。他在《临证指南医案》中，诸如"晡刻必失血"，"申酉崩漏至"等医案，即为以时论病、分析病机、解释病理现象的例证。《内经》根据四时昼夜气候变化，阴阳消长盛衰的情况来判断疾病的预后和转归的论述，亦不乏记载。如《素问·玉机真藏论》说："一日一夜五分之，此所以占死生之早暮也。"马永泉等曾在临床观察中发现110例死亡病案中，符合阴证死于阴时，阳证死于阳时的有93例，占总数的84.55%，不符合的17例，占15.45%，阳证和阴证的死亡时间，基本上符合昼夜阴阳的时间。死亡时间以月份来说，则以六月及十二月为最多，恰好是阴历夏至和冬至的月份，从而认为节气的转移对疾病有很大的影响。尤其是有些慢性病，每逢节气交替的时候就加重，甚至大的节气如二至二分，常可使很多疾病加重而发生死亡。

　　5. 关于气候变化与治疗、预防的关系

　　因时、因地、因人制宜，是中医治疗学的重要原则，《素问·气交变大论》说："夫道者，上知天文，下知地理，中知人事。"指出辨证施治过程中，要注意全面分析外在环境与内在整体的有机联系。《素问·五常政大论》说："圣人治病，必知天地阴阳，四时经纪。"张介宾指出："五运有纪，六气有序，四时有令，阴阳有节，皆岁气也，人亦应之，以生长收藏，即天和也。"吴崑说："岁气有偏，人病因之，用药必明乎岁气。"由此可知，所谓"岁气"，即每年的气候变化。"天和"即自然气候的正常变化，岁气每年都有变迁，每年四季气候变化亦各有不同。而人体随时要受到自然气候的影响，所以治疗用药不能与四季气候违反。《内经》又强调指出："不知年之所加，气之盛衰，虚实之所起，不可以为工矣。"（《素问·六节藏象论》）《内经》还谈到根据时令气候不同而注意选择不同性质的药物。《素问·六元正纪大论》说："论言热无犯热，寒无犯寒。余欲不远寒，不远热奈何？岐伯曰：……发表不远热，攻里不远寒。"指出夏季不用过热的药，冬季不用过寒的药。但夏季有表寒证的，也不能不用热药，在冬季而有里热郁结的，也不能不用寒凉之品。不仅如此，《内经》还根据六淫致病的不同性质为后世垂示了寒热温清总的治疗原则。如《素问·至真要大论》所说"热淫于内，治以咸寒，佐以甘苦，以酸收之，以苦发之"，"寒淫所胜，平以辛热，佐以甘苦"等等，这些理论一直有效地指导着后世的临床实践。此外，《内经》治疗还与不同的地理区域气候紧密配合，如《素问·五常政大论》说："西北之气散而寒之，东南之气收而温之，所谓同病异治也。"

《内经》对针灸与四时气候变化的关系也十分重视。《素问·诊要经终论》就明确指出："春夏秋冬，各有所刺，法其所在。"《内经》认为三阴三阳之六气，内合于五脏，由于六气有太过不及，五脏有有余不足，四时气候亦有变迁之不同，因此人身血气所主部位各异，在治疗上要根据不同的气候条件，来决定取穴及针刺手法。

尤其值得指出的是，《内经》对医学气象的研究，突出地反映了防重于治的思想，《素问·四气调神大论》说："圣人春夏养阳，秋冬养阴，以从其根……故阴阳四时者，万物之终始也，死生之本也，逆之则灾害生，从之则苛疾不起。"指出在春夏阳气当旺之季，要保养人体内部的阳气，以免阳衰生病；秋冬阴气当旺之季，要保养体内的真阴，以适应来春阳气生发的机体变化。这就是顺从阴阳变化，而保养阴阳之根。如果违背了这个规律，就是逆阴阳之根，就会削伐机体的元真之气，而导致病害。该篇中还根据四季不同特点，对起居、精神调摄作了具体的说明，如"春三月……夜卧早起，广步于庭，被发缓形，以使志生……此春气之应，养生之道也"；"夏三月……夜卧早起，无厌于日，使志无怒……此夏气之应，养长之道也"；"秋三月……早卧早起，与鸡俱兴，使志安宁……收敛神气，使秋气平……此秋气之应，养收之道也"；"冬三月……早卧晚起，必待日光，使志若伏若匿，若有私意，若已有得，去寒就温，无泄皮肤……此冬气之应，养藏之道也"。诚然，我们今天机械地按照这种规定的时间去养生作息是不尽合适的。但不难看出，根据四时变异阴阳消长，注意生活起居及精神调摄，对于保持健康有着重要意义。总之，《内经》认为注意与四时气候的适应，避免外邪的侵袭，是预防疾病的重要措施和摄生所必须遵循的重要原则。因此《素问·四气调神大论》明确指出"不治已病治未病"的思想，正是这种防重于治的思想对后世医学的发展作出的可贵贡献。

6. 结语

综上所述，我们不难看到，《内经》对医学气象问题的论述，有着丰富多彩的内容，它在朴素的唯物主义思想指导下，把人与自然看作是一个密不可分的整体，充分认识到季节的变化，昼夜的交替，气候的异常，地区环境的差异与人体生理、病理及疾病的诊断治疗预防等方面的关系，包含了不少可贵的科学见解和值得研究的课题。就其所述各种气象要素对人体的影响而言，似已包括了气温、湿度、日照、风速、气压、降水等内容，相信随着科学事业的发展，它所阐述的医学气象理论，将会不断地得到新的论证和理解。当然，我们还应当看到，由于《内经》成书年代的限制，它所叙述的医学气象理论，还不可能有科学实验依据，诸如气象与五脏生理活动及情志活动的关系，气象与脉象、营卫循行的关系等，正有待我们进行新的探索。

（三）《内经》与时间医学

时间医学是新近发展而成的一门边缘学科，主要研究人体生命节律及其在医学上的应用，藉以指导临床的诊断、治疗、预防和保健。中医关于时间医学的最早记载见于长沙马王堆汉墓出土的《五十二病方》中，而《内经》则在总结前人经验的基础上，对此较为系统地进行了论述和发展，其内容更为丰富，为临床应用奠定了一定的基础。

1. 《内经》中关于时间医学的内容以及现代研究

时间医学理论将生物在生命活动过程中，所呈现的周期性变化节奏和规律，称为生命节律，同时以周期所需时间长短为依据，分为亚日节律、超日节律和近日节律三大类。下面就以此对《内经》中的相关内容和现代研究作简要介绍。

（1）《内经》中的亚日节律思想

亚日节律，指的是一日内重复两次到数次，即每个周期的发生小于 20 小时的节律变化，其中在数秒或几分钟内重复相同变化的节律周期，称为快速短周期振荡现象。《灵枢·五十营》记载："气行五十营于身，水下百刻，……漏水皆尽脉终矣"。就是说人体的经脉之气一昼夜在体内运行五十周次，运行一周需要两刻时间。由此推论，经脉之气对每一经的输注，每隔二十八分四十八秒就会出现一个高潮，而每一经高潮的出现，与经脉之气的循行顺序相关。《内经》原文的这种描述，正是人体某种生理变化近似于亚日节律的表现。

（2）《内经》中的超日节律思想

超日节律，是指周期在 28 小时以上的周期节律，其中包括近似 7 日、20 日、30 日和年周期节律。近年来，学者们侧重于对人体经脉气血月节律和年节律的周期性变化进行了探讨和研究。

①人体脉象年节律的变化

在《素问·脉要精微论》中，有"天地之变，阴阳之应"、"四变之动，脉与之上下，以春应中规，夏应中矩，秋应中衡，冬应中权"、"春日浮，如鱼之游在波；夏日在肤，泛泛乎万物有余；秋日下肤，蛰虫将去；冬日在骨，蛰虫周密，君子居室"等记载。由此可见，脉象的四季变化，是人体适应自然阴阳消长的一种年周期变化现象。目前的研究资料已经证明，四时脉象确实存在时间季节性差异。如上海张伯讷等对 16 例男青年的左关脉进行了测录，脉图的变化表现在如下几个方面：①脉形：夏至脉图主波高而稍宽，冬至主波旺而较窄，春分、秋分则介于两者之间。②脉率：冬季脉率较夏季快。③脉位：冬季脉指感偏沉，夏季脉较浮。④波幅：主波 h_1 在夏季最高，冬季最低，春秋两季则分别处于由低到高和由高到低的过渡阶段。在确定其周期时，发现脉图 h_1 变化的最适周期在 12～13 个月之间，符合近似年节律的周期范围。至于脉象变动的机理，有人认为是气温、气压对人体皮肤、肌肉、血管、血流量、流速等因素影响的结果。

②经脉之气盛衰的周年节律

经脉是气血运行的通道，它的正常机能同样受到时令节气的影响。如《灵枢·五乱》云："经脉十二者，以应十二月……分为四时。四时者，春秋冬夏其气各异。"说明经脉之气的注输也因时间的不同而有盛衰强弱的区别，从而形成与四时阴阳消长同步的年周期变化。在现代经络研究方面，刘立群认为经络、经穴是人体与自然界统一性自稳态的反应系统和反应点。学者们对经脉之气与自然界的相关性方面，采用现代科学手段做了大量工作。如郑荣蓉等依据经络循行的部位，五对手指中有六对经脉经过的特点，于是通过检测手指发光值，来观察经脉之气运行的消长盛衰规律。结果显示，手指发光值的变化存在着四时差异，说明了经脉之气年盛衰周期的客观性。

③五脏气血盛衰的年周期变化规律

《内经》认为，"五藏应四时，各有收受"，所以人体脏腑的年周期变化也称为"五脏三时"节律，这是中医学理论的一个重要组成部分，是说人体内在的脏腑生理机制与外界季节变化具有同步的相应变化，五脏在不同季节分别主持人的整体功能。具体而言，即如《素问·六节藏象论》所论述的肝主春，心主夏，脾主长夏，肺主秋，肾主冬等等。同时，《内经》还认为，五脏发病有一定四时节律性，如《素问·咳论》曰："五藏各以其时受病，非其时各传以与之。"说明五脏各在其所主的时令而受病，人与自然界的时令变化相应，并随四时节律不同而发生相应脏腑病证，且脏腑病变有不同的发病病位和性质，发病的季节各不相同。由此可见，在《内经》时代，人们已经认识到，人体脏腑气血生理病理随自然四时阴阳的消长变化而变化，具有时间医学特性，表现为年周期性改变的特点。

在现代研究工作中，一方面，研究者着重于对相关疾病的死亡规律做统计和分析，以探讨脏腑与自然的相关性特征，大量的调查资料和研究资料都说明，疾病的转归在一年中随着自然阴阳消长而具有一定的周期性演变规律，由此证实《内经》有关脏腑气血盛衰具有周年规律的论述不是凭空而立的。如张年顺总结的部分资料可见，肺心病、尿毒症、肝坏死等病的死亡率以冬季为高，肺结核患者死亡以春季为多，恶性肿瘤患者春季略少，脑缺血、风湿性心脏病患者死亡以冬夏为多，冠心病患者死亡在春季较少，肝硬化患者死亡则春多冬少。

同时，研究者们也在积极寻求支持本理论的客观物质基础，在各地的研究工作中，北京中医药大学的"时藏阴阳"课题组从1981年就开始进行"《内经》四时五藏阴阳"理论的文献整理和实验研究，目前已经深入到分子生物学水平。已有的研究表明，生物体确实存在因季节时间而变化的生理机制，外界环境对生命的影响是有物质基础的。比如，为探讨其现代医学生理机制，研究者们从生物信号传导角度出发，采用不同光照条件，用高效液相法测定了大脑皮层、海马、下丘脑的单胺类神经递质含量，结果发现脑内单胺类神经递质与"时藏相应"生理机制密切相关。具体到某一脏器来说，如"肾应冬"理论，研究人员通过原位杂交技术，探讨了其分子生物学机制，认为其调控机制是肾中精气随季节的变化以松果体为中介，通过影响睾丸的 c－fos 和 c－jun 的 mRNA 表达来调节季节性生殖活动，从而证实了"肾应冬"的客观物质基础，证明了中医理论的正确性和科学性。

④经脉气血盛衰的月周期变化节律

《素问·八正神明论》有"月始生则血气始精，卫气始行。月廓满则血气实，肌肉坚。月廓空则肌肉减，经络虚"之说。可见，《内经》认为经脉气血盛衰的月节律特点是月满时血气实，月空时血气虚。

根据这些理论，学者们进行了很多相关的研究。如唐由君等对月象盈缺与人类气血盛衰关系作了实验研究，结果表明：青少年女性气血盛衰与月节律的变化有明显的同步性，其血红蛋白、红细胞计数、网织红细胞绝对值、白细胞总数、嗜中性粒细胞比数、血小板在月初、月末均低于月中，而且月末低于月初，月中上述各项指标最高，其白细胞总数和嗜中性粒细胞比数亦呈现中——高——低的变化规律。这表明，在一个月中，月满期人体抵御外邪的功能（生理状态下）最强，其次是上半月（月生期），抵御能力最差的时期是下半月（月虚期）；而青少年男性无论血红蛋白、红细胞计数、网织红细胞绝对值、嗜中性粒细胞比数皆呈现高——中——低的规律性变化。还有研究表明男性的生理功能也会随月相盈亏而发生变动，如尿－17 羟类固醇的排泄量、胡须的生长、痛阈和体重的变化均呈月节律。同时，何裕民在观察中也发现人体体温有朔望月节律。

至于出现这种现象的机制，现代研究资料以为，月球引力、月球磁场和月光强弱的影响可能是造成这一同步的原因，目前的研究工作还有待于进一步深入。

（3）《内经》中的近日节律思想

近日节律，即近似昼夜节律，是指以 24 小时或接近 24 小时为一个周期的节律，也叫做周日节律。《内经》时代的医家，已经认识到人体所具有的生理变化与昼夜晨昏的交替进行有着相应的同步变化规律。如《灵枢·顺气一日分为四时》有："一日分为四时，朝则为春，人气始生；日中为夏，人气盛长；日入为秋，人气始衰；夜半为冬，人气入藏。"而所谓"旦慧，昼安，夕加，夜甚"的疾病变化特点，亦是对人体阴阳周日变化规律的反证。

对此，现代已经开展了不少的研究工作，杨哲如等从某些生理指标探讨了人体昼夜的阴阳变化，测出体温、呼吸、脉搏、血压、能量代谢、甲皱血流速度、甲皱皮肤温度、心电图均有昼夜变化的节律。在实验研究中，人们往往选取松果体作为切入点，因为松果体的昼夜变化与太阳的升降运行完全相符，而且其分泌的激素不仅具有广泛的生理功能，同时又明显受光照的影响。另外，人们还发现，动物和人体的血液及组织中多种生化成分的含量与功能，如白细胞、血清溶菌酶、超氧化物歧化酶、脑单胺氧化酶、cAMP 和 cGMP、脑内 5－HT、NE、DA 等，都具有明显的节律性变化，说明了《内经》所强调的这种节律性变化具有客观的物质背景，具有深刻的科学内涵。

2.《内经》的时间医学思想对于临床的指导作用

《内经》的时间医学理论的特点是整体性、系统性、实践性，对临床疾病的诊断、预后、治疗、养生等均有着指导作用。

（1）诊断与预后

在诊断上，医家要根据人体生理病理节律，结合临床表现、体征"四诊合参"，并从时间观念上考虑病情，分析症状，掌握病机，通过辨证而论治。比如因受四时寒暑变化影响，正常脉象有春浮、夏洪、秋毛、冬沉的生理变化，在《素问·玉机真藏论》中说："春脉其气来，软弱轻虚而滑，端直以长，故曰弦，反此者病。夏脉其气来盛去衰，故曰钩，反此者病。秋脉其气来轻虚以浮，来急去散，故曰浮，反此者病。冬脉其气来沉以搏，故曰营，反此者病"。同时，在实验室检查中也最好考虑时间因素的影响，这将会使诊断更准确，有利于治疗。

在预后上，人们根据脏腑经脉阴阳气血的节律变化，常常可以对疾病的发生发展作出正确的预后和判断。如《灵枢·顺气一日分四时》曰："夫百病者，多以旦慧、昼安、夕加、夜甚"，认为人体疾病的病情变化，随昼夜变化而轻重不同，一天中的不同时间，其病情的轻重变化不同，而其规律也基本与现在临床病证的实际情况相符合。如黄秋贤等观察到，许多恶性肿瘤患者在午后至深夜这段时间内病情加重以至于死亡。人体病情变化与时间有着密切的关系，疾病表现的这种时间节律，提示在临床观察、选择用药治疗以及护理时应遵循此规律，有利于提高临床疗效。

（2）治疗与养生

在治疗上，主要是表现为对针灸与用药的指导作用。

①因时施针

子午流注法是中医学中一种按时取穴治疗疾病的方法，以《内经》中时间医学原理为理论基础，认为自然界四时昼夜等周期变化都可以影响人体的经络气血盛衰，在《灵枢·始终》曰："春气在毛，夏气在皮肤，秋气在分肉，冬气在筋骨。刺此病者，各以其时为齐。"明确提出了春夏针刺宜浅，秋冬针刺宜深的针刺深浅四时之不同。因此，在针灸治疗时应该考虑到四时昼夜变化的因素，并随之而因时施针。有关子午流注的研究开始于50年代，相关的研究报道也很多。在临床上，一般是采用现代临床诊断仪器和统计学处理，对疗效作出判断。以冠心病患者为例，在不同时间取穴针刺，其心电图的改善、心输出量、心排血量等指标均存在明显的差异。在实验研究中，李永方对择时选穴针灸法的实验研究做了综述，总结了经、穴生物物理特性的时间变化，临床"开穴"针灸效应的观察以及不同时辰针灸效应的基础实验观察。研究工作者们有的是在不同时辰对十二正经的不同穴位进行电流测定，有的是用光子数量测定仪对经络气血24小时的运行形态进行研究，也有人从主时经络皮肤电生理以及经络传感方面入手，其测量结果都具有昼夜变动、与时辰相应的特点。另外，不同时辰的针刺还可以引起组织形态的不同变化。上述资料表明，针刺的效应随机体的生物节律变化而变化，从而肯定了子午流注理论的物质基础，为临床应用提供了可靠的实验依据。

②因时施药

《内经》中亦提出了据四时用药的理论依据，在《素问·六元正纪大论》中曰："用寒远寒，用凉远凉，用温远温，用热远热"，认为用药应根据四时寒热对人体的影响，在寒冷季节用大寒药，炎热季节用大热药必须慎重。药物治疗方面，由于环境具有时辰节律，机体的活动随之而变化，由此产生了现代时间药理学。按照现代时间药物动力学的观点，药物效应也具有时间属性，近似于昼夜节律性质。谢恬将中医古籍中择时用药方面的内容做了整理：温阳补肾药宜平旦服，滋阴养血药宜入夜服，益气升阳药宜午前服，安神镇静药宜临卧服，宣泄利湿药宜五更服，平肝熄风药宜暮时服，发汗药宜午前服，截疟药宜发作前服，驱肠虫药宜空腹顿服。药理学研究表明，药物在体内的代谢主要与肝脏的微粒体单氧酶系统相关，而这些酶指标均具有昼夜节律性变化，对药物的择时用药有积极的理论指导意义。同时，药物的效应和毒副作用也随之变化。如在早晨8:00给予大鼠天麻素，吸收较慢，药效较差，而在晚20:00给予相同剂量时，吸收较快，药效明显。乌头碱的毒性在12:00最高，20:00最低。

另外，在《内经》中还提出了适时养生的理论，认为应据四时气候不同来调养身体，注重因时起居、调神、饮食、练功，从而达到使人健康长寿的目的。在《素问·四气调神大论》中对四时养生有较翔实的记载："春三月，夜卧早起，广步于庭，被发缓形，以使志生，生而勿杀，予而勿夺，赏而勿罚，此春气之应，养生之道也……"等等。

3. 结语

综上所述，在《内经》时代，人们虽然没有明确提出"生命节律"的概念，但文中结合自然界的天体运行、四季变迁、昼夜更替，对人体的经脉气血流注和脏腑功能活动等各种周期性变化现象的描述，却已经包含了丰富的生命节律内容，根据现代时间生物学观点，可以将其分为昼夜节律、月节律、季节律、四时节律以及年节律等等。可见，《内经》作者在长期对人与自然的观察的基础上，已经较系统地提出了中医时间医学的基本雏形，归纳了人体的多种节律，为时间医学的具体运用提供了理论基础和临床实践观察资料，对后世的理论研究和临床应用有十分重要的指导意义。但是古人由于客观条件的限制，其认识仅仅是从现象出发，通过宏观的观察，加以抽象而成，不能适应现代社会对其实质的了解。在生命科学得到迅猛发展的今天，生命节律的研究无疑成为中医理论与现代科学理论的一个契合点，有助于人们加深对中医理论科学内涵的认识，也有助于生命科学的深入发展。对此，科研工作者们已经做了大量的研究。学者们从理论和临床的角度，全面阐释了《内经》生命节律思想的科学性，从实验角度探索其实质，同时总结归纳了各种生命节律现象，为中医时间医学的创立和发展，打下了一定的基础，当前的研究工作已经深入到了分子生物学水平。人们现已证实：人体是一个与自然息息相关的整体，人体生命活动与自然界四时昼夜的阴阳消长存在着相应规律，其实质是内在脏腑功能生化代谢的一种特定模式，与既有物质基础又能体现生物整体功能表达的生物信息传导系统有密切关系。

然而，我们也应该看到，目前的研究工作仍然存在一定问题，故提出如下建议：第一，建立完整的中医时间医学理论体系。对《内经》时间医学的研究现在仍处于初级阶段，在资料的整理和收集上不可避免地存在分散、重复的现象，有碍于研究工作的深入。因此，有必要对相关资料进行系统整理，分析归纳，形成完整的中医时间医学理论体系，以促使本学科的成熟和完善。第二，制定统一的实验标准。由于各地的实验研究部门之间未能采用统一的实验标准，结果致使可重复性不强，因而有必要将动物模型、技术参数、仪器设备等作出明确规定，统一标准，将有利于研究工作的相互交流和学习，有利于研究工作的迅速深入。第三，成立规范的临床实验基地。虽然《内经》中的论述大多来源于长期的临床观察，但仍应该成立规范的临床实验基地，将所得理论验之于临床，从而有力指导临床，这才是我们研究的最终目的。

（四）《内经》与医学地理学

医学地理学是研究人体生理、病理及治疗与地理环境之间关系的一门科学。《内经》认为，人与自然息息相关，人体受地理环境直接或间接的影响，可以反映出相应的变化，如《素问·六节藏象论》云："天食人以五气，地食人以五味"；又如《灵枢·邪客》所说："人与天地相应"。因此，人体直接的或间接的受自然地理环境的影响，所以医学工作者除了要考虑患者的自身因素以外，还应注意到地理环境的因素。

1. 地理环境与气候的关系

《素问·阴阳应象大论》记载了我国五方气候的基本特点，即"东方生风"，"南方生热"，"西方生燥"，"北方生寒"，"中央生湿"。《素问·异法方宜论》中进一步论述了我国五方气候与地理的关系，指出："东方之域，天地之所始生也，鱼盐之地，海滨傍水"；"西方者，金玉之域，沙石之处，天地之所收引也，其民陵居而多风，水土刚强"；"北方者，天地所闭藏之域也，其地高陵居，风寒冰冽"；"南方者，天地所长养，阳之所盛处也，其地下，水土弱，雾露之所聚也"；"中央者，其地平以湿，天地所以生万物也众"。

另外，《素问·五常政大论》还指出，南北高下之地，之所以有寒热温凉的气候差异，主要是由于"阴阳之气，高下之理，太少之异也"的缘故。因为"东南方，阳也。阳者其精降于下，故右热而左温。西北方，阴也，阴者其精奉于上，故左寒而右凉。是以地有高下，气有温凉。高者气寒，下者气热"。

由以上的论述可看出，在《内经》时代，人们就已经科学地运用古代的朴素辩证法思想——阴阳五行学说，解释了地域不同、气候亦异的自然现象。我国地域辽阔，加上地势西高东低，因此造成了气候的多样性，从而对人体的生理和病理产生一定的影响。

2. 地理环境与体质的关系

《素问·异法方宜论》论述了五方人的生活习惯及体质特点，指出东方之人"食鱼而嗜咸，……皆黑色疏理"；西方之人"不衣而褐荐，华食而脂肥"；北方之人"乐野处而乳食"；南方之人"嗜酸而食胕，……皆致理而赤色"；中央之人"食杂而不劳"。以上都说明人们生活在不同地理环境条件下，受着不同水土性质、气候类型、生活条件、生活习惯的影响，从而在生理上形成不同的体质。由于体质的差异，一旦改变居住处所，常常不能适应新的地理环境，与久住当地的人们相比较，常常会出现种种不适，即人们通常所说的不服水土之病证。

如今，现代医学界对此已有研究，有人指出，不同的地理环境，包括地质、地势都可以使人的体质发生变化。还有人认为，地表元素分布的不均一性是制约不同区域人体体质发育的重要因素。尚有人认为，地区性气候类型与长期生活在该地区的人群体质有密切关系。如我国东部沿海为海洋气候，西部内陆为大陆性气候，这都会对人的体质产生影响。在研究工作中，何裕民等采取调查研究的方法来探索地区性体质的差异，在调查了西北延安、东北五常县、上海市、浙江义乌等2269人的体质情况后发现，地处东南的浙江义乌地区阴虚体质、阴阳两虚体质和淤滞本质的人明显多于地处西北的陕西延安地区，而阳虚体质则正好相反，从而为地理环境对体质的影响提供了证据，有力证明了《内经》有关理论的正确性。

3. 地理环境与寿命的关系

《内经》认为，不同地区的地理环境，对人的寿命也有一定的影响。《素问·五常政大论》中有"东南方，阳也，阳者其精降于下"、"西北方，阴也，阴者其精奉于上"、"阴精所奉其人寿，阳精所降其人夭"。又有"一州之气，生化寿夭不同，其故何也？岐伯曰：高下之理，地势使然也……高者其气寿，下者其气夭"的论述，说明因为西北地高气寒，元气不易耗散，所以人易长寿；东南地低气热，元气容易发泄，所以人多夭。

目前，尚无确切可靠的资料证明不同地理环境导致人的寿命长短的差异性，但是可以肯定地理环境对人的生命过程是有客观影响的，这是具体生活的环境、地势、气候等因素导致不同环境差别对人体施加长期影响的结果。在现代的医学研究中，科学家们已经观察过动物寿命与温度的关系，发现法国棘鱼寿命不过 14～15 个月，但在较北纬度的棘鱼，仅仅为了达到性成熟，就需要花好几年的时间，可能是低温使代谢过程缓慢，因而衰老过程也同样缓慢，生命从而延长，高温则正好相反。无疑，这一观察结果为下一步继续研究人体寿命与地理环境的关系提供了一定的基础。

4. 地理环境与发病的关系

《素问·异法方宜论》说：东方之人易患痈疡，西方之人其病生于内，北方之人藏寒生满病，南方之人易病挛痹，中央之人易病痿厥寒热。上述所言说明地区方域不同，则易于发生某些地区性疾病。说明由于饮食习惯与生活习惯的不同，不少疾病的发生是因地而异的，即存在某些地方性疾病，这已为客观实际所证明。

现在，随着人们对地理环境与发病学的深入研究，对地方性疾病的认识已经远远超过了《内经》时代。现代流行病学资料表明，不少疾病与地理环境有关，总结起来，不外以下几个方面：与环境微量元素缺乏有关者，如地方性甲状腺肿与病区缺碘有关，克山病与病区缺硒有关；与饮食营养物质缺乏有关者，如维生素 B_1 缺乏病多见于以大米为主食的地区，烟酸缺乏病则多见于以玉米为主食的地区；与地理环境条件有关者，如某些微生物、寄生虫在某些特殊的环境条件下易于繁殖和传播疾病，故在某些地区可以流行某些疾病：像森林脑炎之疫区仅限于森林地区，流行性出血热则大多分布于湖沼、河湾、沼泽和易受淹涝的半垦区，血吸虫病则流行于长江两岸及其以南的地区，包虫病则多见于西北畜牧地区等。

另外，对于同一种疾病而言，其发病率也会因地域的不同而呈现高低之别。比如有医学工作者通过中国胃癌地理病理学研究发现，该病的高发区在青海、甘肃、宁夏，低发区在四川、云南、贵州、广东、广西。研究结果还表明，高低发区间除了存在气候、生活习惯等不同以外，其地理环境也存在着显著性差别，高发区多为火山岩地带及变质岩地区，而低发区则为石灰岩地区。

5. 地理环境与疾病防治的关系

《内经》认为，临床如能根据地理环境的不同，进行疾病的预防与治疗，往往会收到理想的治疗效果。《素问·宝命全形论》说："若夫法则天地，随应而动，和之者若响，随之者若影"。《素问·异法方宜论》中又记载着来自东方的砭石，西方的药物，北方的灸焫，南方的九针，中央的导引按蹻等，就是根据地理环境的不同，疾病的不同而创造出的不同医疗方法。

在治疗用药上，《素问·五常政大论》明确指出了"西北之气散而寒之，东南之气收而温之，所谓同病异治也"；"气寒气凉，治以寒凉，行水渍之。气温气热，治以温热，强其内守。必同其气，可使平也，假者反之"。说明西北之地，"气寒气凉"，人们多因寒邪外束而热郁于内，故治疗宜"散而寒之"，东南之地，"气温气热"，人们多因阳气外泄而内生虚寒，故治疗宜"收而温之"。可见《内经》时代已十分重视"因地异治"的规律。具体而言，我国西北地区地势高而寒冷少雨，病多燥寒，治疗用药宜辛润；东南地区地势低而多雨，病多湿热，治疗用药宜清化。

此外，在临床中，即便患病相同，治疗用药时也应考虑不同地区的特点，即"同病异治"。举例而言，同为感冒病证，江南两广一带，温暖潮湿，腠理疏松，感冒多为风热，方药多以桑叶、菊花、薄荷类辛凉解表；而西北地区，天气寒冷干燥，人们腠理致密，感冒多为风寒，常用麻黄、桂枝、羌活类辛温发汗以解表。另外，即便在用同种药时，其用量也应根据地区的不同而加减。如张锡纯《医学衷中参西录》在论述麻黄的用量时就具体指出："如大江以南之人，其地气候温暖，人之生于其地者，其肌肤浅薄，麻黄至一钱即可出汗，故南方所出医书不过一钱之语；至黄河南北，用麻黄约可以三钱为率；至东三省人，因生长于严寒之地，其肌肤颇强厚，须于三钱之外再将麻黄加重始能得汗，此因地也。"可见因地施治的必要性。

同时，在临床用药时，还应注意到中药大多来源于天然的植物和动物，各自生长分布的区域性很强，不同地区的土壤、气候、日照、雨量等地理环境对动植物的生长发育造成了一定的影响，因而其药理作用就会因为产地的不同而出现差异，即人们通常所说的"道地药材"。比如研究人员曾对各地的常山饮片进行生物碱测定，结果发现，其最高含量与最低含量相差 4 倍左右，草乌饮片的乌头碱竟相差 17 倍之多。由此可见，不同地理环境明显影响着中药的有效成分及其含量，从而影响着其药理作用，影响着临床疗效。因此，医家在处方用药时常常需要考虑道地药材的选用，以提高疗效。

从疾病的预防保健来看，地理因素也占很重要的地位。比如，为了避免由于地理气候原因造成的伤害，西北地区的人们多穿厚衣鞋袜，而东南的居民则多穿透气好的衣服。对于地方性流行病地区，应在食物中着意添加相关元素，如硒、碘等等；血吸虫病地区应积极消灭中间宿主钉螺。如此种种，均可以说是地理医学在预防保健中的具体应用，也是《内经》给我们的启示。

6. 结语

总之，《内经》中蕴涵着丰富的医学地理学知识，从气候、体质、寿命、发病以及疾病的防治等方面系统地阐述了地理环境与人体的关系，充分体现了中医"天人相应"的整体观念，虽然这种认识十分朴素甚至简单，而且由于种种条件的限制，人们的认识还很不全面。但对于我们的研究工作将提供一定的思路，深入研究将有助于促进现代医学地理学的进一步发展。当前的研究工作，主要是从流行病学角度出发，经过大样本的调查，得出相应的流行病学资料，从而为疾病的预防和治疗提供理论依据。今后，还应当进一步挖掘和利用《内经》中的文献资源，从现代医学的角度进行分析和探讨，为医学地理学的发展提供充分的实验基础，使之更富有说服力。同时，应该加强同其他学科之间的横向联系，如天文学、气象学、流行病学等，做到多学科交叉渗透，从而促进整个医学地理学的进展，为人们的身体健康服务。

（五）《内经》与物候学

物候学，是研究气象和生物（包括动植物）之间关系的一门科学。《内经》中有大量的物候记载，尤其在《素问》"七篇大论"中，系统记述了物候变化的规律、物候季的划分和物候变化的周期、物候变化的地区差异及影响物候变化的因素等。这些内容，对于我们今天研究气象和生物之间的关系，进而联系气象对人体的影响，不无裨益。

1. 气候、物候、人体生理病理遵循同一自然规律变化

《内经》认为，自然界发展变化的一般规律，也是人体生理病理变化的一般规律。为了阐明人体的生命现象，《内经》常常借助于自然现象和物候现象，"以天例人"，"援物比类"。这从另一个侧面，为我们提供了丰富的物候学思想。

《素问·四气调神大论》说："春三月，此谓发陈，天地俱生，万物以荣"；"夏三月，此谓蕃秀，天地气变，万物华实"；"秋三月，此谓容平，天气以急，地气以明"；"冬三月，此谓闭藏，水冰地坼"，记载了一年四季中的春生、夏长、秋收、冬藏的物候迁移规律。《素问·阴阳离合论》也提出，物候变化有其固定秩序，这一秩序随四时气候为转移，"生因春，长因夏，收因秋，藏因冬"。如果违反这一秩序，"则天地四塞"，万物生息也将停止。《素问·金匮真言论》将方位、季节、气候、星宿、品类、谷物、牲畜以及人之形体脏腑组织，置于五行理论体系之中，为我们描绘了自然界五行联系模式。这一理论的形成，除了受古代哲学的影响以外，离不开对大自然的长期观察。古人发现，春季多东风，气候温煦柔和，万木生发萌芽，大地苍翠披绿；夏季多南风，气候炎暑酷热，动植物充分的长养；长夏气候潮湿闷热，是农作物重要的成化季节；秋季多西风，气候燥凉，农作物开始收成，大地脱下绿装，呈现一派肃杀景象；冬季多北风，气候严寒，冰封雪飘，动植物都潜藏起来。这些观察记录，为我们粗略地勾描了自然现象之间的直观联系，体现了时间和空间相统一的朴素观念。

《素问》运气"七篇大论"将气候、物候、病候的变化，纳入"五运"和"六气"系统，从整体上研究和考察它们之间的相互联系。它认为，运气有太过、不及、胜复、郁发等具体变化，气候、物候、病候也会发生相应的变化。例如，《素问·气交变大论》载，木运太过，出现大风流行，天上云物飞动，地上草木摇动不宁，甚至倒偃摇落，人体易得肝病；木运不及之年，出现燥气流行，肃杀之气太甚，生长之气不能应时而至，草木不荣，谷物不能成熟，人易得肺病。司天在泉之气分司上半年和下半年气候变化，六气不同司化，气候、物候、病候也有相应的变化。如《素问·六元正纪大论》载，凡太阴湿土司天，气化运行后于天时，大风时起，原野昏沉，白埃四布，云聚南方，寒雨时降，植物成熟于夏秋之交，人病以寒湿为患；凡太阴湿土在泉，雨水偏多，草木早荣，雾露布满山谷，山色昏蒙，人多痰饮病。

2. 气化是决定物候变化的因素

《内经》认为，气是宇宙的本元，气的运动变化是产生自然界万物的源泉。《素问·五常政大论》说："气始而生化，气散而有形，气布而蕃育，气终而象变"。动植物的生长、发育、繁殖、衰亡，都离不开气的敷布和化散。升降出入是"气"运动变化的主要形式，"气之升降，天地之更用也"，"天气下降，气流于地，地气上升，气腾于天，故高下相召，升降相因，而变作矣"。生物的生长化收藏，离不开气的升降作用，"非升降则无以生长化收藏"。

前已述及，物候的变化随季节气候的变化而迁移，但春夏秋冬四时，是阴阳之气相互消长而形成的，它直接影响和决定万物的生长、衰老、死亡。故《素问·四气调神大论》说："夫四时阴阳者，万物之根本也……逆之则灾害生"。王冰注解说："时序运行，阴阳变化，天地合气，生育万物，故万物之根悉归于此"。故《素问·阴阳应象大论》把阴阳之气的变化，作为"万物之纲纪，变化之父母，生杀之本始"。阴阳之气的多少盛衰，直接关系到物候的变化，"天地之运，阴阳之化，其于万物，孰少孰多"（《素问·六节藏象论》）。春夏之季，生物生荣蕃秀，是由于"阴气少，阳气多"，阳气盛而阴气衰；秋冬之季，生物凋落枯槁，是由于"阳气少，阴气多"，阴气盛而阳气衰。可见四时的更迭以及与之相应的物候变化，都是天地阴阳之气运动变化的结果。

万物的生化，除了与阴阳之气的多少、升降变化有关外，与五行的变化也密切相关。"寒暑燥湿风火，天之阴阳也，三阴三阳上奉之；木火土金水火，地之阴阳也，生长化收藏下应之，天以阳生阴长，地以阳杀阴藏"（《素问·天元纪大论》）。春、夏、长夏、秋、冬五季与风、热、湿、燥、寒五气，以及生物生长化收藏的五个生化阶段之间存在着相生相制的关系，从而维持着生态平衡。

总之，气化是决定物候变化的主要因素，而气化作用是遵循阴阳五行的法则进行的。

3. 物候变化的周期和物候季的划分

《素问》"七篇大论"着意说明了气候和物候的变化呈周期性循环。《素问·六微旨大论》说："天气始于甲，地气始于子，子甲相合，命曰岁立，谨候其时，气可与期。"根据太阳运行的情况，采用"五六相合"，三百六十五日为一岁，一年就是一个物候周期。《素问·六节藏象论》说："五日谓之候，三候谓之气，六气谓之时，四时谓之岁，而各从其主治焉。五运相袭，而皆治之，终期之日，周而复始，时立气布，如环无端，候亦同法"。把三候十五天定为一个节气，六个节气成为一季。一年分为四季，十二个月，二十四个节气，七十二候。随着岁时节气的变迁，发生相应的物候转移，年复一年，周而复始。

但是，由于"五运"和"六气"的循环周期不一样，"五运"中每一运是 10 年轮转一次，而"六气"司天在泉是 12 年更替一次，因此，气候和物候的转移，又有 10 年和 12 年两种循环周期，运气相合，60 年一个循环周期。这一演算格局固然有其局限之处，但它的产生仍有其物候学基础。竺可桢认为，物候的迟早与太阳黑子周期有关，太阳黑子活动约 11 年上下一个周期，其对物候的影响也存在着 11 ~ 12 年周期，而运气中干支"五六相合"的 60 年周期，又恰为太阳黑子活动周期的五倍，且与每一天干、地支的循环周期（10、12 年）十分相近。英国马绍姆家族祖孙五代连续记载诺尔福克地区物候变化的平均周期为 12.2 年，也可作为佐证。日本京都樱花开放的 1100 多年记载中，最早开花期与最迟开花期的间隔为 62 年，有似运气中的一个甲子年。可见《内经》提供的气候、物候循环周期来自实践的观察和归纳。

关于物候季的划分，《内经》除了继承我国古代传统的四季分类法外，还刨立了与众不同的"五运季"和"六气季"。所谓"五运季"即：将一年分为木火土金水五运，五运主五时，每运主 73.05 日，始于大寒节，终于下一年大寒日前，分司一年的气候、物候迁移；所谓"六气季"，即将一年分为厥阴、少阴、太阴、少阳、阳明、太阳六步（气），每一步主四个节气，计 60.875 日，也始于大寒节，终于下一年大寒日前，分司一年的气候、物候迁移。可见，运气是根据时间以及气候、物候的相应关系来划分季节的。

4. 物候的地区差异

我国古代科学家沈括在《梦溪笔谈》中说："大凡物理有常有变，运气所主者，常也。"确切地说，《内经》运气所记载的是我国古代中原地区的常规物候历。但是，我国幅员辽阔，地势高低不同，"百步之内，晴雨不同，千里之外，寒暄各异"，物候的迁移也随各地地理环境的差异而不同。《素问·六元正纪大论》说"至高之地，冬气常在，至下之地，春气常在，必谨察之。"《素问·五常政大论》也说："地有高下，气有温凉，高者气寒，下者气热。"美国物候学家霍普金司从大量的物候材料中作出结论：在其他因素相同的条件下，在北美洲温带内，每向北移动纬度 1 度，向东移动经度 5 度，或上升 400 英尺（1 米 = 3.2808 英尺），植物的阶段发育的春天和初夏将各延期 4 天；在秋天则相反，都要提早 4 天。竺可桢认为，物候的变化，不仅有东南西北和高下的差异，而且还有古今差异。《内经》能认识到气候、物候随地势高下而转移的观点，是难能可贵的。

5. 结语

总之，《内经》有关物候学的记载十分丰富，是基于"天人合一"这个基本观点的，是中医学的重要组成部分，对研究我国古代物候学具有一定的科学价值，并将有助于人们认识自然界的物候特性和变化规律。近年来，我国的中医工作者整理了一些物候学的资料，发现现代物候学、生态学中的不少观点都是由《内经》首次提出的。但我们也应当看到，因为当时生产力水平的限制，很多观点十分粗略，缺乏数值化和系统化，因此我们应该进一步利用现代科学技术，发掘其科学内涵，并与气象学、生态学、流行病学等学科相结合，其发展前景无疑将是非常广阔的。

（六）《内经》与医学心理学

心理学是研究人的心理活动规律的科学，是一门边缘学科。而医学心理学则是一门将医学和心理学相互结合、相互渗透、相互交叉的新兴学科，将心理学的理论知识和实验技术应用于医学领域，探索和解决医学领域中的心理学问题，主要研究心理因素对健康的影响以及在各类疾病的发生、发展与变化过程中的规律，从而发挥防病、治病及养生保健的作用。我国传统的祖国医学理论一直十分重视心理因素的作用，有人专门作过统计，发现在《内经》中所涉及的心理学、医学心理学思想内容的表述达 129 篇，可见其心理学思想的丰富程度，因此非常值得我们去探讨。

1.《内经》中心理概念的表述

心理学的研究内容主要包括人的心理活动过程和个性心理特征两方面。心理活动过程指人的认知、情感和意志活动过程，个性心理特征则包括人的能力、气质、兴趣和积极性等。这在《内经》中都归属于"神"的范畴，据初步统计，在《内经》中有关"神"的论述有150 处之多。比较经典的如《灵枢·本神》的论述，"故生之来谓之精，两精相搏谓之神，随神往来者谓之魂，并精而出入者谓之魄，所以任物者谓之心，心有所忆谓之意，意之所存谓之志，因志而存变谓之思，因思而远慕谓之虑，因虑而处物谓之智"。这段话可以看作《内经》心理思想的纲领。在这里，《内经》还把心理活动的神分为更加具体的神、魂、魄、意、志、思、虑、智，这些均可以看作是对人的认知过程和意志过程的表述。而对于人的情感活动，《内经》则主要以"五志"的概念加以描述，并与脏腑的功能活动联系起来，在

《素问·阴阳应象大论》中有："人有五藏化五气，以生喜怒悲忧恐"。同时更具体地指出，肝在志为怒，心在志为喜，脾在志为思，肺在志为忧，肾在志为恐。

至于与心理活动关系最密切的脏腑，研究工作者尚未成定论。因为一方面在《素问·灵兰秘典论》中有"心者，君主之官也，神明出焉"的明确论述，而对于另外一个重要的器官——大脑与心理活动的关系，《素问·脉要精微大论》中又有"头者精明之府"的论述。实际上，现代医学理论认为，心与大脑之间是相互影响、相互依存、相辅相成的。心脏相当于一个动力泵，推动血液的循环，为大脑提供物质基础，而同时心脏自身的功能活动又要受到大脑的调节。在实验研究中，又有人通过对脑电图的长期观察分析，发现人体内部存在着一个优化耦合系数。心脏确实参加了脑的思维工作，而且心脑以最佳频率耦合的形式参加了思维。这就客观证实了心脑耦合机制是人类意识最佳状态的重要条件，为心功能的研究提供了一个新的途径。

2.《内经》关于人格体质的分型

人格是心理学研究的重要内容，包括个性倾向性和个性心理特征两方面，主要表现为人在对人、对事、对物等方面的态度、趋向等等。而体质则主要指遗传禀赋、生理素质等方面的个体差异。《内经》中有很多篇讨论了人格问题，但多结合人的体质进行，充分体现了其形神合一的整体观和辩证观。其分类方法不一，可归纳为以下几个方面：（1）按阴阳多少分类。如在《灵枢·通天》中，有阴阳五态人的人格类型，将人分太阴之人，少阴之人，太阳之人，少阳之人，阴阳和平之人五种。《灵枢·行针》则将人分为重阳、阳中有阴、阴多阳少及阴阳和调四种类型。（2）按五行属性分类。《灵枢·阴阳二十五人》篇中先把人按五行分类，然后以五音类比，再分成五种亚型，于是共得出二十五种类型。（3）按体形肥瘦分类。《灵枢·逆顺肥瘦》篇将人分为肥人、瘦人、肥瘦适中人三型。《灵枢·卫气失常》篇又将肥胖之人分为膏型、脂型、肉型三种。（4）按禀性勇怯分类。如《灵枢·论勇》篇将人分为勇士和怯士。

可见，《内经》中对人格体质分类的论述，内容十分丰富，研究工作者们把它同现代心理学的研究方法进行比较后，有了很多惊人的发现。英国心理学家艾森克的人格维度图是很重要的人格理论，它融合了古希腊希波克拉底的四体液学说和荣格的内外向学说，集中体现在他的人格维度图中。而《内经》关于人格体质学说的内容则主要在《灵枢·通天》和《灵枢·阴阳二十五人》两篇中。研究者们把这两篇里的主要内容填写在艾森克的人格维度图中，结果发现二者有很大程度的吻合之处，而且二者有关心理行为特征的描述也非常相近。《内经》将消极、沉静、向内的人格归于阴，将积极、活跃、向外的人格归于阳。在填写中人们就发现，阳形人的心理特征（以下括号外为维度图的描述语言，括号内为《内经》中的描述语言），如乐观的、积极的（"志发于四野"），易于冲动的（"举措不顾是非"），多言善谈的（"虚说"、"好言大事"）等等全都分布在以外倾维度为中心的领域。反之，阴形人的心理特征，如安静的、沉默的（"安安然"、"纤纤然"），被动的（"善附人"），不善交际的（"洁洁然"），悲观的（"多忧"）等等全都分布在以内倾维度为中心的领域。

由以上的论述可以看出，《内经》有关人格理论的论述与现代心理学研究方法有不谋而合之处，体现了中医的特色，对中医的临床有重要的指导意义。据此，薛崇成、杨秋莉等在

1988 年就根据《内经》所言，制定了五态性格测验表。表中共有 103 题，由 6 个分量表组成，分别为太阳、少阳、阴阳和平、少阴、太阴、掩饰等。前五个分量表的得分分别反映五态性格中 5 个维度的阴阳比例，最后一个表则是评价患者的合作程度和可信度，从而为《内经》人格理论在临床上的应用提供了量化指标。曾有人以此表为依据，调查了 118 例不同类型的神经症患者，其调查结果与西医分类性格测试相吻合，说明了本方法的可行性，为研究工作提供了思路。

3. 心理与发病

（1）情志变化与发病

《内经》认为，情志活动与人的脏腑气血二者间有密切联系，当脏腑气血功能失调时必然导致情志的异常改变。如在《灵枢·本神》中五神脏的理论，即"肝藏血，血舍魂，肝气虚则恐，实则怒。脾藏营，营舍意，脾气虚则四肢不用，五藏不安；实则腹胀，经溲不利……"反之，情志活动的异常又会对脏腑气血构成影响而产生疾病。如《灵枢·百病始生》篇说："喜怒不节则伤藏，藏伤则病起于阴也。"在《素问·举痛论》中具体的描述了情志变化对脏腑功能活动的影响，即所谓的九气为病论："怒则气上，喜则气缓，悲则气消，恐则气下，寒则气收，炅则气泄，惊则气乱，劳则气耗，思则气结。"

对《内经》中的情志学说，当前也做了不少的研究工作，主要是投入于其发病的病因病机上相关问题的探讨。比如，对"怒伤肝"的理论，有人用电刺激豚鼠，发现激怒的豚鼠胆汁排出明显减少。此外还有实验证实，情绪紧张可以影响自主神经功能，引起肝脏血管收缩，减少血流量，继而影响肝细胞的正常分泌功能，即"肝郁气滞"。

而现代精神神经免疫学也认为，人体的神经内分泌系统和免疫系统，并不是各自独立地发挥作用，而是形成紧密的信息传递系统，相互调节，这在流行病学研究中已经得到验证。人们还发现，不同的情绪会引起不同的病理反应。如失望、悲伤的情绪，作用于大脑海马状突起部分，能刺激人体的垂体 – 肾上腺 – 皮质网络，引起皮质醇类等多种调节人体新陈代谢所必需的激素，因肾上腺受刺激而超量分泌。如果这种超量分泌过于频繁和持续时间过长，免疫能力就会下降，从而发生疾病。

另外，临床工作者们也发现，许多慢性病人确有一些常见而又比较固定的心理变化特点。如肺结核病人常有很高的兴奋或欣快表现，心脏病人则有恐惧、焦虑、孤寂等不良的心理状态等等。

（2）社会因素与发病

现代医学心理学认为，社会因素是心身疾病发病的一个重要因素。这在《内经》时代也已经有所认识，其中的社会因素不仅包括社会地位和生活条件的变化，如《素问·疏五过论》中的"必问尝贵后贱，虽不中邪，病从内生，名曰脱营。尝富后贫，名曰失精，五气留连，病有所并"、"饮食居处，暴乐暴苦，始乐后苦，皆伤精气，精气竭绝，形体毁沮"、"故贵脱势，虽不中邪，精神内伤，身必败亡。始富后贫，虽不伤邪，皮焦筋屈，痿躄为挛"等等，说明社会地位和生活条件的变化常常会引起情志变化，从而导致疾病的产生。另外，社会因素还包括人际关系的协调与否，如《灵枢·逆顺肥瘦》中的："上合于天，下合于地，中合于人事"。

4. 心理与诊断治疗和养生

（1）诊断

《内经》认为，人的心理与生理、病理都有密切关系。患者的人格特征不同，因此人在患病时就必然也会不同程度地反映出各种心理状态，了解这些人格特征和心理状态，就有利于对疾病作出正确的诊断。《内经》在论述有关疾病证候时，体现了较为浓厚的中医心理诊断特色，提示医家在具体的望闻问切四诊中，要把握好心理诊断，将有利于分析病情，得出正确结论。

望诊，《内经》认为，由于"神有余则笑不休，神不足则悲"的缘故，观察人的情志变化可以了解神气的盛衰。闻诊，《素问·阴阳别论》中有"二阳一阴发病，主惊骇背痛，善噫善欠"的条文，说明声音可以反映心神病变。问诊，是心理诊断中最为重要和直接的方法，《内经》的相关论述比较精辟。在《素问·疏五过论》中明确指出："凡欲诊病者，必问饮食居处，暴乐暴苦，始乐后苦。"此外，在《素问·移精别气论》《素问·征四失论》中亦阐述了问诊的技巧和方法。切诊，在心理诊断中也有一定的意义，因为心理情志的变化可以反映于脉象上，即"凡人之惊恐恚劳动静，（脉）皆为之变也"。现代研究中，寿小云在总结了大量的文献和临床观察的基础上，提出了中医心理脉象的概念，丰富了中医心理诊断学的内容。

（2）治疗

心理治疗，是运用心理学的理论与技术，治疗病人的心理障碍，达到缓解和治愈疾病的目的，主要是通过医生的言行情态等影响患者的情感、性格、举止，以改变患者的神情行为，从而使之恢复正常。在现代心理学的发展过程中，形成了种类繁多的治疗方法，比较常用的有：催眠疗法、暗示疗法、精神分析疗法、认知领悟疗法、系统脱敏疗法、暴露疗法、厌恶疗法、理性情绪疗法、疏导心理疗法、精神支持疗法、患者中心疗法、森田疗法等。可以看出，这些治疗方法大多来源于国外，是根据国外各国人民具体的工作、生活、心理状况而制定出的，因此在我国的心理工作中，实施起来可能会有一定的困难。这就要求我们在研究中，应该大力挖掘中医学中有关心理治疗的思想，结合临床实践，创造出中国式的心理治疗方案。这项工作在 20 世纪 80 年代后已经展开，并取得了一定的成绩，今后还应当继续深入。研究表明，有关中医心理治疗的内容在《内经》中还是很丰富的，主要有祝由、暗示、情志相胜、导引行气几个方面。

祝由是一种以语言开导为主的心理疗法，其主要内容在于祝说病由，转移患者精神，从而调整气机，使病得愈。关于这一方法的论述，主要出自《素问·移精变气论》，文中明确提出了祝由的方法以及适应范围，即"邪不得深入"。另外，在《灵枢·师传》篇中又有论述，"告之以其败，语之以其善，导之以其所便，开之以其所苦"，告诉医生应该针对病人的不同思想实际和个性特征，进行劝说开导，消除顾虑，这与现代心理治疗中的精神支持疗法相似。

暗示疗法也是现代心理治疗中的一种重要方法，主要通过含蓄间接的方式，诱导病人在"无形"中接受医生的治疗意见，进而影响人体的生理功能，达到治疗疾病的目的。一般采用语言或手势、表情等等，在《素问·调经论》有生动记载："按摩勿释，出针视之，曰我将深之，适人必革，精气自伏，邪气散乱，无所休息，气泄腠理，真气乃相得。"

情志疗法与现代的行为治疗学之间有很大的相似之处。《素问·阴阳应象大论》和《素问·五运行大论》中根据五脏主五志应五行的理论，以及五行生克制化的规律，提出了以情胜情的心理治疗法则，即以一种情志抑制另一种情志，以达到淡化、消除不良情绪，保持良好的精神状态之目的，并列出了怒伤肝，悲胜怒；喜伤心，恐胜喜；思伤脾，怒胜思；忧伤肺，喜胜忧；恐伤肾，思胜恐的情志相胜规律，对后世产生重大影响。后人在《儒林外史》中讲的"范进中举'的故事，就是"恐胜喜"的一个范例。

导引行气，即现在的气功，从其本质上看也包含一定的心理疗法因素，主要目的在于静心调神，进而调身。《素问·上古天真论》有"恬淡虚无"、"精神内守"、"呼吸精气"、"独立守神"等论述。

总之，心理治疗的内容在《内经》中是丰富多彩的，除了上述几点以外，《内经》还强调在诊病时，建立良好的医患关系也十分重要。如《素问·汤液醪醴论》中记载有："今良工皆得其法，守其数，亲戚兄弟远近音声日闻于耳，五色日见于目，而病不愈者，亦何暇不早乎。岐伯曰：病为本，工为标，标本不得，邪气不服，此之谓也"。说明了医生与病人之间的协作关系的重要性，这其中也体现出心理因素的作用。

（3）心理卫生

心理卫生，是保护心理健康的措施和各种活动的总称，主要研究人的心理特征、预防心理疾病的发生，培养健康的心理素质，保护身心健康等等。《内经》中的心理卫生思想，反映为一种"防治并重，以防为主，形神俱养，以神为主"的整体辨证观。至于具体的调养方法，文中认为首先应该清静恬淡，即《素问·上古天真论》说的"志闲而少欲，心安而不惧，形劳而不倦"。同时，《内经》认为当顺应四时而调养，这在《素问·四气调神大论》中有具体论述。此外，《内经》还认为应该配合气功导引等，此处不再一一列举。

5. 结语

由以上的论述可以看出，《内经》中蕴含着丰富的心理学思想，是古代心理学知识和医学相结合的产物，从心理学的概念、心理学的研究方法、心理疾病的发生到心理疾病的治疗和预防，均有较为详尽的记载，基本形成了一个完整的知识体系，为近代中医心理学的发展奠定了坚实的理论基础。《内经》所探究的人不是一个单纯具有自然属性的人，而是"形神合一"的人，置人于自然、社会环境的变化之中来考虑其机能状态，并结合环境的变化进行诊断、治疗、预防等一系列医疗活动。后世有将《内经》的这种医学原则称作是"天地人三才"医学模式，这与现代所提出的社会——心理——生物医学模式在基本原理上是一致的。

近年来，随着社会的发展，人们工作、生活的节奏日益加快，由精神、心理因素造成的疾病也日益增多，身心医学在临床中得到了很大的发展，认为人们的心理、性格、环境、生活因素等均参与了疾病的发生、发展，贯穿于病程始终，并影响着疾病的预后。因此，现代身心医学在临床诊疗疾病时，常常结合患者的性格倾向、心理和社会因素，从而作出相应的诊断与治疗，进行心理指导、环境调整、生活指导等相关的身心医学管理。在这种情况下，人们对医学心理学提出了更高的要求，国内的研究者们纷纷将目光投向了《黄帝内经》这部医学巨著上。当前的研究工作主要落实在文献整理、理论探讨、临床观察、调查实验等方面，并逐步走向量化、标准化、正规化。但因为起步较晚，而且未能及时与先进的科学技术结合起来，导致了发展仍然处于滞后的局面，今后还应加大重视程度，加大投入。在《内经》中的关于心理学的认识有丰富的内容，应该将其作出系统化分析和整理，以充实我们的基础理论研究。另外，研究工作者们还应该根据我国的具体国情，制定出适合于我国人民的量表，将相关的技术定量分析，增强其客观性和科学性。

总之，深入研究《内经》中的心理医学知识，对促进现代心理医学的发展有很强的借鉴意义，有助于提高对现代所提出的社会——心理——生物医学模式的认识，从而促进身心医学的发展，加快中医心理医学的发展。

（七）《内经》与体质学说

在生命科学领域，体质——作为一个古老的医学科学命题，很早便受到人们重视。在中医理论发展史上，《内经》不仅较早地认识到体质问题，并且还从比较广泛的角度考察和分析了个体差异及其所涉及的有关问题。长期以来，《内经》所倡导的"因人制宜"的观点，一直有效地指导着医学实践，并已成为中医理论体系中重要的组成部分。近年来，随着其他自然科学的进步，生命科学研究的深入，使体质问题受到更加重视。人们发现《内经》当时的认识与现代研究成果有许多不谋而合之处，因此认为目前很有必要对《内经》有关体质的认识进行一次系统的整理和总结，以便更好地促进生命科学研究的深入和发展。

1. 关于体质形成的基本因素

既往无数的医学实践表明，人是既具生物属性又具社会属性的有机体，要研究人体生命活动的基本规律，应该从与人体属性有关的生物、社会、心理等方面进行综合考察分析。我们从《内经》有关论述来看，它当时对于体质形成的基本因素的认识，也正包含着这种思想，认为人之先天禀赋，人所接触的自然环境、社会生活环境以及人的精神情志活动都是体质形成的基本影响因素。

比如就先天禀赋因素来说，《内经》认为人的体质是有客观差异的，而人体对于先天禀赋具有特殊的依赖性，因此先天父母体质特性的种种差异常会给后代以不同程度的影响，使之在形态、机能、生理以及性格气质等方面可以表现出差异，如《灵枢·决气》指出："两神相搏，常先身生，是谓精。"《灵枢·天年》谓："人之始生……以母为基，以父为楯……血气已和，营卫已通，五藏已成，神气舍心，魂魄毕具，乃成为人。"《灵枢·寿夭刚柔》指出："人之生也，有刚有柔，有弱有强，有短有长，有阴有阳。"《灵枢·通天》谓："其态不同，其筋骨血气各不等。"

又如就后天生活所接触的自然生态环境因素来说，《内经》一贯认为"生气通天"，人与自然界是一个不可分割的整体，人的一切生命活动都是以物质为基础，而自然界就是各种基本物质的主要来源，所谓"天食人以五气，地食人以五味"即表明人类对自然界也同样存在着特殊的依赖性。但《内经》同时还认为，人类生存和活动的自然生态环境是有客观的空间差异的，这些差异及其所涉及的各种因素可以直接或间接地反映到机体内部，从而成为造成体质差异的重要因素。如在《素问·五常政大论》指出"天不足西北，左寒而右凉，地不满东南，右热而左温，其故何也。阴阳之气，高下之理，太少之异也。东南方阳也。阳者其精降于下，故右热而左温；西北方阴也，阴者其精奉于上，故左寒而右凉。是以地有高下，气有温凉，高者气寒，下者气热……"。《素问·异法方宜论》中也指出：东方之域，"其民食鱼而嗜咸，鱼者使人热中，盐者胜血，故其民皆黑色疏理，其病皆为痈疡……"。中央之域，"其民食杂而不劳，故其病多痿厥寒热"。说明人类生存的自然环境，不仅在地理位置上有高下和东西南北之不同，水土有刚柔燥湿之分，气候有寒热温凉之别，而且由此而带来的各地域环境中食物来源、居民的饮食内容和生活习惯等等方面都各有不同，正是这些因素不同的综合作用结果，造成了人类体质的空间差异，表现出体质属性有偏阴偏阳偏寒偏热的不同，以及形态肤色、生理功能、生化代谢、寿命长短，易患疾病等方面，都各有特殊性。

再就社会生活情境的影响来说，《内经》认为人是社会的成员，社会生活的不同情境和不同内容，作为种种客观的刺激因素，总是不断地作用于人体，并从而产生人的精神情志活动。但由于这种活动是以脏腑精气和营卫气血为物质基础的，所以它们可以反过来作用于机体，使机体阴阳、气血以及脏气活动也相应有各种变化。如《素问·阴阳应象大论》指出："人有五藏化五气，以生喜怒悲忧恐"。《素问·疏五过论》指出："暴怒伤阴，暴喜伤阳"。《素问·举痛论》指出："怒则气上，喜则气缓，悲则气消，恐则气下，惊则气乱，思则气结"。不难看出，体质是体内各种运动状态特性的一种概括，而精神情志活动过程对于机体各种物质运动又无时无刻不发生影响，因此它们同时参与体质的形成，当然是无可置疑的。

总之体质形成过程中先后天之间具有辩证统一关系，体质特性是人与人之间的个体差异在生理和心理等方面的体现，它是人的先天素质在后天的不同实践过程中与环境条件相互作用而形成的，先天禀赋是体质形成的物质前提，后天的自然、社会环境影响、生活中的各种经历是体质形成的基础。

2. 关于体质类型的划分

人体生命活动的形成和发展，都是遵循着"禀赋于先天，充养于后天"这样一条基本规律，然而如果就每一个体来说，则不仅先天秉赋有阴阳、强弱、刚柔的不同，而且各人在后天生活当中所接触的外界因素，无论在内容上或形式上，也都是不完全一致的，因此个体之间在体质类型上就可能存在着种种不同。《内经》在当时的历史条件下，就这一重要问题曾多方面进行了系统的观察和总结，并采用不同方法对体质类型作了若干划分。

（1）五行二十五态分类

在《灵枢·阴阳二十五人》篇中，运用五行学说，把禀赋不同的各种体质先归纳为木、火、土、金、水五种基本类型，然后每一基本类型又据五音大小阴阳属性以及左右上下、气血多少等情况再进一步分为五个亚型，这样同中求异，即成为二十五种类型的人，在每些类型中，不仅详细地指出了肤色、体形、禀性及气候适应性等方面的体质特点，而且还特别地把它们分别配合手足阴阳的经脉，列举出表现于形体上部或下部的生理特征，以便人们从中测知其气血的盛衰和脏腑的功能状况。

（2）阴阳五态分类

《灵枢·通天》篇依据机体阴阳属性的偏颇情况，把体质分成阴阳太少等五种类型，并分别描述了外观神态，性格心理等方面的特征。如太阴之人，其体质特性为"多阴而无阳，其阴血浊，其卫气涩，阴阳不和，缓筋而厚皮"。其外观神态，"黮黮然黑色，念然下意临临然长大，腘然未偻；"其性格心理为"贪而不仁，下齐湛湛，好内而恶出，心和而不发，不务于时，动而后之"。应该指出，这种阴阳太少的分型方式，主要是藉以概括各种体质的特点，因为体质的差异，不仅"筋骨气血各不等"，而且禀赋阴阳有偏多偏少之分，"非徒一阴一阳而已"。所以把禀赋纯阴者称为太阴之人，禀赋纯阳者称为太阳之人，多阴少阳者称为少阴之人，多阳少阴者称为少阳之人，阴阳调和者称为阴阳和平之人。这种分类方法有一个重要的特点，是在分类过程中，既注意了阴阳的定性分析，还注意了阴阳的定量分析，并且总结出阴阳和平的本质类型，显然对更准确地划分体质的不同类型，具有重要的指导意义。

（3）形体肥瘦分类

《灵枢·逆顺肥瘦》篇中根据人的形体肥瘦情况不同，把体质分成肥人、瘦人、肥瘦适中三种类型。在《灵枢·卫气失常》篇中，又将肥壮人再同中求异分为膏型人、脂型人、肉型人三种类型，并从形体大小、身之寒温，气血多少及腠理粗细等方面作了分析。从中可以看出，形体肥瘦大小，肉之厚薄，腠理之粗细，肤之黑白等外在形态特征，也能在一定程度上反映出体质的寒热虚实以及体内气机之滑涩，营血之清浊，气血之调和等情况。

（4）气质勇怯分类

《灵枢·论勇》篇曾对勇怯两种截然不同的气质特点作过具体而形象的描述。如谓："勇士者，目深以固，长衡直扬，三焦理横，其心端直，其肝大以坚，其胆满以傍，怒则气盛而胸张，肝举而胆横，眦裂而目扬，毛起而面苍"。"怯士者，目大而不减，阴阳相失，其焦理纵，髑骬短而小，肝系缓，其胆不满而纵，肠胃挺，胁下空，虽方大怒，气不能满其胸，肝肺虽举，气衰复下，故不能久怒"。此种分类，主要是依据人的外部形态特征，内在脏器的状态以及受到精神情志刺激时所发生的多种变化特点，来对人的性格气质作出类别，从中可以看出，人之性格气质所以有勇怯之分，主要是体内脏气盛衰情况不同所致，其中心、肝、胆诸脏气的强健与否，与气质勇怯更有密切关系。

（5）形志苦乐分类

《素问·血气形志》根据形志苦乐情况，把人的体质分成形乐志苦、形乐志乐、形苦志乐、形苦志苦等数种类型，体现了"形神合一"的体质分类思想，这种分类是颇具意义的，因为人的形体活动与情志活动常常同时并见，而且这两种活动均与内在精气相互关系，所以把两个结合起来分析，可以更好地把握体质的特点。

通过以上分类方法的介绍和分析，我们不难看出一些值得注意的问题：

其一、《内经》出于诊疗的需要，对人的体质划分类型，在学术发展史上是一个较早的尝试，对于深入研究人体和人的特征具有开拓和启发意义。

其二、《内经》对体质进行分类所联系的范围极其广泛，如包括了人的禀赋、形态肤色、生理特点、心理特点、性格气质以及人的生活环境、生活条件、社会活动、对自然气候适应情况等等，其内容几乎涉及了与人体生命活动有关的各个领域和各个环节。

其三、这些分类方法，都是以"阴阳五行学说"、"藏象学说"、"天人相应"以及"形神合一"等理论为依据，因此能够在一定程度上揭示出体质阴阳、寒热、虚实、刚柔等基本特性。

其四、在体质分型过程中，《内经》充分注意了结构与功能、生理与心理、生理常态与病理变化等相互之间的密切关系，便于人们更好地掌握各种体质类型的特点，避免在对体质属性认识上的简单化和片面化。

其五、从逻辑方法上来看，《内经》所作的各种体质分类，基本上都从现象的不同组合，来判断现象系统的不同性质。在这一过程中，首先是确立几种比较稳定的现象系统作为模式，然后以它们的部分重叠来解释较复杂的现象系统。因此，各种体质类型都是带有模式性质的，是在一定时空范围内的大体划分，实际上介乎型与型之间还应当有大量的中间类型和过渡类型，或者还会有类型的交叉兼挟情况。

其六、《内经》对体质所作的分类虽然不同程度反映了人类体质的特性，但毋庸讳言的是，限于当时的历史条件，自然科学研究只能采取现象的观察和分析，因此这些分类基本上是处在现象分类水平，并且不可避免地带有较多的人为成分；特别就其分类方法来看，明显地存在着不一致性，而且有些体质状态的描述显得比较抽象笼统，甚至还有据此区别思想道德行为的观点，这些都是需要以历史的观点来正确对待的。

3. 关于体质状态的可变性

按照自然辩证法原理，世界上各种事物不仅有千差万别，而且都是在不断运动和变化着的。任何事物内部既具有保持原来状态的属性，又具有接受其他物体移来的运动而改变运动的属性，《内经》对体质问题也正是这样去认识的。我们从有关经文的论述中可以看出，体质状态的可变性具有两条最基本规律：一是机体本身随着年龄的增长而呈现出由盛渐衰的纵向转变；一是由外来因素不断运动变化的干扰所造成的各种转变。

（1）体质状态的纵向转变

随着年龄的增长，与体质状态至为相关的机体形态结构，机能活动以及生理代谢等方面也相应地发生各种转变，我们暂且称之为纵向转变。《内经》一书曾在多处论及这一问题，其中较为全面地认识整个纵向转变过程者，主要有《素问·上古天真论》《素问·阴阳应象大论》《灵枢·天年》等篇。如《灵枢·天年》篇指出："人生十岁，五藏始定，血气已通，其气在下，故好走；二十岁，血气始盛，肌肉方长，故好趋；三十岁，五藏大定，肌肉坚固，血脉盛满，故好步；四十岁，五藏六府十二经脉，皆大盛以平定，腠理始疏，荣华颓落，发颇斑白，平盛不摇，故好坐；五十岁，肝气始衰，肝叶始薄，胆汁始减，目始不明；六十岁，心气始衰，苦忧悲，血气懈惰，故好卧；七十岁，脾气虚，皮肤枯；八十岁，肺气衰，魄离，故言善误；九十岁，肾气焦，四藏经脉空虚；百岁，五藏皆虚，神气皆去，形骸独居而终矣。"此段论述，分别按不同的年龄阶段，比较清楚地描述了体质状态的纵向转变过程，我们从中可以看出一些重要的规律。

其一，体质状态的转变与年龄的向前推移具有一定的同步关系，即随着年龄的增长，体质状态诸如形态结构，脏气活动以及行为活动等方面，可以明显地表现出年龄阶段性差异。

其二，在整个生、长、壮、老、已的发展过程中，五脏精气由盛而衰是转变的基本趋势，其中"年四十"是重要的盛衰转折点，如"四十岁"以前，表现为"好走"、"好趋"、"好步"、"五藏始定"、"五藏大定"、"血气始盛"、"血脉盛满"、"肌肉方长"、"肌肉坚固"，说明这一阶段体内精气逐渐充盛，体质状态逐步壮实，故脏腑功能旺盛，外在形体丰满，活动能力较强。而到"四十岁"之后，则表现为"好坐"、"好卧"、"目始不明"、"腠理始疏、荣华颓落"、"苦忧悲，血气懈惰"、"皮肤枯"、"言善误"、"五藏皆虚"等现象，可见进入这一个阶段，体内精气开始逐渐衰少，体质状态趋于虚弱，以致脏气功能减退，体内平衡调节能力，抗病能力以及行为活动能力都逐渐下降。

其三，在体质由盛而衰的渐变过程中，五脏之气的衰退并非同时并进，而是有先后主次之分。一般看来，40 岁时主要为外在腠理、华发的衰变，而到 50 岁则开始出现脏气的衰变，按照五行相生规律，首先以"肝气始衰"，然后，"心气始衰"，接着依次为"脾气虚"、"肺气衰"、"肾气焦"，至百岁，则"五藏皆虚，神气皆去"。

总之，体质状态随年龄的增长而发生相应改变，这是客观存在的，我们如能掌握这一客观的纵向转变规律，对于正确地认识体质特性，无疑具有重要意义。

（2）体质状态的其他转变

由外界因素的变化，通过不同途径作用于人体，导致体质状态发生的改变，我们称为体质状态的其他转变。《内经》曾就此从各个不同角度作过深入的考察，在众多的外界因素中，着重分析了自然环境的变迁，社会生活情境的变化，个人生活习惯的改变以及疾病，治疗等因素的影响。如在《内经》看来，人类赖以生存的自然环境，不仅是参与体质形成的基本因素，同时也是促使体质状态不断改变的重要因素，如谓"气之升降，天地之更用也"，"高下相合，升降相因，而变作矣"。"寒湿相遘，燥热相临，风火相值，其有间乎？气有胜复，胜复之作，有德有化，有用有变"，"物之生从于化，物之极由乎变，变化之相薄，成败之所由也。故气有往复，用有迟速，四者之有，而化而变"（《素问·六微旨大论》）。这些论述，清楚地揭示了人类生存的自然环境升降不息，变化不已的运动规律。由于人与自然之间具有整体的不可分割的联系，因此，不难理解，既然整个自然生存环境及其组成环境的各种物质因素在不断地运动变化，那么受其影响，体内物质及其代谢过程也必然会相应地发生变化，如果这种变化持续过久，超越了原有的生理适应范围，就势必改变机体的形态结构和生理代谢形式，并最终导致体质状态及其属性的改变。其他如社会环境和生活习惯改变带来的影响、饮食偏嗜的影响、疾病因素的影响、治疗失当的影响等等，都会给体质状态的转变产生重要作用，《内经》均从不同程度上有颇深刻的认识。

我们认为，《内经》对体质状态可变性的认识是非常正确的，体质状态的纵向转变，主要取决于机体自身的转变作用，而体质状态的其他转变，则取决于外界各种因素的影响和作用，我们在认识每一具体的体质状态时，应当把这两种转变过程看成是同时存在，互相影响的，并将其置于立体的构型中加以综合分析，唯其如此，才能真正掌握体质转变的规律。

4. 关于体质差异性的基本表现

体质差异性的各种表现是区别各种体质类型的重要依据，同时也是更进一步分析每个具体体质特性所值得重视的问题。《内经》曾在许多方面作了具体的认识。归纳起来，有如下八个方面：

（1）性别差异

其一、是男女生长发育以及衰老的发展过程有别，如《素问·上古天真论》所述，男女不仅在每个年龄阶段的生理特点各有不同，并且衰变发生的时间有迟早之别，衰变发生的机制各有侧重，如相对来说，女子发育较早，衰变出现的时间也早；男子发育较迟，衰变出现的时间也相应较迟。女子衰变是先从"阳明经衰"开始，而男子衰变则是从"肾气衰"开始。其二、是男女气血盛衰情况不同，《灵枢·五音五味》篇指出："女子有余于气，不足于血，以其数脱血也。"

（2）年龄差异

体质状态随年龄的增长而发生相应改变，不同年龄阶段，具有不同的体质特点，这是年龄差异的最主要表现。如《灵枢·营卫生会》篇指出："老壮不同气……壮者之气血盛，其肌肉滑，气道通，营卫之行不失其常，故昼精而夜瞑。老者之气血衰，其肌肉枯，气道涩，五脏之气相薄，其营气衰少而卫气内伐，故昼不精夜不瞑。"

（3）寿夭差异

体质强弱对于寿夭影响极大，《内经》在论及寿夭情况时，特别注意到这一点，认为"人之寿夭各不同"，指出："形与气相任则寿，不相任则夭；皮与肉相果则寿，不相果则夭。血气经络，胜形则寿，不胜形则夭……此天之生命，所以立形定气而视寿夭者"（《灵枢·寿夭刚柔》）。于此可见，禀得其全而养能合道，则寿者更寿；禀失其全而养复违和，则夭者更夭。这是《内经》关于寿夭差异的基本认识。

（4）色脉差异

色脉变化在诊断中具有重要地位，《内经》对此非常注意，如谓"善诊者，察色按脉，先别阴阳"。但色脉变化是因人而异的，因此《内经》指出："察五色，观五藏有余不足，六府强弱，形之盛衰"（《素问·脉要精微论》）、"先立五形金木水火土，别其五色，异其五形之人"（《灵枢·阴阳二十五人》）、"视其颜色黄赤者多热气，青白者少热气，黑色者多血少气"（《灵枢·五音五味》）。说明肤色的差异不仅可以反映出体内脏气的盛衰和气血的多少，还可以反映出体质属性的寒热。再以脉象差异而言，《内经》谓："长则气治，短则气病，数则烦心……代则气衰，细则气少"（《素问·脉要精微论》）。"诸急者多寒，缓者多热，大者多气少血，小者血气皆少，滑者阳气盛，数有热，涩者多血少气"（《灵枢·邪气藏府病形》）。这些都是脉象因人而异的具体表现。一般来看，脉象差异应有常变之分。所谓常者，主要指正常生理状态下因人而异的脉象，所谓变者，则指同样的病理情况下因人而异的脉象。对于《内经》所论及的脉象差异应该从这两方面去理解，正如张介宾所说："持脉之道，须明常变，凡众人之脉，有素大素小，素阴素阳者，此其赋自先天，各成一局也。邪变之脉，有倏缓倏疾，乍进乍退者，此其病之骤至，脉随气见也。故凡诊脉者，必须先识藏脉，而后可以察病脉，先识常脉，而后可以察变脉，于常脉中可察人之器局寿夭，于变脉中可察人之疾病吉凶"。

（5）气候适应性差异

《内经》认为，人之体质有阴阳寒热虚实之偏颇，自然气候有寒温燥湿之变易，不同体质的人，对气候的适应性有明显的差异。如谓阳气偏胜的人，"能冬不能夏"，阴气偏胜的人，"能夏不能冬"。说明体质的气候适应性差异，主要反映了体质的不同属性与气候的阴阳消长之间有着一种"亢害"、"承制"的辩证关系，机体所能适应者，主要是由于气候的阴阳消长，纠正了体质原来的阴阳偏颇，使之能够处于一种"承制"的平衡状态；机体所不能适应者，则是因为气候的阴阳消长，加重了体质原来的阴阳偏颇局面，使之处于一种"亢害"的不平衡状态。

（6）疾病易感性差异

所谓疾病易感性差异，是指不同的体质对于致病因子具有不同的易感性。《内经》指出："肉不坚，腠理疏，则善病风"；"五藏皆柔弱者，善病消瘅"；"粗理而肉不坚者，善病痹"。说明不同个体之间由于本质刚柔坚脆的不同，因而对致病因子产生了不同的易感性，证之于临床，这种疾病易感性差异是客观存在的，如卫气素虚之体易病风，阳气素弱之体易感寒，阴气素亏之体易病热，脾胃虚弱之体易感湿。还有肥人多痰湿，善病中风；瘦人多虚火，易得劳嗽等，都表明《内经》的这一认识是很有价值的。

（7）疼痛耐受性差异

《灵枢·论勇》篇指出："夫忍痛与不忍痛者，皮肤之薄厚，肌肉之坚脆，缓急之分也，非勇怯之谓也"。《灵枢·论痛》篇亦指出"人之骨强、筋弱、肉缓、皮肤厚者，耐痛，其于针石之痛，火焫亦然……坚肉薄皮者，不耐针石之痛，于火焫亦然"。可见不同的人对于疼痛耐受性是各有不同的，产生这种现象的原因还在于体质的差异性。近年国内外通过针刺镇痛研究，业已证明镇痛过程中确实存在个体差异现象，人们不仅发现痛阈具有因人而异的特点，个体耐痛阈的高低之差，可达数倍之多，而且还发现正常人脑内具有镇痛作用的脑啡肽物质，其含量是因人而异的。脑啡肽含量过少的人，其痛觉特别敏感，耐痛性弱，相对来说，含量较多的人，其痛觉不很敏感，耐痛性强。于此可见，《内经》所提出的疼痛耐受性差异性是有着一定客观物质根据的。

（8）针刺反应性差异

同样的针刺方法，在不同的个体可以出现不同的反应，《内经》认为这是体质差异在针刺过程中的表现。《灵枢·逆顺肥瘦》篇指出："血清气滑，疾泻之则气竭焉；血浊气涩，疾泻之则经可通也。"《灵枢·行针》篇更指出"重阳之人，其神易动，其气易往……，心肺之藏气有余，阳气滑盛而扬，故神动而气先行。""阴阳和调而血气淖泽滑利，故针入而气出，疾而相逢也。""针已出而气独行者，……其阴气多而阳气少。阴气沉而阳气浮者内藏，故针已出，气乃随其后，故独行也。""数刺乃知……此人之多阴而少阳，其气沉而气往难"。于此可以看出，针刺之后其得气反应的差异，是与病人体质阴阳的偏颇至为相关的。阳气滑盛的"重阳人"，反应敏感，得气迅速；阴盛阳弱的人，得气缓慢，或于出针后始有反应，或于数刺之后才有针感；阴阳和调的人，则得气反应适时而至。

5. 关于体质在发病学和病理学中的作用

体质因素在发病学和病理学中的作用，历来受到中医的重视，《内经》对于这一问题具有比较深刻的认识。

如就体质与疾病发生的关系来看：《内经》认为"正气存内，邪不可干"、"邪之所凑，其气必虚"，外界各种致病因素只有通过与机体内部因素的联合作用才能产生疾病，在同样的致病条件下，疾病的发生与否，在很大程度上取决于体质状态如何。体质强健者，正气充盛，抗病能力强，虽有发病条件，却未必发病；相反体质虚弱者，正气不充，抗病能力差，因此稍有病邪侵袭，则不免于病。

再就体质属性对疾病的转归和证候类型的影响来看，《内经》认为，体质对于既病之后的病理变化还会继续发生影响，临床上所以会导致"一时遇风，同时得病，其病各异"，或病此，或病彼的原因，纵然是多方面的，但体质状态的潜在倾向却在其中起着至关重要的作用，疾病证候类型的演变，往往受这些倾向性所左右，亦就是说，"病随人转"、"同病异证"，是病变过程一条基本规律。在多数情况下，尽管某一病变的病邪性质、感邪途径，或患病时间大致相同，但如果发生于不同体质特性的个体，则其病理转归可以因人而异，或从寒化，或从热化，或从虚化，或从实化，其症状特点和证候类型也随之殊然不同。说明人体作为一个具有能动作用的有机体，它不单纯被动地接受外界因素的作用，它同时能够按照机体固有的属性对外来刺激作出自己的反应，这种反应，在具体的病理学过程中，就是体质对于证候的左右作用。体质因素在发生这种左右作用时，大致有两个基本特点：其一是当体质属性与病邪性质大致相同时，便会起到一种同化作用，随着病变的发生发展，而加重原来体质状态的偏颇，这样就表现为证候类型与体质属性的统一，证候性质与病邪性质的一致。例如阴虚或阳盛之体，感受温热之邪则发为阳热之证；阳虚或阴盛之体，盛受阴寒之邪则发为阴寒之证。其二是当体质属性与病邪性质不相一致时，机体就会对病理过程主动起转化作用，可以改变病邪的本来性质，其结果，则是证候类型与原来病邪性质不完全一致，却与体质属性保持统一。例如感受阴寒之邪发为阳证，主要是患者体质偏于阳热所致；感受阳热之邪发为阴证，主要是因患者体质偏于阴寒所致。总之，证候是体质属性的反映，体质是产生各种不同证候的重要物质基础，体质与病理学的关系，就是体质与证候的关系，它突出地体现在证候类型随体质属性而转化，临床上所以会出现各种"同病异证"、"异病同证"现象，多数可以说是体质能动作用的结果。

6. 关于体质和治疗学的关系

既然体质与疾病的发生发展息息相关，那么在具体的论治过程中，重视体质的作用，当然是无可非议的。《内经》在论述治疗学问题时，对于体质与治疗的关系提出不少精辟的见解，充分体现了从整体观出发，结合病人体质特点，进行辨证施治的医学思想。如强调以体质为治病之本，"先寒而后生病者，治其本；先热而后生病者，治其本"（《素问·标本病传论》）。并重视根据不同体质类型采取不同治疗方法，如《灵枢·通天》篇指出："善用针艾者，视人五态乃治之，盛者泻之，虚者补之。"《素问·阴阳应象大论》指出："审其阴阳，以别柔刚，阳病治阴，阴病治阳，定其血气，各守其乡。"我们通过《内经》相关论述的深入分析，不难发现在治疗环节上，《内经》对体质问题的重视程度。

其一，根据《内经》强调治病必求其本的原则和体质在发病学和病理学中的重要地位，认为在"求本"的过程中对于体质问题应给予高度重视。因为无论辨病还是辨证，最终都要落实到具体的人身上，从来没有离开土壤的庄稼，也从来没有离开机体的病和证，病是外加于身的，证则是机体发病之后所反映出来的各种现象的概括，而这些都是以体质为基础的。因此首先应该据体辨证，而后才能据证立治。

其二，《内经》注意了不同体质类型对于治疗的不同要求，在治病以体质为本的观点指导下，依照各种体质类型的不同适应性，分别确立与之相应的治疗措施。归纳起来主要有如下几个方面：①根据阴阳五态的不同治法；②根据五行二十五态的不同治法；③根据形志苦乐的不同治法；④根据形体肥瘦的不同治法等。

其三，《内经》根据人的体质受多方面因素影响的特点，在治疗过程中还主张综合考虑各种因素在其中的作用。比如注意：①因禀赋特性以制宜；②因年龄长少以制宜；③因生活环境以制宜；④因生活习惯以制宜；⑤因个体对药物耐受性差异以制宜等等方面。

7. 结语

以上就《内经》有关体质问题分别从六大方面作了初步探讨。不难看出，《内经》对于体质问题的认识是比较全面和深刻的。虽然限于当时的历史条件，不可避免地存在着某些朴素粗疏和可商榷之处，但从总的角度来看，由于这些认识都是前人长期实践经验的总结，都是在古代唯物辩证法思想指导下提出来的，因此仍然包含着极其丰富的科学内容，它们不仅能在较大的范围和一定程度上提供令人满意的解释，起到积极的临床指导作用，而且其中还有不少观点和理论不同程度地被现代医学和其他自然科学研究所证实。我们通过《内经》有关体质理论的学习和探讨，大致可以得到这样的认识：所谓体质，实质上是人类在生长发育过程中由于先天禀赋与后天生活因素（包括生物、社会、心理、自然界等）综合作用而形成的一种机体特性。这种特性既有相对稳定的一面，又有不断变化的一面。它们在生理学上，可以表现出形态组织结构、机能活动、生理代谢以及心理性格气质等方面个体差异；在发病学和病理学上，则关系着某种体质对某种致病因素的易感性及其既病之后产生某种证候的倾向性；而在治疗学上，则关系着某种体质对某种治疗方法或措施的不同适应性。

应当指出，近年来由于现代医学和其他自然科学研究的进步，使人们对于体质问题的认识大大加深了。可以断言，随着生命科学研究的不断深入，体质问题必将受到更加重视。我们今天探讨《内经》的体质理论，也决不只是一个整理和继承问题，而更加重要的应该是如何努力从中发掘合理的科学内容，并借助现代科学方法和手段，逐步阐明它们的本质，使《内经》的理论能够在现代生命科学领域中发挥更大的作用。

（八）《内经》与生物全息律

生物全息律反映了生物整体信息作用和显现于局部区域这样一种与全息照片相类似的本质属性，揭示了生物体部分与整体、部分与部分之间具有整体性质的全息对应性关系。中国学者张颖清1982年提出"生物全息律"的理论之后，很快引起国内外的普遍关注。人们发现，许多学科领域都广泛存在着全息现象。中医学作为研究人体生命发展规律的应用科学，其学术思想和实践方法与生物全息律更有着特殊的关系。有人认为，全息论之所以能诞生于中国，是由于借助于东方思维，特别是中医学的自发全息观念。中医学中虽然没有"全息"一词，但《内经》中关于天人相应、藏象学说、诊断方法等方面的理论观点和实践经验却包含着丰富的全息论思想。

1. "天人相应"与全息律

"天人相应"，是《内经》最重要的学术思想之一，它是系统整体观的集中体现，其显著特征不仅说明人体以外的整个自然界与人体生命活动之间的一般联系，而且还在对"天"与"人"进行分析的基础上，描述其部分之间的对应关系，把人身视为"一小天地"。这种观点突出地体现了全息思想，它说明生物体以外的大自然的许多信息都"存记"于人体，人体犹如一个缩小了的"天地"。依据这种观点，人们就可以从自然界的某些物质运动规律中领悟人体生命活动的规律，也同样可以从人体生命现象去推测自然界的发展历程。这正如《素问·举痛论》所指出的："善言天者，必有验于人。"

（1）日月运行与人体的全息关系

在人类生命活动的发展过程中，人们通过生活体验首先认识到日月的运行与人体自身的关系最为密切。因而，在《内经》的记载中，表现出对日月运动规律的特别关注，描述了一系列日月运行与人体生命活动协调一致的规律性现象。《素问·八正神明论》指出："天温日明，则人血淖液而卫气浮，故血易泻，气易行；天寒日阴，则人血凝泣而卫气沉。月始生，则血气始精，卫气始行；月郭满，则血气实，肌肉坚；月郭空，则肌肉减，经络虚，卫气去，形独居……"可见日月的运行主要影响人体经脉中气血的运行。如太阳的运行造成四时气候的寒温变化，天气温暖则地之经水易于流动，人之气血也易于运行；反之，天气寒冷则地之经水易于凝结，而人之气血也涩滞不利。同时，这种寒温变化具有四时周期性变化的规律，故人身气血的运行也具有四时周期性规律。又比如月亮的运行形成月节律，人体气血的运行也随之有同步变化。月望之时气血较盛，月朔之时气血较弱。月之由缺到圆，由圆到缺，人的气血也随之有盛衰交替，并进而使腠理也随之有疏密之别。

（2）地理因素与人体的全息关系

由于人体的生命活动从其物质来源上更多地与地理因素有密切关系，因此，地理因素对人体的生理病理有着深刻的影响，它所包含的各种信息同样可以在人体中再现，在生命体的进化过程中能找到地理因素的历史痕迹。《素问·宝命全形论》指出："人生于地，悬命于天。天地合气，命之曰人。"说明天地相合才能形成人体。从总体上看，不同的地理条件可以造就不同体质的人种和民族，地球上各种族人群的自然分布都是一定地理条件的反映。但从个体来看，也在一定程度上反映着全部地理状态的信息。就地势高下与精气升降的对应关系而言，《素问·阴阳应象大论》指出："天不足西北，故西北方阴也，而人右耳目不如左明也。地不满东南，故东南方阳也，而人左手足不如右强也。……东方阳也，阳者其精并于上，并于上则上明而下虚，故使耳目聪明而手足不便也。西方阴也，阴者其精并于下，并于下则下盛而上虚，故其耳目不聪明而手足便也。"这一论述主要是针对中国整体地理格局而言，虽然地势高下与人体左右手足及耳目差异之间的对应关系是否即如此言尚难断定，但地理位置的差异对人体精气升降过程的影响还是客观存在的。后世医家据此推演，认为东南方之人精气易升易散，耗损于外，故寿命较短；西北方之人精气易降易敛，保藏于内，故寿命较长。这一看法从一个侧面反映了"天人合一"的全息论思想。

（3）气象变化与人体的全息关系

"天人相应"的全息律，还充分地表现在气象变化与人体的关系方面。一般的说，气象变化是天文因素和地理因素共同作用的结果。以天文因素而言，它所引起的气象变化是以年为周期而有规律地交替进行，它反映着大范围内气象变化的基本趋势。比如风为春季的主气，暑为夏季的主气，湿为长夏季的主气，燥为秋季的主气，寒为冬季的主气，它们都是正常的气候因素。人体"悬命于天"，一开始就受风、暑、湿、燥、寒五气的影响，所谓"天食人以五气"即指此而言，因而在其生命的底层早就打上了"五气"的烙印。人必须依靠此五气才能生存，自然界的四时五气可以完全渗透到人体中来，人体五脏系统的生理病理变化就表现出与不同时令和气象之间相对应的特点。如《素问·六节藏象论》指出："心者，生之本……通于夏气；肺者，气之本……通于秋气；肾者，主蛰，封藏之本……通于冬气；肝者，罢极之本……通于春气。"《素问·四气调神大论》也指出："逆春气，则少阳不生，肝气内变；逆夏气，则太阳不长，心气内洞；逆秋气，则太阴不收，肺气焦满；逆冬气，则少阴不藏，肾气独沉。"不难理解，《内经》的藏象学说是以五脏为中心把人体组成一个秩序井然的有机整体，上述认识则把人体生命结构及其功能活动与自然界五气变化的对应关系在"全息律"的思想基础上牢固地确定下来。

（4）时空周期与人体的全息关系

由于自然界的物质运动是在时空中进行的，因而自然界的秩序也应以时空的形式表现出来。就人体来说，不仅在空间结构形式上保持着自然界赋予的秩序，而且在时间进程中保持着自然界同时赋予的周期性，所以只有将时间的周期性与空间的秩序性有机地结合起来，才能真正把握人体生命活动的本质规律。《内经》正是从这一思路出发来揭示人体生理病理规律的。《灵枢·顺气一日分为四时》曾将一日比作一年，认为它也有四时变化的周期性，如谓"以一日分为四时，朝则为春，日中为夏，日入为秋，夜半为冬"。这种比拟已经体现了自然界的时空全息律，即以一年为整体，一日为一个全息元而包含整体的春夏秋冬四季这一信息。然后《内经》又由天及人，认为人在一天之中也有这种周期性变化，正像一年四时中肝主春、心主夏、肺主秋、肾主冬一样，一日之中，则肝主晨，心主日中，肺主日入，肾主夜半。也就是说，在不同时辰内，担任"王气"的脏是依次转移的，因此，认识人体疾病吉凶预后以及选择治疗时机，都是依据该时刻所"王"的脏气确定的。不仅如此，《内经》还认为人体营卫之气的运行也随昼夜而有节律性的变化，依据《灵枢·营卫生会》等篇章的观点，白昼营卫之气的运行以阳经为主，夜晚则以阴经为主，其运行的总度数为一日五十度，昼夜平分。若结合一日分为四时主五脏，则可大致确定营卫之气在每脏所主之时各行十度。同时，古人又把一日再分为许多小段，每一小段取脉动五十次，以此作为一个全息元，与一日一夜"五十营"相对应，从而可以诊知五脏精气的盛衰。有人认为，人体自然节律是指人体与天文、气象等自然规律密切相关的生理、病理节律，如昼夜节律、周年节律等。昼夜节律可以称为"节律全息元"，某一昼夜节律的各个时相，分别在其他大节律或昼夜节律上有各自的对应时相。生命时间进程各个不同位点上的节律全息元，在不同程度上或为各更大时间节段甚至整个生命过程的近似缩影。这样，通过对昼夜节律的局部分析，便可得到月节律、周节律、年节律等的近似情况。例如在生理方面，如果证明某脏功能在一昼夜中旺盛的时辰，根据节律全息思想，则可以推知在一个太阴月中该脏功能旺盛的月相和在一周年中该脏功能旺盛的季节等。在病理方面，根据阴阳虚实不同患者病理变化的昼夜节律特点，可从节律全息假说推知在一年中的相应时节和在一月中的相应月相，此型患者将出现相同的或相近的病理变化。对五脏病变来说，只要确定了某一脏的昼夜病理节律，便可依据节律全息观点，找到其他大节律中与其昼夜病理节律相对应的时相。在疾病防治方面，如果找到某一疾病在一天之中的最佳治疗时间，从节律全息观点便不难推知在一个太阴月或一个太阳年中该疾病的最佳治疗时期。在疾病预后方面，从某病病情的"慧、安、加、甚"的昼夜节律，同样可以推测其一年或一月中病情转归的变化轨迹。总之，在对《内经》研究的基础上提出的生物时间全息律观点，最主要的特征是生命节律的全息。

2. 藏象学说与全息律

生物全息律的一个重要观点，是认为人体的每一个节肢都是全息胚，它与整体或其他节肢之间存在着全息相关性。《内经》藏象学说中各脏腑都可看成是全息胚，它们与整体以及其他脏腑之间都有不同程度的全息相关性。各个脏腑也都具有双重性，即一方面它具有本脏腑的主要功能，另一方面由于全息相关性规律，它同时还具有其他脏腑的功能。《素问·阴阳别论》谓："脉有阴阳，知阳者知阴，知阴者知阳。凡阳者有五，五五二十五阳。"王冰注："五阳，谓五藏之阳气也。五藏应时，各形一脉，一脉之内，包摁五脏之阳。五五相乘，故二十五阳也。"由此不难理解，根据五行互藏的规律，五脏之功能不仅局限于心主血脉、肝主藏血、脾主运化、肾主藏精、肺主诸气，五脏之中尚有互藏之职，亦即五行的生克制化，使五脏之间构成一个复杂的立体结构，每一脏都具有五脏之部分功能，都是五脏的缩影和统一体。这正如张介宾在《景岳全书》中所指出的："五藏之气无不相渗，故五藏之中皆有神气，皆有肺气，皆有胃气，皆有肝气，皆有肾气……各有互相倚伏之妙。"藏象学说所包含的全息思想主要体现在如下几个方面：

（1）脏腑相关的全息现象

《内经》认为，五脏既可各自成为子系统，执行某一方面的生理功能，具有相对完整的独立性，但五脏之间又是互相制约、互相协调、不可分割的整体，任何一脏都可以包含五脏的信息。在病理情况下，由于五脏相关性，病邪可由此脏传向彼脏。例如《素问·玉机真藏论》指出："五藏受气于其所生，传之于其所胜，气舍于其所生，死于其所不胜……，五藏相通，移皆有次，五藏有病，则各传其所胜。"说明五脏之间通过生克制化关系构成一个系统整体，它们在生理、病理等方面的相互资生、相互制约关系体现出每一脏都是五脏的缩影，其本身除具有本脏的主要功能之外，还保留着其他脏腑功能，是其他脏腑功能的全息胚。类似的全息律观点，还散见于对某些脏腑功能和某些具体病证的认识中，如《灵枢·五癃津液别》中论述"心"时，认为："五藏六府，心为之主"。《素问·玉机真藏论》在论述"胃"时，指出："五藏者，皆禀气于胃。胃者，五藏之本也"。《素问·咳论》在讨论"咳"证时，认为"五藏六府皆令人咳，非独肺也"。如此等等，这些知识，充分说明五脏皆主整体的全息律思想，因此，在临床治疗过程中采取从多脏入手治疗某一脏的疾病，或从一脏入手治疗多脏的疾病的方法，体现了"五行互藏"的思想观点，与五脏相关的全息律思想是有密切关系的。

（2）脏窍相关的全息现象

由于生物体内各器官在胚胎发育过程中与体表各器官组织存在着千丝万缕的联系，所以其功能和病变必然要在体表的一定部位有所表现。生物全息律这一点与《内经》的脏窍相关理论有不谋而合之处。《内经》认为，人体体表躯壳各部分及五官九窍都与内在脏腑功能密切相关，不仅所有体表组织孔窍都归属相应的内脏系统，而且面、耳、舌、眼、鼻、胸、背、手、足等局部狭小区域是全身的缩影，含有整体的信息，并可通过全息反馈机制反作用于内脏系统，这就是所谓"有诸内必形诸外"、"司外揣内"的道理。如《灵枢·五色》对五脏六腑肢节在头面部的空间有序分布情况作了具体描述，指出："阙上者，咽喉也。阙中者，肺也。下极者，心也。直下者，肝也。肝左者，胆也。下者，脾也。方上者，胃也。中央者，大肠也。挟大肠者，肾也。当肾者，脐也。面王以上者，小肠也。面王以下者，膀胱子处也。颧者，肩也。颧后者，臂也。臂下者，手也。目内眦上者，膺乳也。挟绳而上者，背也。循牙车以下者，股也。中央者，膝也。膝以下者，胫也。当胫以下者，足也。巨分者，股里也。巨屈者，膝膑也。此五藏六府肢节之部也，各有部分'。这种描述，完全符合全息律思想和方法。《内经》对于目窍与脏腑的相关性的系统认识，也完全符合全息律的思想和方法，如《灵枢·邪气藏府病形》指出："十二经脉，三百六十五络，其血气皆上于面而走空窍，其精阳气上走于目而为睛。"《灵枢·大惑》则更具体地指出："五藏六府之精气，皆上注于目而为之精。精之窠为眼，骨之精为瞳子，筋之精为黑眼，血之精为络，其窠气之精为白眼，肌肉之精为约束，裹撷筋骨血气之精而与脉并为系，上属于脑，后出于项中"。后世医家据此发展成为眼科的"五轮"学说，以目窍不同区域的形色变化来诊察相立脏腑的病变。由此可见，对眼睛的望诊，不仅要注意眼科的病变，还要运用全息律方法注意其所显示的作为整体病变的征象，亦即既注意其局部病变意义，又注意其与整体的联系。

（3）经穴相关的全息现象

《内经》经络学说包括经络和腧穴两个既有联系又有区别的部分，但二者都是人体结构及功能的特化区，是内脏作月的方式和结果。张颖清认为："经络是人体神经胚时期由生物学特性相似程度较大的细胞群组成的纵向器官或构造的痕迹图谱。"为探索十二经脉分布规律及其与内脏关系，宋为民等根据全息律原理进行了专门研究，认为人体内脏的全部信息可以在体表反映出来，体表每一层次或每一局部都可反映内脏的全部信息，同一内脏器官的相同信息点在体表各层次的连续延伸必形成某一经络，所有内脏器官在体表共形成十二经脉，十二经脉正是人体内脏的层次性信息反映，并且其分布的全息现象具有三维空间结构的特征，甚至还保留了时间序列。比如从机体的某一断面上看，经络的断面全息律特点就比较明显，以人体上肢而言，各经络均沿纵轴延伸，每一条经络尽管上下延伸，但它本质上是同一的，故属于同一条经络，似乎难以反映全息，但如果转从某一横断面来看，线状的经络就变成一个点，六条经络正好是六个点，均匀分布在横断面上，这样，就某一断面而言，不再只是反映某一脏腑的信息，而是集中反映六个脏腑的信息。据此不难推断：经络的形成，实际是内脏信息沿生长轴线纵向延伸的结果，不管肢体生长到什么程度，都不会改变这种全息结构，从而保持内脏信息的完整与稳定。

经穴相关的全息律，还表现为十二经脉在手足分布的上下对应和表里相合。根据《灵枢·经脉》的描述，五脏所主经脉，位居于上的脏，其经络分布主要在手臂，位居在下的脏，其经络主要分布在足胫。如手太阴肺经、手少阴心经、手厥阴心包经，皆分布于上肢内侧；足太阴脾经、足少阴肾经、足厥阴肝经，皆分布于下肢内侧。人体五脏属阴，六腑属阳，而四肢也以内侧属阴、外侧属阳，故六阴经脉皆分布于四肢内侧，六阳经脉皆分布于四肢外侧。同时，由于脏腑表里相合关系，互为表里的脏腑两条经脉也分布在四技内外侧相对应的位置，如肺与大肠相表里，所以手太阴肺经分布于上肢内侧前缘，手阳明大肠经分布于上肢外侧前缘。

"五腧穴",是《内经》经络学说中颇具特色的重要内容,它从另一方面体现了某一经络本身同样具有全息律现象。根据《灵枢·九针十二原》、《灵枢·本输》等篇的记载,"五腧穴"即井、荥、腧、经、合五类穴位,它们都分布在四肢肘膝以下,分别代表木、火、土、金、水五行之气,以应五脏六腑。每一条经脉从四肢末端开始,依次为井穴、荥穴、腧穴、经穴、合穴,其中井为木属肝、荥为火属心、腧为土属脾、经为金属肺、合为水属肾。六阳经脉也同样具有"五腧穴",但其性属阳,与六腑相合,所以别出一个原穴,以六腑之数相合。显然,五腧(原)穴以特殊的方式分布于每一条经脉,说明每一条经脉都包含五脏之气或六腑之气,它是一个全息胚的典型例证。因此,根据五行生克制化原理,运用五腧(原)穴治疗疾病,不仅可以取本经穴,也可以取别经穴。因为各脏腑之间是相互贯通的,各经络之间也是相互渗透的。每一经都是一级全息胚,都能起到调整全身机能的作用。

"背腧",作为经穴系统的重要组成部分,在《灵枢·背腧》篇有专门论述。与其他经穴相比,背腧系统的作用更是有整体全息律特点。国内外研究者都曾发现,足太阳膀胱经所主之十二背腧穴,与其余十一经都有密切联系,而且具有离心感传的特点。有人经过研究认为:背腧系统实际是又一个脏腑小系统的体表代表区,存在于局部区域而包含着来自脏腑的整体信息,且其全息作用远比经络系统表现得典型和充分。例如肝痛,在肝腧穴有压痛,利用肝腧既可诊治肝胆病,又治眼病、筋病,还可调节情志与气血;肺的病变可在肺腧穴摸到结节,利用肺腧既能诊治肺、喉、气管等处疾患,又可诊治鼻病、皮肤病,甚至还是针麻手术镇痛要穴,如此等等。一腧之功用,往往可以代替甚或超过一经之功用,充分说明各脏腑腧穴组成的小小背腧系统,能从局部反映和影响全身。应当指出,各脏腑的重要代表穴位不位于它们各自属络的本经主干或支别上,却集中分布在背部中线的两侧,又用各脏腑的名称直接命穴,这种现象恰好说明,早在《内经》时代,古人对背部这一特殊区域所包含着的整体全息的事实就已有所发现,有所认识,且能有效地加以利用。

3. 诊断方法中的全息现象

《内经》的诊断方法,具有由外象测知本质,由局部测知整体的特点,体现着部分与整体相对应,部分是整体的缩影,以及不同系统之间有相似性联系等全息律思想。《灵枢·外揣》曾形象地指出:"日与月焉,水与镜焉,鼓与响焉。夫日月之明,不失其影;水镜之察,不失其形;鼓响之应,不后其声,动摇则应和,尽得其情。"由此不难理解,外在病情表现与内在病理变化,有如日月之于影,水镜之于形,鼓响之于声,有动则有应,有应则可知,这正是《内经》诊断方法的基本原理,也是《内经》对全息律的一种表述。

《内经》认为,人体以五脏为中心,通过经络的联系,使各脏腑组织器官以及脏腑与体表的联系至为紧密,也使得身体任何一个局部都可获得全身的信息。亦即身体各个系统组织都有五脏六腑的气血灌注,都有五脏六腑的机能表现,身体的每个部位都有脏腑气血信息的反映。因此,一旦在脏腑或气血发生病变,可通过观察五官、形体等局部狭小区域的神色形态变化以了解机体内在病变的原因、部位、层次和性质,从而作出正确的诊断,为选择防治措施提供可靠依据,这些观点和方法与生物全息律原理有着共同的认识论基础。

(1) 面部望诊

由局部透视整体的最典型例子之一是面部望诊法的应用。《内经》早就认识到机体每一组织器官的活动信息都能够按照自己在整体中的空间排布规律投射到面部的特定位区，所有这些位区在面部的聚合，使之构成整体的一个缩影，或者说是成为透视整体的一面镜子。《灵枢·五色》曾系统描述了五脏六腑、四肢百骸在面部的特定投射区域，原文还指出："五色各见其部，察其浮沉，以知浅深；察其泽夭，以观成败；察其散抟，以知远近；视色上下，以知病处。积神于心，以知往今。"说明人体一旦发生病变，在面部相应位置就会出现色泽变化，通过观察其五色的浮露和沉滞，可以了解其病位的浅深；观察面部五色的润泽与晦暗，可以推断疾病预后的好坏；观察面部五色的散漫与聚结，可以测知病程的长短；观察五色异常在面部的位置，可以判断具体病变的脏腑。不仅如此，《灵枢·五色》还认为面部色泽的变化与机体内在病变的发展或转归趋势有同步相应的特点，因此，可以据此推断疾病的轻重与预后。其面部色泽含蓄而明润则病轻，色泽沉滞而枯槁则病重。五色从下向上蔓延，则提示病情逐渐加重；五色从上向下逐渐消退，则提示疾病即将痊愈。五色在面部的表现，与脏腑所主相应部位有关，整个面部分为内外两个层次，内部归属五脏，外部归属六腑，如果五色变化从外走内，则说明疾病由腑及脏；如果五色变化从内走外，则说明疾病由脏及腑。现代研究资料表明，这种根据面部形色变化测知脏腑病理变化的诊断方法是具有一定科学道理的。陈振润等对100例红外面图与临床资料作对比分析发现，内脏的阴阳寒热确实可以在面部反映出来，如有寒象者，红外面图的颊或鼻区呈黑色（黑暗区的温度低），而身体健康者，则面图亮暗均匀，说明面区分部诊断的理论具有一定的实践根据。

（2）体窍诊法

《内经》的体窍诊法体现了生物全息律的原理和特点。

①目诊

《灵枢·大惑》指出："五藏六府之精气皆上注于目而为之精。"说明目窍虽是局部器官，但与脏腑经络有密切联系。后世医家根据《内经》之意而发挥的"五轮"学说，是全息律思想的具体体现。如肉轮属脾，血轮属心，气轮属肺，风轮属肝，水轮属肾。说明目部是脏腑信息的集中反映点，根据其形色变化，可以诊察相应脏腑病变，如肉轮下垂，示脾气不足；血轮红赤，示心经火热。同时，《灵枢·大惑》还指出："目者，五藏六府之精也，营卫魂魄之所常营也，神气之所生也……是故瞳子黑睛法于阴，白眼赤脉法于阳也，故阴阳合传而精明也。目者，心使也。心者，神之舍也。"于此可见，从目的有神无神可以测知五脏精气的盛衰和阴阳二气的虚实状况。如精气充沛，则视觉清晰，谓之有神；精气衰少，则视觉昏糊，谓之少神；精气衰竭，则视觉错乱，谓之失神。久病、重病而眼神正常者，尚属可治；目无光彩，目不欲视，或眼神异常者，多属阳衰阴竭，危候立至。此外，《内经》还据目的色泽变化直接诊断脏腑病变，如《灵枢·论疾诊尺》中指出："目赤色者病在心，白在肺，青在肝，黄在脾，黑在肾。黄色不可名者，病在胸中。诊目痛，赤脉从上下者，太阳病；从下上者，阳明病；从外走内者，少阳病……"据此也可看出目诊的全息诊断价值。现已证实，人的虹膜是一种特殊的调节器，它能使光脉冲通过大脑中枢与人体内所有器官保持着各种复杂的联系，内脏所有器官、系统都在这小小的薄膜上有自己的代表区域，有自己严格固定的色赤细胞群。如果某一器官出现病情，就会通过神经冲动向大脑发出信号，大脑将这一信号转送到虹膜上相应区域的色赤细胞群，从而相应地发生形色变化。

②鼻诊

鼻为肺之窍，是呼吸出入的门户，不仅呼吸之间通乎天地，贯乎经络，五脏六腑无不毕达，四肢百骸莫不周遍，而且脏腑组织通过经络和生理功能的联系与鼻窍都有直接的或间接的关系。《灵枢·五色》对有关脏腑在鼻部的有序映射曾有详细记载。《素问·五脏别论》则谓："五气入鼻，藏于心肺。心肺有病，而鼻为之不利也。"此外，如《灵枢·师传》谓："鼻隧以长，以候大肠，……鼻孔在外，膀胱漏泄；鼻柱中央起，三焦乃约。"由这些论述可以看出，鼻同样具有脏腑组织"缩影"的特征，许多脏腑组织的病变都可或多或少地反映于鼻，根据鼻窍不同部位的形色变化或功能改变，便可测知相应区域所属脏腑的病变情况。国外有人研究指出，鼻窍反映机体内在变化，有生殖系统既往病史者，可在鼻部的卵巢——睾丸穴附近出现皮肤点状异常，这一现象反映生殖系统的病理改变与鼻部皮肤点状异常之间有一定的联系。

③耳诊

《灵枢·口问》指出："耳者，宗脉之所聚也。"说明耳并非孤立的单纯的听觉器官，它和全身脏腑经络有密切联系。由于"肾开窍于耳"，所以《灵枢·本藏》更认为通过观察耳廓的大小、厚薄、形态和色泽的变化，可以推断肾功能的情况，如谓："（耳）黑色小理者肾小，粗理者肾大。高耳者肾高，耳后陷者肾下。耳坚者肾坚，耳薄不坚者肾脆。耳前居牙车者肾端正，耳偏高者肾偏倾也。"此外，《内经》还认为耳郭之所以能以一个局部器官反映整体情况，是由于其与全身十二经脉有直接的或间接的络属关系。根据《灵枢·经脉》等篇所述，三焦经、胆经、小肠经直接循行进入耳中，胃经、膀胱经循行分布于耳的周围，大肠经通过经别与耳相连，心经、心包经、肺经、肾经、肝经、脾经虽不直接入耳，却通过经别与阳经相合而连通于耳。其次，耳与奇经八脉也有一定联系，如阳跷脉统帅左右侧的阳经脉并循行下耳后；阳维脉像罗网一样联络全身阳经也循头入耳。由此可见，耳是人体经络经过、终止、会合的场所。现代经络实质和针灸临床研究都证实，针刺耳穴可诱发十二经脉的循经感传，而针刺十二经脉其感传可远达于耳，从而进一步说明耳与全身经络的密切联系。由于耳窍与整体之间有如此密切的联系，所以人体任何一个脏腑发生病变都可通过经络反映到耳窍，引起其功能的或形态的相应变化。现代耳郭诊断学研究资料表明，耳郭分布有丰富的神经，专门支配内脏和腺体机能活动的迷走神经在全身体表其他各处均无分布，唯独耳廓有其分布，这就说明耳穴与内脏、腺体的联系较为密切。耳郭对各种刺激的反应有高度的敏感性，当人体发生病变时，病理性刺激通过神经系统的传导使相应耳穴发生生物电场改变和过敏、疼痛、血管紧缩、汗腺和皮脂腺的分泌以及立毛肌收缩等反映，各种治疗方法产生的良性刺激也主要通过神经系统的传导和体液因素的介入以双相调整的方式阻滞或抑制原有的病理冲动的恶性循环，并代之以正常的生理调节，致使病变减轻或消失。耳诊的临床研究资料还表明，由于体内器官在耳郭的信息分布有相对固定的区域，因此当人体脏腑或躯体发生病变时，往往会在耳郭的一定区域出现病理性反应。一般说来，与头面相应的穴位在耳垂，与上肢相应的穴位在耳舟，与躯干和下肢相应的穴位在对耳轮和对耳轮上下脚，与内脏相应的穴位多集中在耳甲艇和耳甲腔。观察耳郭穴位的局部变化，可以部分探知内在脏器病变情况。宋为民等在研究资料中指出：耳郭能协助诊断冠心病和脑动脉硬化，阳性率分别达到 81% 和 83.2%。因为冠状动脉和脑动脉硬化后，可引起耳垂局部缺血和耳垂血管硬化，而使耳垂组织萎缩。此外，用耳穴诊断十二指肠球部溃疡，符合率为 80.7%，其特征是耳部相当于十二指肠区有中等度斜形条状硬结，耳前区十二指肠区有疤痕形成，十二指肠区新生血管、色素沉着，或散在凹陷点。

④舌诊

中医在长期的临床实践中发现，舌虽然是一个相对独立的部分，但内在脏腑的活动信息亦可投射到它的特定位区，并随着脏腑经络寒热虚实的变化，在其特定位区产生相应的变化。因此，舌的变化历来作为反映脏腑生理病理状态的灵敏标尺，凭借这一局部可以了解对应着的整体。《内经》认为，舌的这种特定作用及其包含的诊断学意义，也主要是因为其与脏腑经络之间有着密切联系。如舌为心之苗，心气通于舌，手少阴心经之别系于舌本，"心和则舌能知五味"。舌为脾之外候，脾气通于口，足太阴脾经连舌本，散舌下，"脾和则口能知五谷"。此外，肾藏精，足少阴肾经挟舌本；肝藏血，足厥阴肝经络舌本；足少阳之筋系舌本；如此等等，说明五脏六腑通过经络形成局部与整体的有机联系，因此，一旦机体内部发生病变，便会直接反映于舌。如《灵枢·五阅五使》指出："脾足太阴之脉，是动则病舌本强。"《素问·刺热》指出："肺热病者……舌上黄。"《灵枢·五阅五使》指出："心病者，舌卷短。"后世医家依据《内经》的这些论述并结合临床观察，进一步认为脏腑不仅通过经络与舌有密切联系，而且在舌体上的映射区域具有相对固定的特点。如舌尖多反映上焦心肺的功能，舌尖红起刺，则说明心肺火热炽盛；舌体中部多反映中焦脾胃功能，舌中苔黄而厚，则提示脾胃蕴热；舌根多反映下焦肾的功能，舌根苔剥，则说明肾阴之涸；舌边多反映肝胆功能，舌边红赤有瘀斑，则说明肝胆郁热挟瘀。于此可见，舌体这一相对独立的部分蕴藏着脏腑功能活动的信息，各种舌象的出现，绝不只是局部的孤立的变化，而是整体的生理病理变化的综合反映，《内经》所揭示的舌诊原理，包含着深刻的全息律色彩。

（3）尺肤诊法

尺肤，指前臂从肘关节至腕关节之间的皮肤。《内经》发明了"尺肤诊"，并赋予其全息诊断意义，认为这一局部也是人体系统整体的一个"缩影"，观察这一局部的变化，同样可以了解机体内在不同脏腑的病变。如《素问·脉要精微论》指出："尺内两傍，则季胁也。尺外以候肾，尺里以候腹。中附上，左外以候肝，内以候膈；右外以候胃，内以候脾。上附上，右外以候肺，内以候胸中；左外以候心，内以候膻中。前以候前，后以候后。上竟上者，胸喉中事也；下竟下者，少腹腰股膝胫足中事也。"说明脏腑组织器官在尺肤部位有特定的区域分布规律。此外，《灵枢·论疾诊尺》中还详细论述了尺肤诊法在定性、定位方面的诊断学意义，如谓："审其尺之缓急、小大、滑涩、肉之坚脆，而病形定矣。"应当指出，《内经》所发明的这种尺肤诊法，虽然现代中医临床应用较少，但至少可以说明古人对"全息诊断"早有比较广泛的研究和具体认识。有人认为这种以尺肤上下内外诊察脏腑病变的方法，与张颖清在其"穴位分布全息律"中所提出的前臂自远端分别对应整体"头、肺、肝、胃、腰、足"的说法十分相似，因而值得进一步从实验和临床角度进行深入研究，以揭示其可能包含着的更深刻的全息律本质。

（4）三部九候诊法

三部九候，作为一种古代的诊脉方法，在《内经》诊断学中占有重要地位，《素问·三部九候论》曾专题论述这一诊断方法的具体内容。其后，随着中医临床的发展，人们又从"三部九候"遍身诊法的基础上，吸取其"全息律"思想，发明了"独取寸口"诊断法。《素问·五藏别论》曾阐明独取寸口脉以诊察疾病的基本原理，认为寸口属手太阴肺经的动脉，肺主气而朝百脉，肺的经脉起于中焦脾胃，脾胃为五脏六腑精气的源泉，所以全身脏腑经脉气血的情况可以从寸口上体现出来。为了赋予"寸口"脉法以全息诊断意义，后人亦将"寸口"分为寸、关、尺三部，从掌至肘方向依次排列，以对应人体上、中、下三焦及所属脏腑，如左手寸、关、尺依次主心、肝、肾，右手寸、关、尺依次主肺、脾、肾（命门），据此类推，则寸以上候颈项头目，尺以下候腰腿胫足，其在空间序列上体现出全息律诊断特点。寸口之脉，按部位深浅，又可分为浮、中、沉三候，浮以主表、沉以主里、中以候表里之间，其阴阳分别也类同天、地、人"三元"之法。按寸、关、尺三部各有浮、中、沉三候计，三三相合，共得九候，故亦称"三部九候"。宋为民等的研究资料指出：寸口为脏腑经络气血会聚之所，是人体的一个全息元。独取寸口法之所以成立，正是因为寸口虽小，但作为一个全息胚，它可以反映整体健康的或疾病的全部信息。从理论上说，人体三部九候中任何一个全息胚都可作为独取的对象而用以诊察全身疾病，只不过寸口这一全息胚使用更方便，且其作用更特殊罢了。

4. 结语

总而言之，全息现象普遍存在，《内经》诊法原理正是全息思想的体现。人体是一个有机的整体，内外有多种相应关系，脏腑的功能要反映到外部来，并且在头面、目、鼻、耳、舌、手、足等狭小区域存在着全身的缩影和整体的信息。因此，观察外在表现可以测知内部变化，集合局部变化可以了解整体情况。《内经》与生物全息律的研究情况表明，尽管《内经》中的一些论述不免粗疏、朴素，甚或是零星、片段的，尚未达到系统的要求，但其中包含的全息律思想内容却是丰富而深刻的。它不仅从宏观的角度认识了人体与日月运行、与自然气候、与地理环境等时空因素之间的同步对应关系，而且还从微观的层次揭示了人体内在脏腑经络气血的生理病理变化与外在头面耳目口鼻手足等局部区域之间的整体对应关系。运用现代生物全息律思想与方法开展对《内经》有关论述的研究，不仅对中医学中长期积累的客观事实能有更深刻的理解，深化中医学的系统整体观，同时也为中医学提供了新的思维方法，对提高中医诊疗水平具有重要作用。

（九）《内经》与古代哲学

科学史的发展表明，任何一门学科的发展都不能离开哲学，都必须采用一定的认识方法，而方法的性质对于所产生的理论的特点和实质，往往具有很大的支配作用。《内经》虽然是一部医学典籍，但是其中有相当多的篇幅深刻地阐发了当时哲学领域里的一些重大问题。这说明《内经》的作者在探索人体生命活动规律时，受到了当时流行的哲学观点和方法论的深刻影响，而且把某些哲学理论和医学理论融为一体。

《内经》与古代哲学的关系，主要表现在《内经》汲取了汉代以前的一些重要哲学概念，用以说明医学中的问题，同时又在医学理论的基础上，丰富和发展了哲学思想，这其中最为突出方面是对中国古代哲学史上的一些重要范畴如气学说、阴阳学说、五行学说、形神学说，以及天人关系学说等的具体运用和深刻论述，可以说哲学帮助了医学、医学丰富了哲学，二者相辅相成，相得益彰。

1. 《内经》中的气学说

"气"在中国哲学史上是一个非常重要的范畴，《内经》发展了先秦的气学说，并使这一学说进一步系统化，"气"的概念在《内经》的学术思想中，占有特殊重要的地位，可以说《内经》的全部学术思想和理论都是建立在气的学说之上的。

（1）气的物质性

气的概念在《内经》中广泛使用，可以看作是《内经》哲学和中医学理论的基石，《内经》所论气的种类很多，包括天气、地气、阴气、阳气、四气之时、营卫之气、脏腑之气、经脉之气等等。这些气虽然无形无状，但不是空幻的、超感觉的，而是可以通过人体、生理病理的体征证明它们的存在，观察它们的变化。如《素问·阴阳应象大论》说："地气上为云，天气下为雨，雨出地气，云出天气。"就是说天地之气与云雨之物一脉相通。也正如《素问·气交变大论》所指出的"善言气者，必彰于物"，说明气和物是统一的。不仅如此，《内经》还认为气是世界的本原，是构成万物的基本元素，它可以分为阴气和阳气两大类。如《素问·阴阳应象大论》指出："清阳为天，浊阴为地"。天和地就是整个自然界，既然气是物质性的实体，那么由气构成的天地自然也必然是物质性的客观实在，世间一切事物，都是自然界本身的产物，都是以气为始基元素，正如《素问·宝命全形论》指出："夫人生于地，悬命于天，天地合气，命之曰人。……人生有形，不离阴阳，天地合气，别为九野，分为四时，月有大小，日有短长，万物并至，不可胜量。"总之，无论是人体及其生命活动，还是四时九野及其月之大小，日之短长，万事万物都不外乎天地阴阳之气的和合与相互作用。

（2）气的运动性

《内经》不仅认识到气是世间一切事物的本原，而且认为气也是始终处在不断运动之中，自然界一切事物的运动变化，都根源于天地之气的升降作用。如《素问·六微旨大论》指出："气之升降，天地之更用也"。说明天地上下之间相引相合，导致气的升降和相互作用，从而引起自然界各种各样的变化。如《内经》认为，气的运动变化对人体影响最大的是昼夜交错，四时和二十四节气的回环。《素问·四气调神论》指出：春天"发陈，天地俱生，万物以荣"；夏天"蕃秀，天地气交，万物华实"；秋天"容平，天地以急，地气以明"；冬天"闭藏，水冰地坼，无扰乎阳"。可见四季的更迭以及与之相应的各种变化都是天地阴阳之气运动变化的结果。不仅如此，《素问·五常政大论》还指出："气始而生化，气散而有形，气布而蕃育，气终而象变，其致一也。"表明无论是植物的生育繁衍，还是无生命物体的生化聚散、万物的生成、发展和变更，无不本原于气，无不是气的敷布和化散所造成。同时，《内经》还认为，天地自然的变化导源于气，而气自身即具有运动的能力。在运动过程中，各类气、物之间相互制约、相互影响，从而形成一种动态的平衡，如《素问·六微旨大论》指出："气有胜复，胜复之作，有德有化，有用有变"。肯定气本身有克制和反克制的能力，这种能力发挥出来，就显露出事物的性质，使事物发生变化。而各种各样气的相互影响与作用，归纳起来就是阴阳二气的对立统一。阴阳之气的相互作用，是"天地之道也，万物之纲纪，变化之父母，生杀之本始"。

从《内经》的论述可以看出，《内经》不仅较先秦学者更细致地从静态角度认识到气是构成万物的本原，而且着重认识到了气的运动属性，强调气的运动是气本身具有的属性，万物之变化都源出于气的胜复。这一观点尽管缺乏严密的论证，但却包含着深刻的辩证法思想。事实上，只有坚持物质自身运动的观点，才能正确说明物质运动的动因和源泉，《内经》正是通过"气有胜复"的理论，自发地坚持了物质自身运动的观点。这一观点进而对《内经》的医学思想产生深刻影响。《内经》认为，人体各脏腑组织的机能活动，都靠气的推动，气既是维持人体正常活动的基本物质之一，同时又是推动人体各器官生命活动的能力，例如血液在经脉里运行周身，其动力即来源于气。又如三焦的生理功能是总司水谷精微的生化和水液代谢，"上焦如雾"，司呼吸，主血脉，将水谷精微敷布周身；"中焦如沤"，将水谷腐熟，化生营养物质通过脾上输于肺，进而"毛脉合精，行气于府"；"下焦如渎"，泌别精浊，及时把代谢废物排出体外。可以说，三焦囊括了整个人体最主要的代谢功能和过程，而这一自我完成的能动过程就是通过气化作用实现的。

（3）形气的转化

《内经》在气化理论的基础上，进一步提出了气和形相互转化的思想。如《素问·六微旨大论》指出："夫物之生从于化，物之极由乎变，变化之相薄，成败之所由也。"《素问·六节藏象论》指出："气合而有形，因变以正名。"《素问·阴阳应象大论》指出："积阳为天，积阴为地……阳化气，阴成形……阳为气，阴为味。味归形，形归气，气归精，精归化，精食气，形食味，化生精，气生形。"这些论述，不仅指出了宇宙间气和形相互转化的规律，而且用阴阳的理论说明了形气转化的根源。明·张介宾曾据此认为："阳动而散，故化气；阴静而凝，故成形。"说明由于阴阳动静的相互作用，就产生出气化成形和形散为气这样两种方向相反的运动过程。尽管《内经》对形气转化的观点论述得较为简单，但它立足于朴素的辩证法，力图描绘出宇宙间一切物质存在和运动的基本形式，蕴涵着丰富深刻的思想内容。承认形气相互转化就意味着承认器物都是可以相互过渡的。《内经》的这些观点已包含着现代科学关于自然界物质形态相互转化的思想萌芽和猜测。不仅如此，《内经》还深入分析了有形器物内部的气化运动。认为气合成形之后，气和形的运动并未止休。一方面形器内部依然存在着形气相互转化的气化作用，另一方面有形物体与太虚中之气又发生一定的转换联系。如《素问·六微旨大论》指出，"是以升降出入，无器不有。故器者生化之宇。器散则分之，生化息矣。故无不出入，无不升降"。《内经》肯定每一个有形器物内部都是一个发生气化作用的世界，并且在这个世界里继续发生着形气互相转化的过程。正是由于气的运动，使器物内部出现升降浮沉的变化，同时与外界环境又发生内外出入的一定关系，并最终使有形物体分解为气，升降出入是一切器物的共性。

《内经》将这一理论应用到医学领域，则深刻地把握了人体内部气化运动的许多特殊规律，如人体通过五脏六腑呼吸精气，受纳水谷，将其变为人体需要的营卫气血等各种生命活动的营养物质，并使之沿着经脉敷布周身，而新陈代谢之后的废物和水液则通过下焦排出体外。在这一过程中，既有有形物质向气的转化，如食物经脾胃腐熟之后化为营气，又有气向有形物质的转化，如营气在心肺作用下变化而赤成为血液。如果人体内气化功能或过程失常，就会出现病变，特别是气的运动发生紊乱或障碍。如气滞、气逆，就会造成机体内部升降出入的失调，而各种治疗措施的目的就在于调节体内阴阳之气的平衡关系，使气化过程恢复正常。

2.《内经》中的阴阳学说

阴阳是中国古代哲学的一个重要范畴，是中国古代的一种宇宙观和方法论，具有朴素的唯物论和自发的辩证法思想。阴阳是万物产生、发展、变化、灭亡的源泉，是客观世界运动变化的根本。在《内经》时代，人们进一步发展了古代的阴阳学说，成为医学和哲学思想的理论基础，并贯穿于始终。

（1）阴阳的概念

《内经》认为，任何事物内部都包含着两个相互对立的方面：一个方面表现为明亮、活跃、温热、充实、开放、向外、向上、向前等等，称之为阳；另一个方面则表现为阴暗、沉静、寒凉、虚空、闭合、向内、向下、向后等等，称之为阴。按照《内经》的理论，天下万物都是由阴阳二气所构成，无不处在阴阳的对立统一中。无论遥远的天体还是大地上的物类，它们的运动变化都是在阴阳的相互作用下发生的，比如：天地、寒热、昼夜、阴晴、明暗、日月、动静、水火、表里、上下、生死……等等。而对于阴阳这两类属性，则是以水和火的特性来代表。《素问·阴阳应象大论》云："水火者，阴阳之征兆也。"可见，在《内经》看来，阴阳并不代表某种特定的事物，而是一对抽象地说明事物性态的范畴。即如《灵枢·阴阳系日月》篇所说："且夫阴阳者，有名而无形。"

（2）阴阳的辩证关系

根据《内经》的观点，阴阳之间存在着既对立又统一的辩证关系。《内经》认为："阴阳者，天地之道也"。张介宾解释说："道者，阴阳之理也。阴阳者，一分为二也。"阴阳的基本内容就是指事物是一分为二的，是对立统一的关系。

①阴阳的对立性

阴阳的相互对立指的是阴阳双方相互排斥、相互否定、相互斗争的作用。这里所说的对立和斗争既可以是激烈的外部冲突形式，也可以是和缓的内部调节形式。例如四季的更迭转变，就明显地显示出阴阳二气相互对立斗争的作用。又如《素问·阴阳应象大论》说的"阴胜则阳病，阳胜则阴病；阳胜则热，阴胜则寒"。意思是说，阴阳一方面的太过必然会引起另一方面的不及。在此基础上，《内经》提出利用阴阳的相互克制来治疗某些疾病。如"从阴引阳，从阳引阴"、"阳病治阴，阴病治阳"等治疗原则就是这一观点的生动体现。后世王冰在注解时，作了进一步的阐发，指出"益火之源，以消阴翳；壮水之主，以制阳光"。正是利用阴阳之间的对立斗争来达到治疗疾病的目的。可见，《内经》一方面承认阴阳之间的斗争和矛盾运动是事物发展的根本原因，另一方面又强调要协调阴阳，"和于阴阳"，"谨察阴阳所在而调之，以平为期"，这种似乎矛盾的现象，正体现了《内经》朴素的辩证法思想，是《内经》动态平衡思想的精华。

②阴阳的统一性

所谓统一性，也就是同一性。它包括了事物矛盾双方相互联系、相互依存和在一定条件下相互转化等方面的内容。阴阳双方共处于一个矛盾统一体中，以和它对立着的一面作为自己存在的前提。例如，在《素问·逆调论》中有"独治者，不能生长也，独胜而止耳"的说法，意在强调阴和阳不能独行其事，必须靠对方的存在才能发挥自身的作用，阴阳的相互依存是矛盾统一体生存和发展的必要条件。后世医家对此多有发挥，明代张介宾的"独阳不生，独阴不成"更是为今人所吟诵。同时，《内经》不仅指出阴阳双方互相联系和共存，而且也指出了阴阳在一定条件下相互转化的规律。《灵枢·论疾诊尺》篇说的"四时之变，寒暑之胜，重阴必阳，重阳必阴，故阴主寒，阳主热，故寒甚则热，热甚则寒，故曰：寒生热，热生寒，此阴阳之变也"。就是说阴阳所代表的事物发展到一定程度就会向相反的方向转化。四季更换如此，疾病的转化亦如此。

《内经》的阴阳学说体现了对立统一的思想，包含着古人对矛盾的认识，但是和现代的矛盾法则相比，《内经》的理论缺乏概念的明晰性、系统性和逻辑的严密性、一贯性，对此应该辩证地看待和认识。

3.《内经》中的五行学说

五行学说的产生至今大约有三千多年的历史，首见于《尚书·洪范》，认为五行代表着事物的五种功能属性。而《内经》则发展和丰富了先秦时期以来的五行学说，将其构造成为一个较为完整的体系，和现代系统论这门新兴学科之间有着许多相似之处，因此可以称之为一种朴素的系统论。

（1）五行学说中的整体观

《素问·宝命全形论》指出："木得金而伐，火得水而灭，土得木而达，金得火而缺，水得土而绝，万物尽然，不可胜竭。"说明事物内部所具有的金木水火土的属性之间存在着一种相对稳定的规律性联系，并充分肯定了这一规律是"万物尽然，不可胜竭"。根据这一要求，我们在认识事物时，必须全面地研究事物所包含的五个方面及其关系，才能正确把握事物的本质和运动规律。同时，《内经》还强调了在研究一个事物内部五行结构关系时，还必须研究该事物与其周围环境之间的相互作用和相互影响。如《素问·藏气法时论》所云："夫邪气之客于身也，以胜相加，至其所生而愈，至其所不胜而甚，至于所生而持，自得其位而起"。显然，《内经》中所体现的系统整体观是十分明显的。

（2）五行结构的动态平衡

《内经》认为，事物内部结构的五个方面都存在着相生相克的关系，从而形成了正常情况下的一种动态平衡。在五行结构中，每一行都与其他四行发生一定联系，从相生来看，有"生我"和"我生"两种关系，从相胜方面来看，又有"我胜"和"胜我"两种关系。这就表明，在五行系统中，各个部分不是孤立的，而是密切相关的；不是静止的，而是处于一种相对的动态平衡之中，从而维持人体脏腑功能活动的正常。当五行中某一行出现太过或不及时，就会出现总体上的不平衡，从而出现脏腑功能活动的异常，发生疾病。即如《素问·六节藏象论》所说："太过，则薄所不胜，而乘所胜也……不及，则所胜妄行，而所生受病，所不胜薄之也。"

总之，《内经》从五行学说的整体规律出发，认识到健康的本质是机体内部、机体与外界环境的动态平衡，而平衡的破坏即为疾病，医学的主要任务就是要根据五行规律寻找使机体恢复整体平衡的药物和方法。它促使人们从系统结构观点观察人体，辩证地认识人体局部与局部、局部与整体之间的有机联系，以及人体与生活环境的统一，较典型地体现了朴素的系统论思想。

4. 《内经》中的形神观

形和神的关系问题是《内经》医学和哲学理论的一个重要组成部分，归纳起来，主要包括物质与运动的关系、机体与功能的关系以及机体与精神的关系三方面的内容。

（1）物质与运动的关系

《内经》认为，阴阳的对立统一是宇宙间一切事物遵循的总规律，阴阳的相互作用是事物运动变化的动因，《素问·阴阳应象大论》所说"阴阳者，天地之道也，万物之纲纪，变化之父母，生杀之本始，神明之府也"正是对这种观点的生动阐明。而这种自然界物质运动变化的规律就是我们所说的"神"，即如《素问·天元纪大论》所说："神在天为风，在地为木；在天为热，在地为火；在天为湿，在地为土；在天为燥，在地为金；在天为寒，在地为水；故在天为气，在地成形，形气相感而化生万物矣。"可见，《内经》所描述的形神关系实际上包含着古代哲学家对于物质和运动关系的朴素认识。

（2）机体与功能的关系

关于形神关系在机体与功能方面的论述，《内经》中有多处言及。如《素问·六节藏象论》云："天食人以五气，地食人以五味。五气入鼻，藏于心肺，上使五色修明，音声能彰。五味入口，藏于肠胃，味有所藏，以养五气，气和而生，津液相成，神乃自生。"这表明靠自然界的五气五味来营养的机体，是生命活动的物质基础。人的形体是人身的根本，神是人身形体的机能和功用。另有《灵枢·天年》说："黄帝问曰：何者为神？岐伯曰：血气已和，荣卫已通，五藏已成，神气舍心，魂魄毕具，乃成为人。"《灵枢·平人绝谷》篇谓："血脉和利，精神乃居。故神者，水谷之精气也。"这些都说明了神的活动建立在形体的物质基础之上。

这二者相互影响，健全的形体是机能旺盛的物质基础保证，机能的旺盛反过来又是形体健康的根本条件。形体损伤，必定影响机能正常活动；机能障碍，也必然会损害形体的健康。一方面，神只能即形而存，不能离形而去。"精气弛坏，营泣卫除，故神去之而病不愈也"（《素问·汤液醪醴论》）。另一方面，神也直接影响着形体的存亡，"得神者昌，失神者亡"（《素问·移精变气》）。因此，凡治疗养生，务必要使形神之间达到相对的平衡，互济互利，从而达到"阴平阳秘，精神乃治"的健康状态。

（3）机体与精神的关系

精神是一种较为高级的生命机能活动，因此在研究机体与精神的关系时，机体的概念除了形体的意义以外，还应该包活精神意识在内的生命机能活动。

人的精神活动与五脏皆有关联，如在《素问·灵兰秘典论》指出："心者，君主之官也，神明出焉。肺者，相傅之官，治节出焉。肝者，将军之官，谋虑出焉。胆者，中正之官，决断出焉。膻中者，臣使之官，喜乐出焉。……肾者，作强之官，伎巧出焉。"并强调了脏腑之间的协调的重要性，即"凡此十二官者，不得相失也"。至于关系最为密切的，《内经》认为是心。如"心藏神"（《素问·宣明五气》）；心为"精神之所舍也"（《灵枢·邪客》）；"所以任物者谓之心，心有所忆谓之意，……"（《灵枢·本神》）。如此等等都说明心主神明，可以进行思维、主管感知、产生情感。而对于另外一个重要的器官——大脑与心理活动的关系，《内经》中亦有论述。《素问·脉要精微大论》说："头者精明之府，头倾视深，精神将夺矣。"《灵枢·海论》则有"髓海有余，则轻劲多力，自过其度；髓海不足，则脑转耳鸣，胫痠眩冒，目无所见，懈怠安卧。"可见，《内经》已经认识到了人的精神活动与大脑的关系，但是不如心脏的作用重大而已。

《内经》在肯定形体对精神产生影响的同时，反过来也强调了精神意识活动对人体健康的影响。在《素问·举痛论》中具体地描述了情志变化对脏腑功能活动的影响，即所谓的九气为病论："怒则气上，喜则气缓，悲则气消，恐则气下，寒则气收，炅则气泄，惊则气乱，劳则气耗，思则气结"。这就在一定程度上为中医心理学提供了理论基础，促进了现代心身医学的发展。

《内经》从物质与运动、机体与功能、机体与精神这三层关系上展开它的形神理论，由一般到个别，一层比一层具体，一层为一层做理论论证。在这里，《内经》以原始的朴素形态表现出由普遍到特殊、由整体到局部的逻辑思维特点，渗透出深刻的哲学思想和科学内容。但是由于历史条件的限制，《内经》的作者把一切的运动形式都称作"神"，而不加以科学的具体区分，从而容易混淆各种不同运动形态之间的质的界限，这是《内经》形神理论的不足之处。

5. 《内经》中的认识论

认识论，是哲学研究中不可或缺的一个问题，《内经》自然也在这个问题上进行了有关探讨，主要涉及的有对规律的客观性和认识过程的理解以及"以表知里"的认识方法。

（1）规律的客观性和认识过程

《内经》认为万物的生成、变化和死亡都要遵循一定的"道"，即天地自然的规律，它是客观存在的，既不受"鬼神"的支配，也不以人的主观意志为转移。对于这些规律，《素问·天元纪大论》说："敬之者昌，慢之者亡，无道行私，必得夭殃。"所以不可忽视"道"的作用，如果背道而行，必定会受到惩罚，这一论述充分肯定了规律的客观性。《内经》还认识到，规律具有普遍性，因此把握了规律，就可以认识到受此规律支配的众多事物，正如《素问·气交变大论》云："宣明大道，通于无穷，穷于无极也。"意思就是把认识规律和把握无限联系起来。

人们对于规律的认识，应该从感性认识开始，当感性认识积累到一定程度时，认识就会从感性阶段向理性阶段上升，形成概念、判断和推理。在对这一认识过程的理解上，《内经》也在文中有所指明，如《素问·举痛论》中有："言而可知，视而可见，扪而可得。"认为要想对疾病有所了解，应该用自己的感官获取对病人的感性认识。同时，要想全面地了解事物，只有感性认识是不够的，还必须经过思考，才能达到正确和全面的认识，在《灵枢·本神》篇有："所以任物者谓之心，心有所忆谓之意，意之所存谓之志，因志而存变谓之思，因思而远慕谓之虑，因虑而处物谓之智"。意、志、思、虑、智是主观反映客观的五种认识形式，一个比一个复杂和高级，是从而正确认识和把握客观规律必不可少的思维递进过程。

（2）"以表知里"的方法

　　《素问·阴阳应象大论》认为："以表知里，以观过与不及之理，见微得过，用之不殆。"明确提出通过观察和分析机体外部表征，可以间接地把握机体内部太过与不及的道理，做到在疾病初期，就判断出病邪所在，从而采取相应的措施，不致出现危险。在中医学的整个理论体系中，最集中、最典型地体现"以表知里"方法的，应该首推藏象学说。"藏象"一词（见于《素问·六节藏象论》）实际上道出了藏象学说赖以建立的一个重要的方法论内容，即着重通过研究机体外部体征来推导人体内部组织的运动规律，确定"象"与"藏"之间相互关系的"以表知里"、"司外揣内"的方法。人体虽有表里之分，但又可分不可离，表里是一个统一的整体，表里在生命"气化"过程中达到这种统一。这样，两者在结构上便自然不可分割，在生理功能上便自然相互协调，在病理变化上便自然相互影响。利用这种关系，便可执"外"以知"内"，以"表"而知"里"。另外，中医学的"审症求因"也属于这一类认识方法，即通过辨析人体外在的症状来推求疾病的属性，而不是直接观察和研究病邪本身。

　　当然，也应该看到，《内经》在认识事物时，由于未能将间接法和直接观察法区分开来，因而不自觉地把这两种方法及其所获得的结果杂糅起来，致使在有关问题上有混乱现象，这是它的局限性。

6. 结语

　　《内经》是中医理论奠基之作，同时又是一部重要的古代哲学论著。它所包含的丰富而深刻的哲学理论，贯穿于医学和它所涉及的其他各个学科领域。因此，要想深入理解《内经》，正确评价《内经》的科学成就，必须从哲学开始。与此同时，深入研究《内经》也必然会促进哲学研究的发展和完善。

附 录

主要参考文献

杨上善：《黄帝内经太素》

皇甫谧：《针灸甲乙经》

王冰：《黄帝内经素问》（次注）

林亿：《增广补注黄帝内经素问》（新校正）

张介宾：《类经》

马莳：《黄帝内经素问注证发微》、《黄帝内经灵枢注证发微》

吴崑：《素问吴注》

张志聪：《黄帝内经素问集注》、《黄帝内经灵枢集注》

高世栻：《素问直解》

李中梓：《内经知要》

滑寿：《读素问钞》

汪昂：《素问灵枢类纂约注》

姚止庵：《素问经注节解》

黄元御：《素问悬解》、《灵枢悬解》

张琦：《素问释义》

胡澍：《素问校义》

俞樾：《内经辨言》

丹波元简：《素问识》、《灵枢识》

丹波元坚：《素问绍识》

任应秋：《内经研究论丛》

龙伯坚：《黄帝内经概论》

方药中：《黄帝内经素问运气七篇讲解》

郭霭春：《黄帝内经素问校注》

秦伯未：《内经类证》

凌耀星：《实用内经词句辞典》

程士德：《素问注解汇粹》

李今庸：《新编黄帝内经纲目》

刘长林：《内经的哲学和中医学的方法》

王洪图:《黄帝内经研究大成》
王　琦:《黄帝内经专题研究》
张登本:《黄帝内经词典》
雷顺群，等:《内经多学科研究》
钱超尘:《内经语言研究》
王庆其:《黄帝内经心悟》
王庆其，等:《黄帝内经专题研究》
南京中医学院:《黄帝内经素问译释》
山东中医学院、河北医学院:《黄帝内经素问校释》
河北医学院:《灵枢经校释》

教材与教学配套用书

新世纪全国高等中医药院校规划教材

注：凡标〇号者为"普通高等教育'十五'国家级规划教材"；凡标★号者为"普通高等教育'十一五'国家级规划教材"

（一）中医学类专业

1　中国医学史（常存库主编）〇★
2　医古文（段逸山主编）〇★
3　中医各家学说（严世芸主编）〇★
4　中医基础理论（孙广仁主编）〇★
5　中医诊断学（朱文锋主编）〇★
6　内经选读（王庆其主编）〇★
7　伤寒学（熊曼琪主编）〇★
8　金匮要略（范永升主编）★
9　温病学（林培政主编）〇★
10　中药学（高学敏主编）
11　方剂学（邓中甲主编）★
12　中医内科学（周仲瑛主编）〇★
13　中医外科学（李曰庆主编）★
14　中医妇科学（张玉珍主编）〇★
15　中医儿科学（汪受传主编）〇★
16　中医骨伤科学（王和鸣主编）〇★
17　中医耳鼻咽喉科学（王士贞主编）〇★
18　中医眼科学（曾庆华主编）〇★

19　中医急诊学（姜良铎主编）〇★
20　针灸学（石学敏主编）〇★
21　推拿学（严隽陶主编）〇★
22　正常人体解剖学（严振国　杨茂有主编）★
23　组织学与胚胎学（蔡玉文主编）〇★
24　生理学（施雪筠主编）〇★
　　生理学实验指导（施雪筠主编）
25　病理学（黄玉芳主编）〇★
　　病理学实验指导（黄玉芳主编）
26　药理学（吕圭源主编）
27　生物化学（王继峰主编）〇★
28　免疫学基础与病原生物学（杨黎青主编）〇★
　　免疫学基础与病原生物学实验指导（杨黎青主编）
29　诊断学基础（戴万亨主编）★
　　诊断学基础实习指导（戴万亨主编）
30　西医外科学（李乃卿主编）★
31　内科学（徐蓉娟主编）〇

（二）针灸推拿学专业（与中医学专业相同的课程未列）

1　经络腧穴学（沈雪勇主编）〇★
2　刺法灸法学（陆寿康主编）★
3　针灸治疗学（王启才主编）
4　实验针灸学（李忠仁主编）〇★

5　推拿手法学（王国才主编）〇★
6　针灸医籍选读（吴富东主编）★
7　推拿治疗学（王国才）

（三）中药学类专业

1　药用植物学（姚振生主编）〇★
　　药用植物学实验指导（姚振生主编）
2　中医学基础（张登本主编）
3　中药药理学（侯家玉　方泰惠主编）〇★
4　中药化学（匡海学主编）〇★
5　中药炮制学（龚千锋主编）〇★
　　中药炮制学实验（龚千锋主编）

6　中药鉴定学（康廷国主编）★
　　中药鉴定学实验指导（吴德康主编）
7　中药药剂学（张兆旺主编）〇★
　　中药药剂学实验
8　中药制剂分析（梁生旺主编）〇
9　中药制药工程原理与设备（刘落宪主编）★
10　高等数学（周　喆主编）

11 中医药统计学（周仁郁主编）　　　　　　　　有机化学实验（彭松　林辉主编）

12 物理学（余国建主编）　　　　　　　　　15 物理化学（刘幸平主编）

13 无机化学（铁步荣　贾桂芝主编）★　　　16 分析化学（黄世德　梁生旺主编）

　　无机化学实验（铁步荣　贾桂芝主编）　　　分析化学实验（黄世德　梁生旺主编）

14 有机化学（洪筱坤主编）★　　　　　　　17 医用物理学（余国建主编）

（四）中西医结合专业

1 中外医学史（张大庆　和中浚主编）　　　9 中西医结合传染病学（刘金星主编）

2 中西医结合医学导论（陈士奎主编）★　　10 中西医结合肿瘤病学（刘亚娴主编）

3 中西医结合内科学（蔡光先　赵玉庸主编）★　11 中西医结合皮肤性病学（陈德宇主编）

4 中西医结合外科学（李乃卿主编）★　　　12 中西医结合精神病学（张宏耕主编）★

5 中西医结合儿科学（王雪峰主编）　　　　13 中西医结合妇科学（尤昭玲主编）★

6 中西医结合耳鼻咽喉科学（田道法主编）★　14 中西医结合骨伤科学（石印玉主编）★

7 中西医结合口腔科学（李元聪主编）　　　15 中西医结合危重病学（熊旭东主编）★

8 中西医结合眼科学（段俊国主编）★　　　16 中西医结合肛肠病学（陆金根主编）★

（五）护理专业

1 护理学导论（韩丽沙　吴　瑛主编）★　　12 外科护理学（张燕生　路　潜主编）

2 护理学基础（吕淑琴　尚少梅主编）　　　13 妇产科护理学（郑修霞　李京枝主编）

3 中医护理学基础（刘　虹主编）★　　　　14 儿科护理学（汪受传　洪黛玲主编）★

4 健康评估（吕探云　王　琦主编）　　　　15 骨伤科护理学（陆静波主编）

5 护理科研（肖顺贞　申杰主编）　　　　　16 五官科护理学（丁淑华　席淑新主编）

6 护理心理学（胡永年　刘晓虹主编）　　　17 急救护理学（牛德群主编）

7 护理管理学（关永杰　宫玉花主编）　　　18 养生康复学（马烈光　李英华主编）★

8 护理教育（孙宏玉　简福爱主编）　　　　19 社区护理学（冯正仪　王　珏主编）

9 护理美学（林俊华　刘　宇主编）★　　　20 营养与食疗学（吴翠珍主编）★

10 内科护理学（徐桂华主编）上册★　　　　21 护理专业英语（黄嘉陵主编）

11 内科护理学（姚景鹏主编）下册★　　　　22 护理伦理学（马家忠　张晨主编）★

（六）七年制

1 中医儿科学（汪受传主编）★　　　　　　10 中医养生康复学（王旭东主编）

2 临床中药学（张廷模主编）○★　　　　　11 中医哲学基础（张其成主编）★

3 中医诊断学（王忆勤主编）○★　　　　　12 中医古汉语基础（邵冠勇主编）★

4 内经学（王洪图主编）○★　　　　　　　13 针灸学（梁繁荣主编）○★

5 中医妇科学（马宝璋主编）○★　　　　　14 中医骨伤科学（施　杞主编）○★

6 温病学（杨　进主编）★　　　　　　　　15 中医医家学说及学术思想史（严世芸主编）○★

7 金匮要略（张家礼主编）○★　　　　　　16 中医外科学（陈红风主编）○★

8 中医基础理论（曹洪欣主编）○★　　　　17 中医内科学（田德禄主编）○★

9 伤寒论（姜建国主编）★　　　　　　　　18 方剂学（李　冀主编）○★

新世纪全国高等中医药院校创新教材（含五、七年制）

1 中医文献学（严季澜主编）★　　　　　　3 中医内科急症学（周仲瑛　金妙文主编）★

2 中医临床基础学（熊曼琪主编）　　　　　4 中医临床护理学（杨少雄主编）★

5　中医临床概论（金国梁主编）
6　中医食疗学（倪世美主编）
7　中医药膳学（谭兴贵主编）
8　中医统计诊断（张启明主编）★
9　中医医院管理学（赵丽娟主编）
10　针刀医学（朱汉章主编）
11　杵针学（钟枢才主编）
12　解剖生理学（严振国　施雪筠主编）★
13　神经解剖学（白丽敏主编）
14　医学免疫学与微生物学（顾立刚主编）
15　人体形态学（李伊为主编）★
　　人体形态学实验指导（李伊为主编）
16　细胞生物学（赵宗江主编）★
17　神经系统疾病定位诊断学（高玲主编）
18　西医诊断学基础（凌锡森三编）
19　医学分子生物学（唐炳华　王继峰主编）★
20　中西医结合康复医学（高根德主编）
21　人体机能学（张克纯主编）
　　人体机能学实验指导（李斌主编）
22　病原生物学（伍参荣主编）
　　病原生物学实验指导（伍参荣主编）
23　生命科学基础（王曼莹主编）
　　生命科学基础实验指导（洪振丰主编）
24　应用药理学（田育望主编）
25　药事管理学（江海燕主编）
26　卫生管理学（景　琳主编）
27　卫生法学概论（郭进玉主编）
28　中药成分分析（郭　玫主编）
29　中药材鉴定学（李成义主编）
30　中药材加工学（龙全江主编）★
31　中药调剂与养护学（杨梓懿主编）
32　中药药效质量学（张秋菊主编）
33　中药拉丁语（刘春生主编）

34　针灸处方学（李志道主编）
35　中医气功学（刘天君主编）
36　微生物学（袁嘉丽　罗　晶主编）★
37　络病学（吴以岭主编）
38　中医美容学（王海棠主编）
39　线性代数（周仁郁主编）
40　伤寒论思维与辨析（张国骏主编）
41　药用植物生态学（王德群主编）
42　方剂学（顿宝生　周永学主编）
43　中医药统计学与软件应用（刘明芝　周仁郁主编）
44　局部解剖学（严振国主编）
45　中医药数学模型（周仁郁主编）
46　药用植物栽培学（徐　良主编）★
47　中西医学比较概论（张明雪主编）★
48　中药资源学（王文全主编）★
49　中医学概论（樊巧玲主编）★
50　中药化学成分波谱学（张宏桂主编）★
51　中药炮制学（蔡宝昌主编）★
52　人体解剖学（严振国主编）（英文教材）
53　中医内科学（高天舒主编）（英文教材）
54　方剂学（都广礼主编）（英文教材）
55　中医基础理论（张庆荣主编）（英文教材）
56　中医诊断学（张庆宏主编）（英文教材）
57　中药学（赵爱秋主编）（英文教材）
58　组织细胞分子学实验原理与方沄
　　（赵宗江主编）★
59　药理学实验教程（洪　缨主编）
60　医学美学教程（李红阳主编）
61　中医美容学（刘　宁主编）
62　中药化妆品学（刘华钢主编）
63　中药养护学（张西玲主编）
64　医学遗传学（王望九主编）

新世纪全国高等中医药院校规划教材配套教学用书

（一）习题集

1　医古文习题集（许敬生主编）
2　中医基础理论习题集（孙广仁主编）
3　中医诊断学习题集（朱文锋主编）
4　中药学习题集（高学敏主编）

5　中医外科学习题集（李曰庆主编）
6　中医妇科学习题集（张玉珍主编）
7　中医儿科学习题集（汪受传主编）
8　中医骨伤科学习题集（王和鸣主编）

中医执业医师资格考试用书